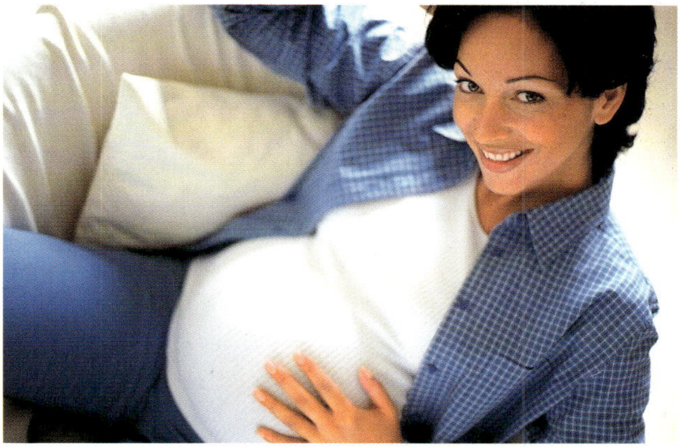

INES ALBRECHT-ENGEL
DR. MANFRED ALBRECHT

Schwangerschaft und Geburt

Monat für Monat bewußt erleben

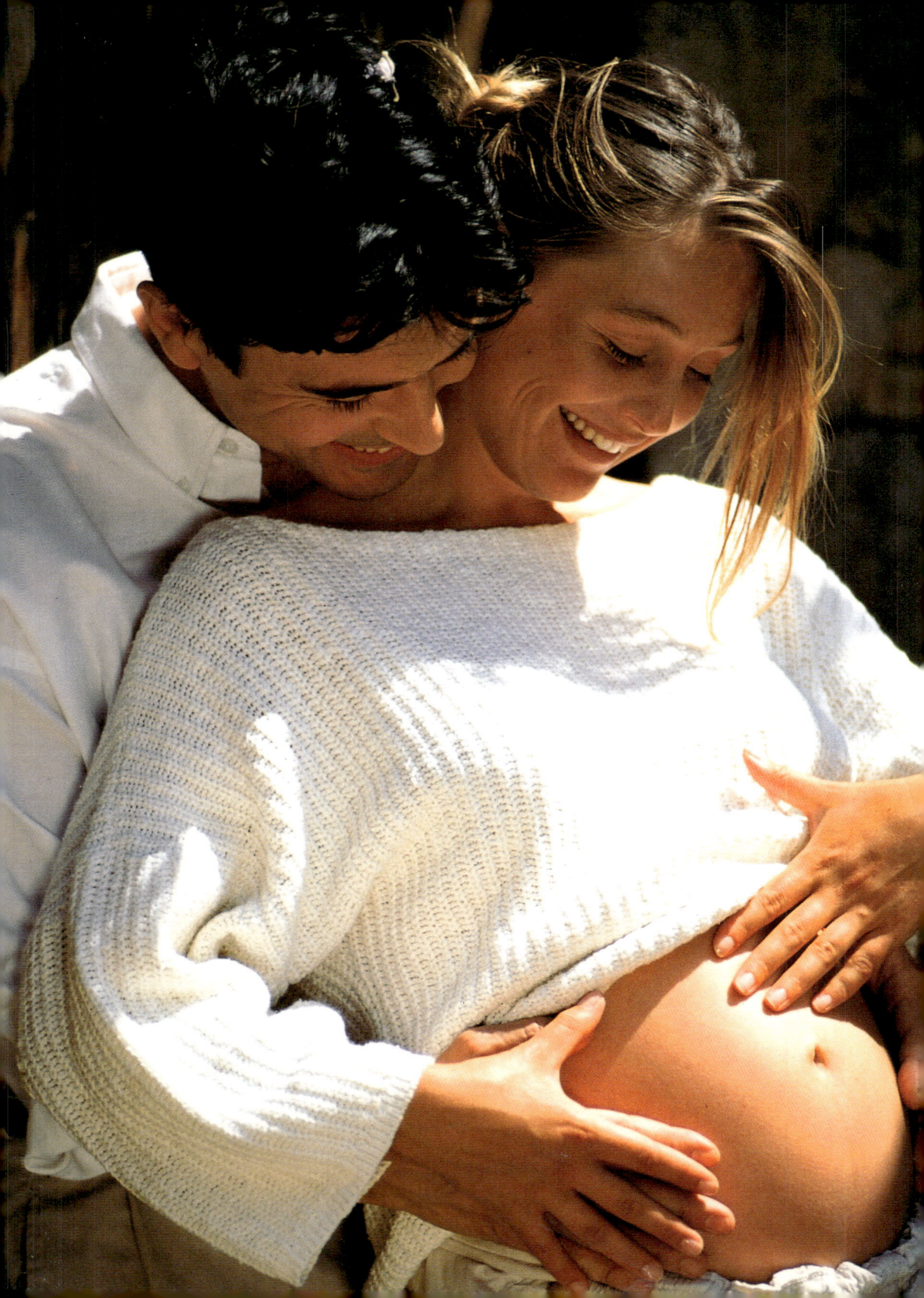

Liebe Leserin, lieber Leser

Ein Kind in sich heranwachsen zu lassen, es zu gebären, zu versorgen und aufzuziehen, gehört zu den spannendsten und zugleich aufreibendsten Phasen im Leben einer Frau. Nicht immer verläuft alles so, wie wir es uns erträumen, doch sollten schwangere Frauen und junge Mütter versuchen, diese unwiederbringliche Zeit zu genießen und es sich möglichst gutgehen zu lassen.

Schwangerschaft und Geburt werden in unserer Gesellschaft zunehmend unter medizinischen Schutz gestellt und die Gebärfähigkeit der Frauen wird in Zweifel gezogen. Dabei wird oft vergessen, daß eine gesunde Frau alle Voraussetzungen mitbringt, Schwangerschaft, Geburt und Stillzeit weitestgehend aus eigener Kraft zu bewältigen. Wir möchten daher alle schwangeren Frauen ermutigen, auf ihre Gefühle und Empfindungen zu hören, sie ernst zu nehmen und wenn möglich entsprechend zu handeln. Damit Sie aber auch wissen, welche Vorsorgemaßnahmen und Untersuchungen in dieser Zeit auf Sie zukommen und selbst entscheiden können, welche Maßnahmen Sie in Anspruch nehmen möchten, informieren wir Sie ausführlich über die Bereiche Schwangerenvorsorge, pränatale Diagnostik, medizinische Geburtshilfe und Nachsorge. Außerdem enthält das Buch wertvolle Tips zur Erleichterung schwangerschaftsbedingter Beschwerden und Belastungen sowie einfühlsamen Rat bei Stillschwierigkeiten. Alle Anregungen und Übungen in diesem Buch können in den Alltag eingebaut werden.

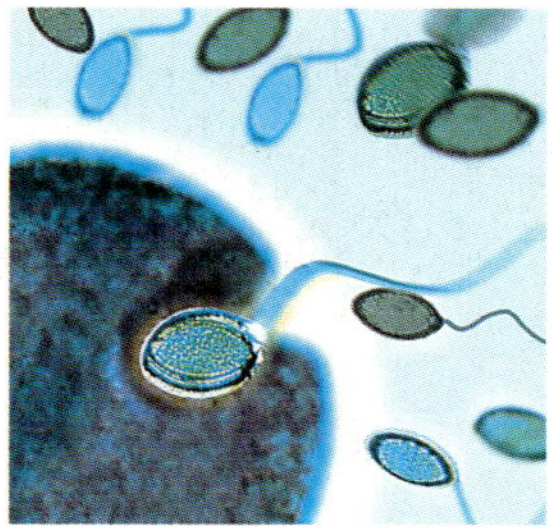

Wenn im folgenden die Rede vom Arzt oder Heilpraktiker ist, meinen wir damit selbstverständlich auch die Ärztinnen und Heilpraktikerinnen.

Wir wünschen Ihnen eine problemlose Schwangerschaft, ein positives Geburtserlebnis und viel Freude mit Ihrem Baby.

Ines Albrecht-Engel **Dr. Manfred Albrecht**

Inhalt

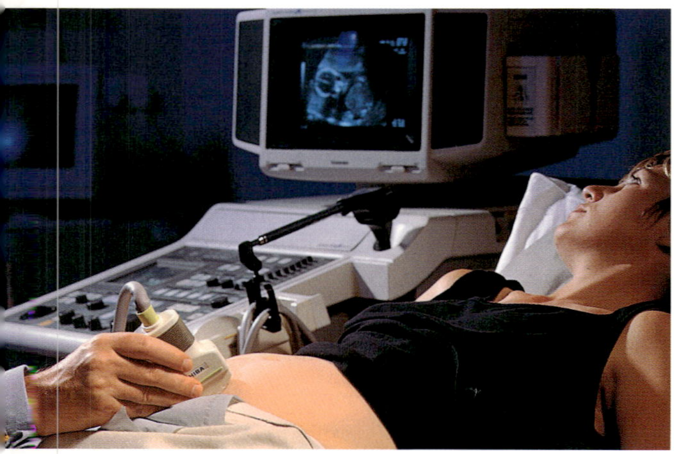

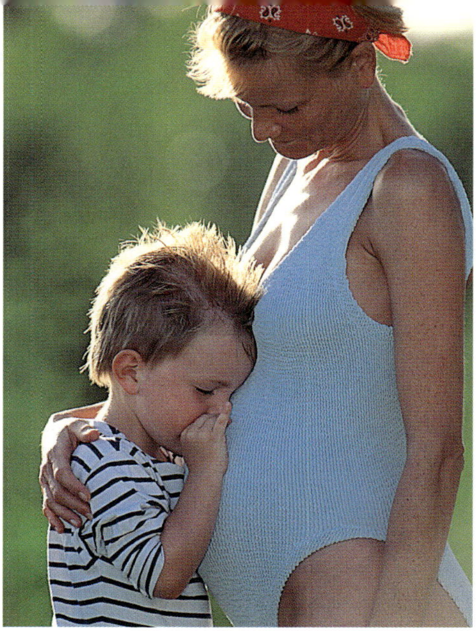

Inhalt

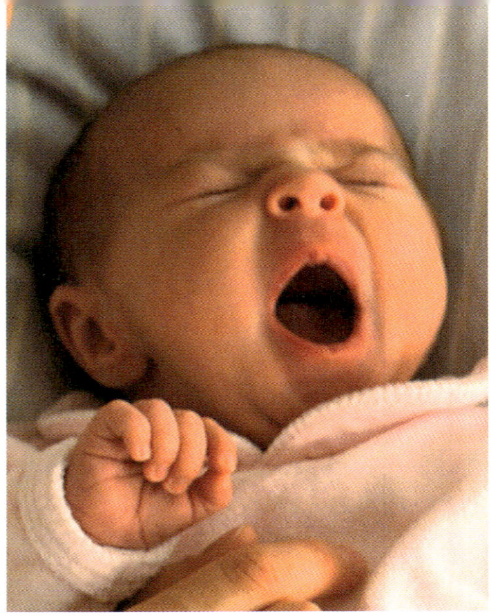

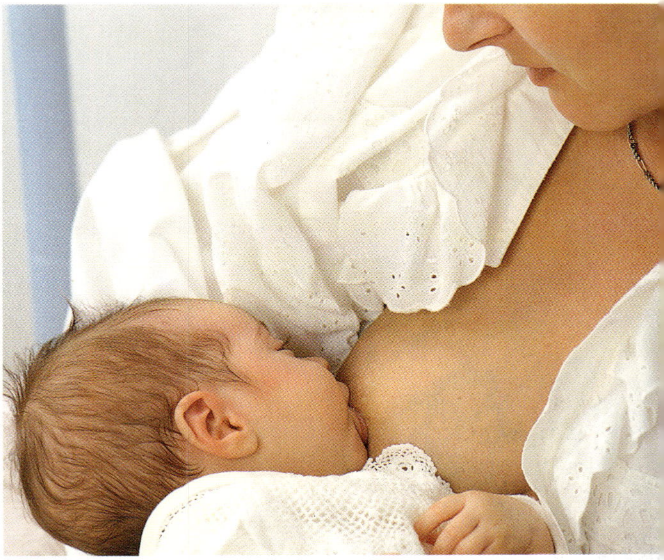

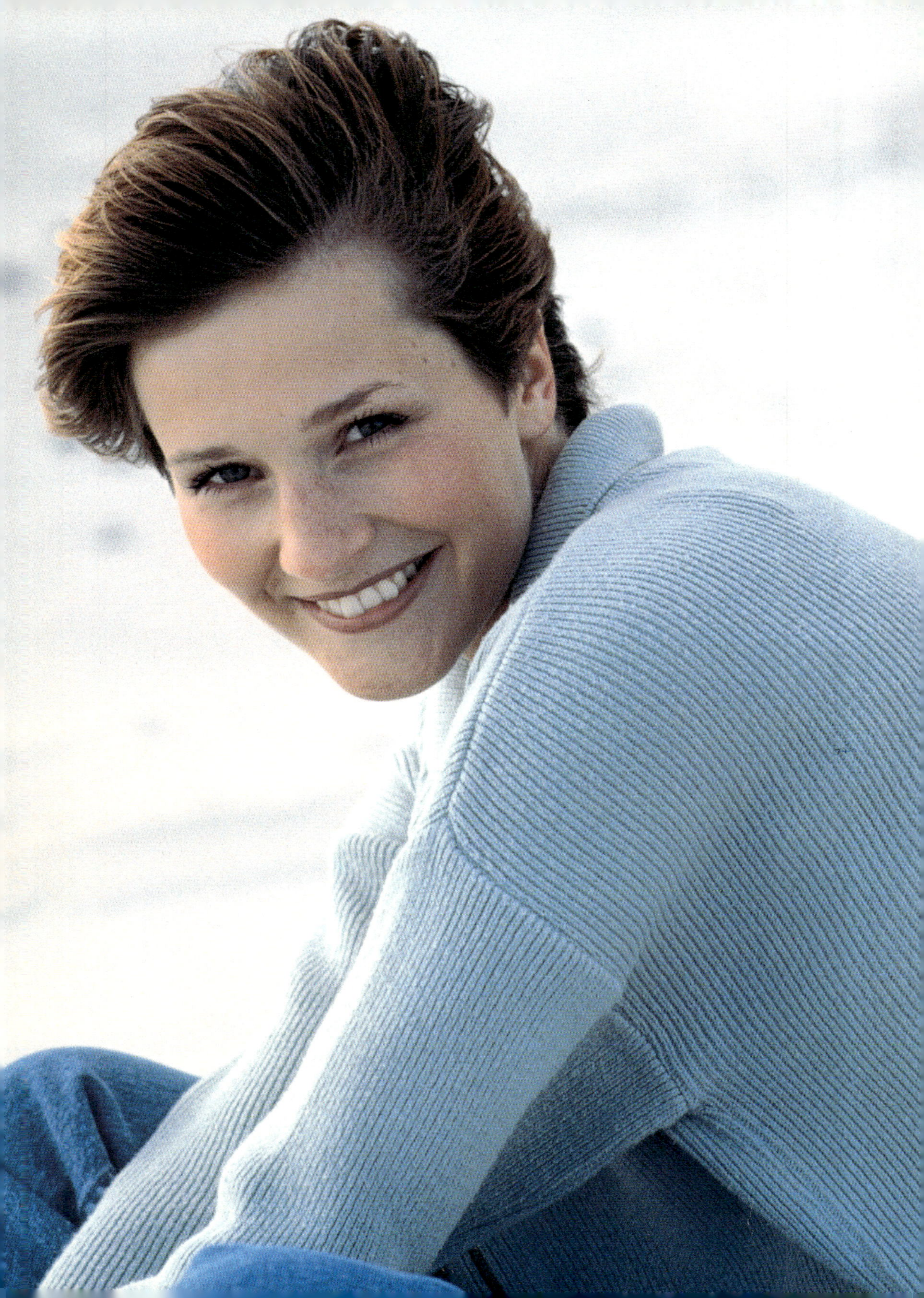

Der Beginn Ihrer Schwangerschaft

Die erste Phase der Schwangerschaft – von der Empfängnis bis zum Ende des dritten Monats – ist gekennzeichnet durch Unsicherheiten und ambivalente Gefühle: Vorfreude und Angst vor einer ungewissen Zukunft gehen dabei oft Hand in Hand, Stolz und Selbstzweifel wechseln sich ab. Das erste Schwangerschaftsdrittel wird allgemein als Phase der Instabilität bezeichnet: Körper und Seele müssen sich erst an den veränderten Zustand gewöhnen und von nicht-schwanger auf schwanger umstellen, das geht nicht von heute auf morgen und braucht seine Zeit. Noch spüren Sie nichts von dem Wesen in Ihrem Bauch, und doch entwickelt es sich in einem geradezu atemberaubenden Tempo. In den ersten, alles entscheidenden Wochen geschieht mehr in Ihrem Körper als in allen weiteren Monaten der gesamten Schwangerschaft.

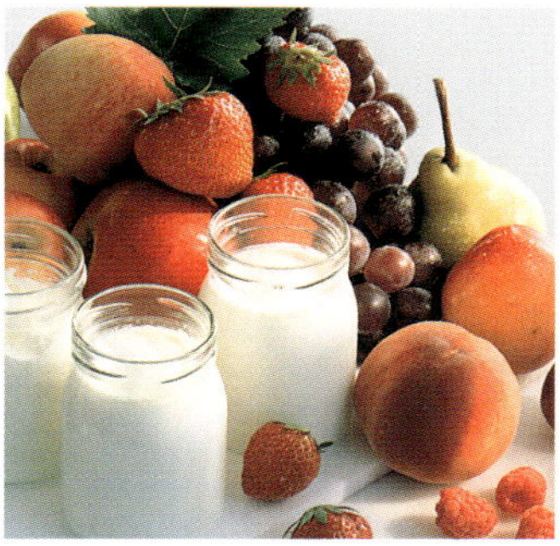

Erster Monat (1.–4. Woche)

Neues Leben entsteht

Sie sind schwanger! Ei- und Samenzelle haben sich vereinigt, das befruchtete Ei hat seinen Weg in die Gebärmutter gefunden und sich dort eingenistet: Ein neuer Mensch entsteht – Ihr Kind!

Von den ersten Zellen zum Embryo

Nur wenige Stunden nach der Verschmelzung von Ei- und Samenzelle teilt sich das befruchtete Ei zum erstenmal, es besteht nun aus zwei Zellen und die Teilung schreitet unaufhaltsam voran. Nach vier bis fünf Tagen passiert das Häufchen, bestehend aus über 200 Zellen, den Eileiter und befindet sich – zunächst noch frei beweglich – in der Gebärmutter. Ungefähr zehn Tage nach der Befruchtung nistet sich das Ei in der Gebärmutterschleimhaut ein: Die Verbindung zum mütterlichen Blutkreislauf ist hergestellt. Von jetzt an beginnt ein intensiver Austausch zwischen Mutter und Kind, der in den folgenden neun Monaten Ihr Leben bestimmt. Durch die diversen Stoffwechselvorgänge nimmt der Embryo an Ihrem Alltag teil. Seine Ernährung er-

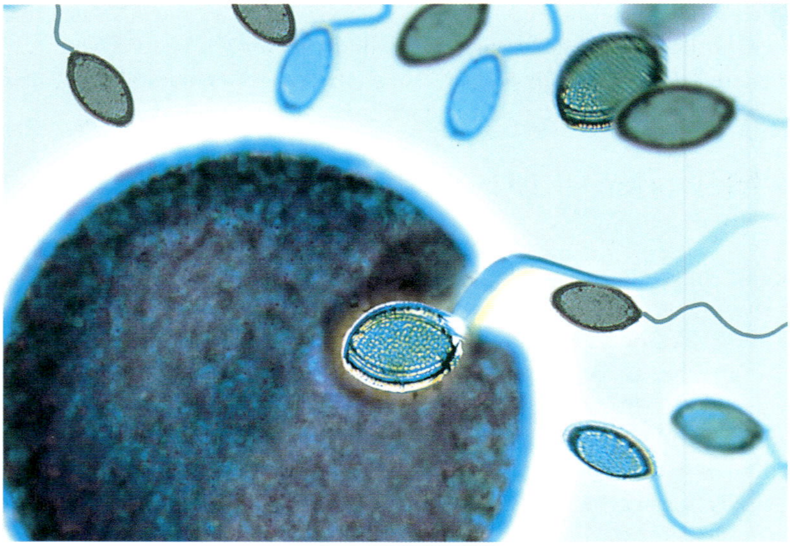

Der entscheidende Augenblick: Ei und Samenzelle haben zueinandergefunden, die Schwangerschaft beginnt!

folgt ausschließlich über Ihren Organismus. Von Anfang an schwimmt der Embryo in einer mit Gewebsflüssigkeit gefüllten Schutzhülle, der Fruchtblase. Das Fruchtwasser gewährt dem Ungeborenen Raum und Schutz gegen Stöße und Erschütterungen. Es hat eine konstante Temperatur von ungefähr 37,5 Grad und nimmt im Laufe der Schwangerschaft kontinuierlich an Menge zu. Das Fruchtwasser wird zum größten Teil vom mütterlichen Organismus produziert und alle zwei bis drei Stunden ausgetauscht. Von der vierten Schwangerschaftswoche an beginnt man langsam zu ahnen, daß aus dem Embryo einmal ein Mensch wird. Doch bis dahin ist es noch ein weiter Weg; seine Zellen müssen sich immer weiter spezialisieren. Zunächst teilen sie sich in drei Schichten: Aus der äußeren Zellschicht entstehen Haut und Nerven; aus der mittleren Knochen, Knorpel, Muskeln, Bindegewebe, Herz-Kreislaufsystem, Nieren und Geschlechtsorgane; aus der inneren Schicht werden Atmungs- und Verdauungsorgane gebildet. Am Anfang seiner Entwicklung ist der Embryo nicht wesentlich größer als ein Reiskorn – ungefähr 6 mm – und ist mit dem bloßen Auge kaum wahrzunehmen. Er ist sehr stark gekrümmt und liegt mit der Bauchseite auf dem anfänglich noch wesentlich größeren Dottersack, einem ballonartigen Gebilde, das dem werdenden Menschen in erster Linie zur Blutzellenbildung dient. Im Bereich des Rückens entwickelt sich das Neuralrohr mit den Ursegmentpaaren, den Somiten. Aus diesen entstehen einzelne Muskelgruppen und die Wirbelsäule. Gleichzeitig erkennt man eine deutlich ausgeprägte Vorwölbung im Brustbereich. Hier entwickelt sich das Herz, welches in Kürze zu schlagen beginnt. All diese Vorgänge liefen im verborgenen ab, ohne daß Sie etwas davon bemerkt haben. Es ist unglaublich faszinierend, mit welcher Perfektion und welch rasantem Tempo Ihr Körper es geschafft hat, den Grundstein für ein neues Leben zu legen, aus dem neun Monate später ein fertiger Mensch hervorgehen wird – mit all seinen vielfältigen Anlagen und Fähigkeiten.

Unglaubliches vollzieht sich in den ersten Wochen in Ihrem Körper.

»Alles-oder-Nichts-Prinzip«

Viele Frauen befürchten, sie könnten ihrem Kind in den ersten beiden Schwangerschaftswochen, also noch vor dem Ausbleiben der Regelblutung, unwissentlich geschadet haben, beispielsweise durch die Einnahme bestimmter Medikamente, Nikotin- oder Alkoholkonsum. Diese Sorge ist unbegründet: In den ersten 14 Tagen gilt das »Alles-oder-Nichts-Prinzip«. Verläuft die Entwicklung des Embryos in dieser frühen Phase nicht planmäßig, so endet die Schwangerschaft meist mit einer Fehlgeburt, die als normale oder etwas verspätete Menstruation erlebt wird. Ein Großteil der Frühaborte läuft im verborgenen ab, ohne daß die Frau etwas davon bemerkt.

Zweiter Monat (5.–8. Woche)

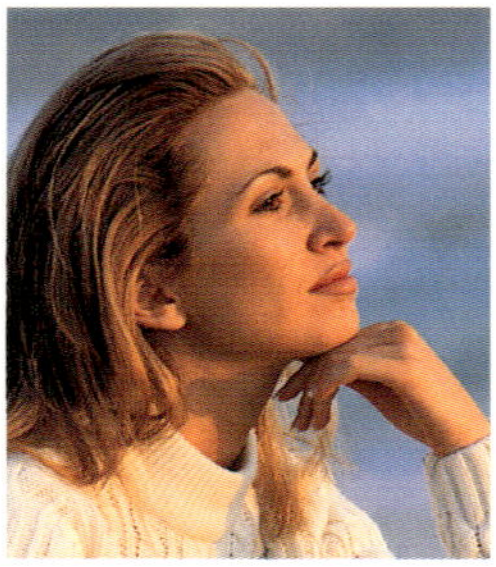

Muttergefühle entstehen nicht von heute auf morgen, sie müssen erst langsam wachsen.

Die meisten Schwangerschaften sind ungeplant, wenn auch nicht unerwünscht.

Widersprüchliche Gefühle

Eines Tages stellte sich – überraschend oder auch sehnlichst erwartet – ein Gefühl bei Ihnen ein, daß Sie erstmals ahnen ließ: Ich bin schwanger! War die Schwangerschaft geplant, werden Sie vermutlich gehofft haben, daß sich Ihre Vorahnung bestätigt. Ein großer Teil der Schwangerschaften ist jedoch ungeplant, wenn auch nicht unerwünscht. Es braucht also seine Zeit, um sich auf die neue, vor allem beim ersten Kind alles verändernde Lebensphase einzustellen. Vielleicht geht es Ihnen gesundheitlich gerade nicht so gut oder Sie haben vor nicht allzulanger Zeit eine neue Arbeitsstelle angetreten und möchten nicht so bald wieder pausieren. Es gibt unzählige Gründe, warum das Kind nicht in die augenblickliche Lebensplanung hineinpaßt. Sie haben sich – möglicherweise nach einigem Grübeln und etlichen Gesprächen mit Ihrem Partner – für Ihr Kind entschieden. Nun sind Sie guter Hoffnung. Auch wenn Sie Ihre Schwangerschaft nicht immer nur als angenehm empfinden und Ihnen wiederholt Zweifel kommen, ob es richtig ist, eine solch große Verantwortung auf sich zu nehmen, überwiegt doch meist die freudige Erwartung.

Die ersten Anzeichen

Mehr zu den typischen Beschwerden der Frühschwangerschaft → Seite 24/25

Die häufigsten Anzeichen einer beginnenden Schwangerschaft sind empfindliche oder schmerzhafte Brüste. Bei manchen Frauen zeichnen sich bereits zu diesem frühen Zeitpunkt erste Veränderungen der Brust ab. Sie wird größer, Brustwarzen und Warzenhöfe färben sich dunkler. Auch Blähungen können typisch für die ersten Tage und Wochen sein. Das sicherste Zeichen ist allerdings das Ausbleiben der Regelblutung. Vielleicht sind Sie schon jetzt besonders oft müde oder müssen häufiger auf die Toilette. Auch seelische Veränderungen können ein erster Hinweis auf den Beginn einer Schwangerschaft sein. Möglicherweise fällt Ihnen auf, daß Sie weicher und gelassener sind als sonst oder Sie stellen fest, daß Sie empfindlicher oder gereizter auf negative Einflüsse, wie Streitereien oder schlechte Nachrichten, reagieren. Die Übelkeit – übrigens nicht nur morgens – kann ebenfalls ein deutliches Indiz sein.

Wie sicher ist die Schwangerschaft?

Gerade in den ersten Schwangerschaftswochen mißtrauen viele Frauen ihren eigenen Gefühlen und stehen den Signalen ihres Körpers noch recht skeptisch gegenüber. Die meisten von ihnen greifen zunächst zu einem Schwangerschaftstest und suchen, wenn dieser positiv ausfällt, ihren Frauenarzt auf, um sich das Testergebnis bestätigen zu lassen. Der von zahlreichen Gynäkologen durchgeführte vaginale Ultraschall, mit dessen Hilfe das befruchtete »Eibläschen« in der Gebärmutter sichtbar gemacht wird, ist weder vorgeschrieben noch grundsätzlich erforderlich. Eine manuelle Untersuchung, bei der der Arzt die beginnende Schwangerschaft anhand der bereits leicht vergrößerten Gebärmutter ertasten kann, ist meist ausreichend. Als gesichert gilt eine Schwangerschaft allerdings erst, wenn die kindlichen Herzaktionen zu sehen sind, das ist ungefähr von der sechsten Woche an der Fall.

Die Möglichkeit einer Fehlgeburt

Vielleicht zögern Sie noch, anderen von Ihrer Schwangerschaft zu erzählen. Viele Paare warten damit, bis die ersten, kritischen Wochen vorüber sind. Falls Sie bereits eine Fehlgeburt hatten, sind Sie vermutlich ohnehin zurückhaltender: Sie möchten sichergehen, daß Sie Ihr Kind nicht wieder verlieren. Es ist richtig, diese Möglichkeit in Betracht zu ziehen, denn eine Fehlgeburt ist keine Seltenheit. Manche Frauen machen diese Erfahrung nie, andere dagegen mehrmals. Falls Sie nicht zu den Frauen gehören, die aus bestimmten Gründen zu Fehlgeburten neigen, müssen Sie nicht bei jeder Schwangerschaft aufs Neue befürchten, daß es »wieder nicht klappt«. Eine Fehlgeburt ist nichts Außergewöhnliches, aber sie ist für das Paar immer ein trauriges Ereignis, das erst verarbeitet werden muß.

Blutungen in der Frühschwangerschaft

Wenn Sie in den ersten Monaten bluten, werden Sie sicher Angst haben, daß Sie Ihr Kind verlieren könnten. Reden Sie sich und Ihrem Kind gut zu: »Ich werde Dich halten. Du bist sicher und wächst in mir zu einem Baby heran.« Mit Hilfe des Ultraschalls kann Ihr Arzt kontrollieren, wie es Ihrem Kind geht und ob es sich normal weiterentwickelt. Oft sind die Blutungen auch harmlos, wenn sich beispielsweise an der Haftstelle in der Gebärmutter etwas Gewebe gelöst hat oder eine kleine Ader geplatzt ist. Häufig haben sie auch gar keine erkennbaren Ursachen. Blutungen sind jedoch immer ein Grund, den Arzt aufzusuchen.

Vorbeugen

+ Sofort zum Arzt

Wem wollen Sie von Ihrer »guten Hoffnung« berichten?

Mehr zum Thema Mutterschutz im Service-Teil → Seite 166/167

Viele Paare warten erst einige Wochen ab, ehe sie Bekannten, Freunden und Verwandten von dem zu erwartenden Nachwuchs berichten. Andere können es gar nicht abwarten, allen im Umkreis dieses freudige Ereignis mitzuteilen. Wie auch immer Sie sich entscheiden: Ihre Krankenkasse und Ihren Arbeitgeber sollten Sie möglichst umgehend von der beginnenden Schwangerschaft unterrichten, denn nur so können Sie die Bestimmungen des Mutterschutzgesetzes für sich und Ihr Kind in Anspruch nehmen. Dazu zählt unter anderem der Kündigungsschutz sowie eine ganze Reihe von Vorschriften, die in erster Linie dem Schutz Ihrer eigenen Gesundheit und dem Wohlergehen Ihres Kindes dienen.

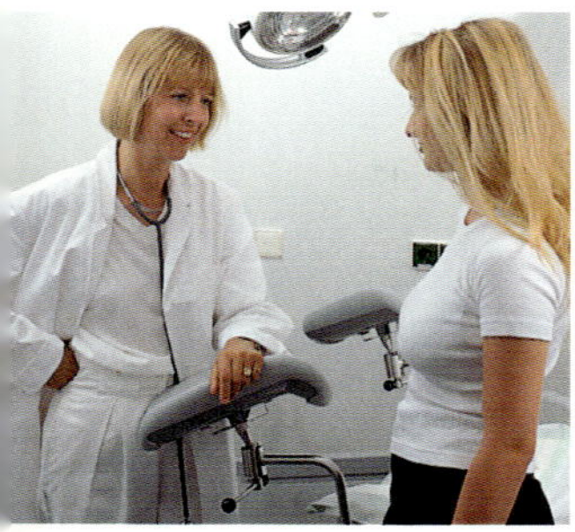

Die Schwangerschaftsvorsorge ist ein Angebot, das Sie unbedingt nutzen sollten.

Die Schwangerschaftsvorsorge

Irgendwann im Laufe des zweiten Monats werden Sie vermutlich zu Ihrer ersten Vorsorgeuntersuchung gehen. Nicht nur Ärzte sondern auch Hebammen können die Schwangerschaftsvorsorge durchführen. Bis zur Geburt haben Sie Anspruch auf mindestens 14 Untersuchungen: Bis zur 32. Woche vierwöchentlich, danach alle zwei Wochen und zuletzt sogar im wöchentlichen Rhythmus.

Mehr dazu im Service-Teil → Seite 170

Arzt oder Hebamme

Bei der Wahl Ihres Arztes oder Ihrer Ärztin sind Sie selbstverständlich frei. Falls Sie nicht mit ihm oder ihr zurechtkommen, können Sie jederzeit wechseln – gerade in der Schwangerschaft kommt das relativ häufig vor. Für die meisten Vorsorgeuntersuchungen können Sie auch zu einer Hebamme gehen. Es steht Ihnen frei, Arzt und Hebamme im Wechsel zu konsultieren. Einige Arztpraxen arbeiten bereits mit Hebammen zusammen, die – auf Wunsch – Teile der Vorsorge übernehmen. Spezielle Untersuchungen, wie der Ultraschall, dürfen allerdings nur von Fachärzten durchgeführt werden.

Der Mutterpaß – und was Sie unbedingt darüber wissen sollten

Als versicherte, schwangere Frau haben Sie Anspruch auf einen Mutterpaß, der Ihnen bei einem der ersten Arzt- oder Hebammenbesuche ausgehändigt wird. Er verpflichtet das medizinische Fachpersonal dazu, bestimmte Untersuchungen durchzuführen. In Ihrem eigenen Interesse sollten Sie den Mutterpaß immer bei sich tragen. Nur so kann sich jeder, der Sie im Laufe der folgenden neun Monate medizinisch betreut, einen raschen Überblick über Verlauf, Dauer und eventuelle Risiken Ihrer Schwangerschaft verschaffen.

Der Mutterpaß sollte Ihr ständiger Begleiter sein. Mehr dazu im Service-Teil **→ Seite 178**

Serologische Untersuchungen (Seite 2/3)

Blutuntersuchungen zur Bestimmung möglicher Blutunverträglichkeiten zwischen Mutter und Kind. Ermittelt werden unter anderem Blutgruppenzugehörigkeit und Rhesus-Faktor.

Rhesus-Faktor

- Der Rhesus-Faktor kann positiv (D+) oder negativ (D-) sein. Falls Sie zu den wenigen Frauen gehören, die Rhesus negativ sind, gibt es einiges zu beachten. Je nach der Blutgruppe Ihres Partners kann Ihr Kind Rhesus positiv oder negativ sein. Ist es Rhesus positiv und geht während der Schwangerschaft oder der Geburt kindliches Blut in Ihren Blutkreislauf über, so besteht die Gefahr, daß Ihr Körper Abwehrstoffe gegen das fremde Blut bildet. Das macht zunächst noch nichts. Erst wenn Sie wieder mit einem Rhesus positiven Kind schwanger werden, kann dieser Umstand fatale Folgen für die Gesundheit dieses zweiten Kindes haben. Um die Bildung von Antikörpern zu verhindern, wird Ihnen bereits bei der ersten Schwangerschaft eine Dosis Anti-D-Globuline gespritzt. Falls sich nach der Geburt bestätigt, daß Ihr Kind tatsächlich Rhesus positiv ist, muß die Gabe innerhalb einer 72-Stunden-Frist wiederholt werden. Wenn die Blutgruppe des werdenden Vaters Rhesus negativ ist, kann auf die Anti-D-Gabe während der Schwangerschaft verzichtet werden. In diesem Fall muß das Kind nach der Geburt auch nicht gleich abgenabelt werden.

Röteln-HAH-Test

- Ähnlich dem Rhesus-Faktor gibt es in Ihrem Blut zahlreiche weitere Blutgruppeneigenschaften und Antikörper, die zwar selten auftreten, nach denen aber doch durch gezielte Tests gefahndet wird. Einer von ihnen ist der Röteln-HAH-Test. Durch ihn wird festgestellt, ob Sie gegen Röteln immun sind oder nicht. Immunität bedeutet, daß Ihr Körper Abwehrstoffe gegen Röteln-Viren gebildet hat. Der Titer ist eine Maßeinheit für die Höhe der Konzentration von Abwehrstoffen.

Chlamydia trachomatis-Antigen aus der Zervix

- Chlamydia trachomatis ist ein Krankheitserreger, der im Gebärmutterhals (Zervix) vorkommen und beim Neugeborenen zu Augen- und Lungenentzündungen führen kann.

Lues-Such-Reaktion

- Die Lues-Such-Reaktion (LSR) ist ein Test, bei dem nach Lues-Erregern in Ihrem Blut gesucht wird. Lues, auch Syphilis genannt, ist eine Geschlechtskrankheit.

HBs-Antigen

- Ein anderer Test soll den Nachweis von Hepatitis-B, einer infektiösen Leberentzündung, erbringen. Er wird gegen Ende der Schwangerschaft durchgeführt – zwischen 32. und 40. Schwangerschaftswoche, um Sie im Falle eines positiven Befundes noch vor der Geburt ausführlich beraten zu können. So besteht beispielsweise die Möglichkeit, das Neugeborene gleich nach der Geburt gegen Hepatitis impfen zu lassen. Falls in einem solchen Fall zum Abstillen geraten wird, erkundigen Sie sich bitte genau, ob diese Maßnahme wirklich erforderlich ist.

Sonstige Untersuchungen

- Weitere Tests, wie der AIDS-Test oder der Toxoplasmose-Test werden nur bei besonderer Gefährdung der Schwangeren empfohlen. Die Kosten für den AIDS-Test übernimmt die Kasse.

Angaben zu vorangegangenen Schwangerschaften (Seite 4)

Vorangegangene Schwangerschaften, auch Fehlgeburten und Abbrüche, werden ebenso im Mutterpaß festgehalten, wie der Ausgang bisheriger Geburten: Spontangeburt, Kaiserschnitt (Sectio), Frühgeburt oder andere Besonderheiten.

Angaben zur Person der Schwangeren (Seite 5)

Gravida bezieht sich auf die Anzahl der Schwangerschaften, Para auf die der Geburten.

Risiko-Katalog (Seite 5/6)

Anamnese und allgemeine Befunde

- Der Risiko-Katalog A »Anamnese und allgemeine Befunde« wird bei der ersten Vorsorgeuntersuchung erhoben. Wenn Sie die einzelnen Punkte durchgehen, wird Ihnen schnell klar werden, warum so viele Frauen als Risiko-Schwangere eingestuft werden. Die dort aufgeführten Kriterien sind zum Teil umstritten und haben oftmals keine Bedeutung für den Schwangerschaftsverlauf. Nicht jede Schwangere ist eine Risiko-Schwangere, nur weil bestimmte

Punkte in ihrem Mutterpaß mit »ja« beantwortet wurden. Sprechen Sie mit Ihrem Arzt, Ihrer Ärztin oder Ihrer Hebamme und fragen Sie nach Ihrem tatsächlichen Risiko, damit Sie sich nicht unnötig ängstigen.

Besondere Befunde im Schwangerschaftsverlauf

- Der Risiko-Katalog B »Besondere Befunde im Schwangerschaftsverlauf« gewinnt erst im weiteren Verlauf Ihrer Schwangerschaft an Bedeutung. Auch mit einer Eintragung dort sind Sie nicht automatisch eine »Risiko-Schwangere«. Es gibt immer wieder Frauen, die sich durch diese »Klassifizierung« stark verunsichert fühlen, ihre Schwangerschaft fälschlicherweise für bedroht halten und sie nicht mehr richtig genießen können.

! Bitte beachten Sie

Fragen Sie sofort bei Ihrem Arzt oder Ihrer Hebamme nach, falls Ihnen irgend etwas unklar ist. Lassen Sie sich genau erklären, welche Auswirkungen Ihr persönlicher Risikofaktor auf den weiteren Verlauf Ihrer Schwangerschaft haben kann und ob Sie bestimmte Vorsichtsmaßnahmen ergreifen müssen oder nicht.

Terminbestimmung (Seite 5)

Eine Schwangerschaft dauert rund 40 Wochen, das sind 280 Tage oder 10 Mondmonate á 28 Tage. Gerechnet wird von dem ersten Tag der letzten Regel an.

So berechnen Sie den voraussichtlichen Geburtstermin

Erster Tag der letzten Menstruation plus sieben Tage minus drei Monate.
Beispiel:
Die letzte Regel war am 15.4.1999. Sie rechnen 15 + 7 = 22 und 4 – 3 = 1
voraussichtlicher Geburtstermin: 22.1.2000

Terminkorrektur per Ultraschall

Ihr Arzt hat die Möglichkeit, den errechneten Geburtstermin mit Hilfe eines Computers an seinem Ultraschall-Gerät zu überprüfen und gegebenenfalls zu korrigieren. Ausschlaggebend ist dabei die Größe des Embryos. Eine Terminkorrektur per Ultraschall ist nur im ersten Drittel der Schwangerschaft sinnvoll, am besten zwischen der sechsten und zehnten Schwangerschaftswoche. Zu einem späteren Zeit-

punkt lassen Größe und Gewicht des Ungeborenen keine genauen Rückschlüsse auf den voraussichtlichen Geburtstermin mehr zu.
Die wenigsten Kinder kommen an ihrem errechneten Termin auf die Welt, die meisten aber innerhalb eines Zeitraumes von vier Wochen, wobei der errechnete Termin den Mittelwert darstellt. Um sich selbst nicht unter Erfolgsdruck zu stellen, ist es ratsam, sich eher auf einen späteren Geburtstermin einzustellen. Sie ersparen sich am Ende der Schwangerschaft eine nervenaufreibende Zeit, wenn Sie Verwandten und Bekannten von vornherein einen späteren Termin nennen.

Gravidogramm (Seite 7/8)

Zweiter Antikörper-Suchtest

- Der Antikörper (AK)-Suchtest wird gegen Ende der Schwangerschaft wiederholt.

In der Entbindungsklinik vorgestellt am ...

- Sie haben Anspruch auf ein Gespräch »zur Planung Ihrer Geburt« und können sich dazu in der von Ihnen ausgewählten Klinik vorstellen.

Datum / Schwangerschaftswoche / SSW ggf. Korr.

- In diese drei Spalten tragen Arzt oder Hebamme das jeweilige Untersuchungsdatum, die angenommene und die gegebenenfalls korrigierte Schwangerschaftswoche (SSW) ein.

Fundusstand / Symphyse / Fundusabstand

- Der Fundusstand gibt die obere Begrenzung der Gebärmutter an.
- Beispiel:
  Sy+3: Drei Querfinger über der Oberkante der Schambeinfuge (Symphyse)
  N-2: Zwei Querfinger unter dem (Bauch-)Nabel
  Rbg-2: Zwei Querfinger unter dem Rippenbogen.
  Zur Bestimmung von Größe und Gewicht des Ungeborenen ist nicht unbedingt eine Ultraschall-Untersuchung nötig, die sorgfältige Tastung der Gebärmuttergröße durch Arzt oder Hebamme reicht in den meisten Fällen aus. Sie und Ihr Partner können die obere Begrenzung der Gebärmutter (Uterus) auch selber tasten: Sie fühlt sich an wie eine feste Muskelschicht.

Kindslage

- Hier tragen Arzt oder Hebamme nur Abkürzungen ein, zum Beispiel SL für Schädellage (oder KL für Kopflage), BEL für Beckenend- oder Steißlage, QL für Querlage und S für Schräglage. Die Lage des Ungeborenen gewinnt erst gegen Ende der Schwangerschaft an Bedeutung, wenn das Kind sich aufgrund des beengten Raumes nicht mehr so gut drehen kann. Die meisten Kinder nehmen in den letzten Wochen vor der Geburt die Schädel- (SL) beziehungsweise Kopflage (KL) ein.

- In diese Spalte wird eingetragen, wo und wie viele Herztöne zu hören sind. Normal sind 120-160 Herzschläge pro Minute, das sind etwa doppelt so viele wie bei einem Erwachsenen. Wo sie, je nach Lage des Kindes, gehört werden, wird in einem Kreuz-Schema vermerkt. Der Kreuzungspunkt entspricht dem Bauchnabel. Sind die Herztöne (Hts) links unten zu hören, so wird ein x im linken unteren Viertel des Schemas gemacht.

Herztöne

- Achten Sie darauf, wann Sie die Bewegungen Ihres Kindes zum ersten Mal spüren. Ihr Arzt wird Sie im Rahmen der Vorsorgeuntersuchungen danach fragen und auf diese Weise einen weiteren Anhaltspunkt für den voraussichtlichen Geburtstermin erhalten. Treten die Bewegungen regelmäßig auf, haben Sie die Gewißheit, daß es Ihrem Kind gut geht. Nehmen Sie allerdings starke Veränderungen wahr, werden die Bewegungen deutlich seltener oder schwächer, sollten Sie umgehend zum Arzt gehen.

Kindsbewegung

✚ Zum Arzt

- Ödeme sind Wasseransammlungen im Gewebe, die in der Schwangerschaft normal und meist harmlos, aber unangenehm sind. Zusammen mit anderen Anzeichen, wie Bluthochdruck und/oder Eiweiß im Urin, können sie allerdings auf eine Präeklampsie hinweisen. Im Mutterpaß werden Ödeme je nach Stärke ihres Auftretens mit • , •• oder ••• vermerkt.

Ödeme

Mehr zum Thema Ödeme → Seite 65

- Bis vor kurzem hieß es noch EPH-Gestose, heute sagt man Präeklampsie, im Volksmund immer noch »Schwangerschaftsvergiftung«. Nicht nur der Name, auch die Behandlungsmethode hat sich geändert: Reistage sowie Einschränkungen bei Salz und Getränken gelten inzwischen als überholt. Eine eiweißreiche Ernährung ist dagegen sehr wichtig. Weitere Informationen erhalten Sie beim Arbeitskreis Gestose-Frauen.

Präeklampsie

Adresse im Service-Teil

- Varikosis sind Krampfadern. Sie können an den Beinen oder im Schamlippenbereich auftreten. Das kann sehr unangenehm sein. Schwangerschaftsbedingte Krampfadern gehen fast immer nach der Geburt wieder zurück. Bei stark ausgeprägten Krampfadern sollten Sie Stützstrümpfe tragen. Diese müssen Ihren Beinen genau angepaßt sein, sonst nützen sie nichts.

Varikosis

Mehr zum Thema Krampfadern → Seite 63/64

- Die Gewichtszunahme in der Schwangerschaft verläuft ganz individuell. Gewichtstabellen können nur einen ungefähren Anhaltspunkt geben. Lassen Sie sich nicht unter Druck setzen. Die Schwangerschaft ist eine Zeit, in der Sie sich keine Gedanken um Ihre Figur zu machen brauchen. Manche Frauen genießen das

Gewicht

sehr und sind mit ihren Rundungen ganz zufrieden. Andere wiederum haben Angst vor der ungewohnten (und vielleicht ungewollten) Körperfülle sowie vor möglichen Konsequenzen in der Zeit danach. Wenn Sie bisher keine Gewichtsprobleme hatten, ist es sehr unwahrscheinlich, daß Sie nach der Geburt welche bekommen werden. Gehören Sie allerdings zu den Frauen, die eher zum Zunehmen neigen, werden Sie höchstwahrscheinlich auch weiterhin damit zu kämpfen haben – so Sie denn dagegen ankämpfen. Die Schwangerschaft sollte eine Zeit für Sie sein, in der Sie es sich gut gehen lassen. Machen Sie sich also keinen Sor-

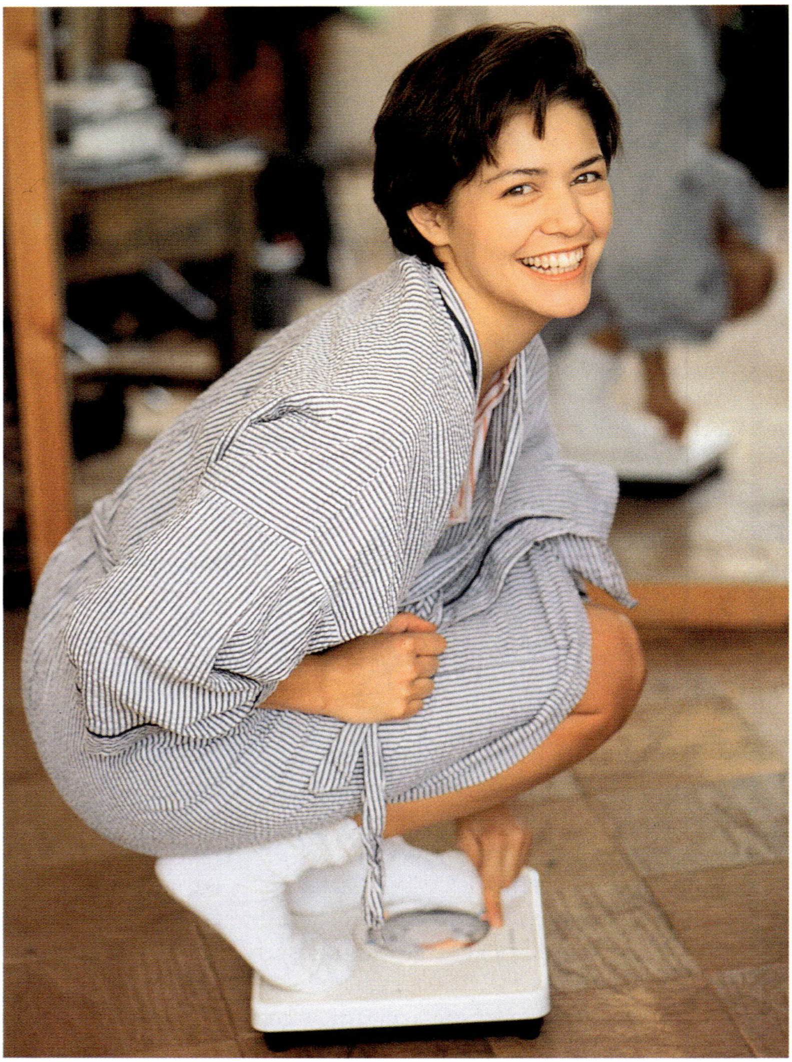

Manche Frauen nehmen in der Schwangerschaft mehr zu, andere weniger. Wenn Sie sich ausgewogen ernähren und gesund leben, brauchen Sie sich keine Gedanken über Ihr Gewicht zu machen.

gen wegen Ihrer Gewichtszunahme. Begrenzungen von 12 bis 15 Kilogramm in der Schwangerschaft gelten längst als überholt. Wenn Sie von Natur aus sehr schlank sind, können Sie ruhig mehr zunehmen. Haben Sie dagegen ein relativ hohes Ausgangsgewicht, sollten Sie eher darauf achten, nicht allzuviel »zuzulegen«.

RR syst. / diast.

- RR ist die Abkürzung für die Blutdruckmessung (nach Riva-Rocci). Der höhere Wert bezeichnet den systolischen (syst.), der niedrigere den diastolischen (diast.) Blutdruck, zum Beispiel 120/80. Ein niedriger Blutdruck beginnt ungefähr bei 100/70, ein hoher bei 140/90. Diese Einstufung sollte allerdings immer in Zusammenhang mit den bisherigen Werten beurteilt werden. In der Nacht und im zweiten Schwangerschaftsdrittel fällt der Blutdruck normalerweise etwas ab.

Hb / Ery

- Der Hämoglobingehalt (Hb) in den roten Blutkörperchen (Erythrozyten) gibt Aufschluß über den Eisenwert. Während der Schwangerschaft verdünnt sich Ihr Blut – die Plazenta mit ihren vielen tausend kleinen Abzweigungen und Verästelungen braucht zu ihrer optimalen Durchblutung möglichst dünnflüssiges Blut. Die Anzahl der roten Blutkörperchen bleibt dagegen konstant. Die Folge: Ihr Hb (Eisen)-Wert nimmt ab. Ein gewisses Absinken ist – vor allem gegen Ende der Schwangerschaft – ganz normal. Von einer Anämie (»Blutarmut«) spricht man erst, wenn ein Hb-Wert von unter 8,5 g-% gemessen wird. Günstig wäre allerdings, wenn der Hämoglobingehalt nicht unter 10,5 g-% absinkt.

Urinuntersuchungen auf Eiweiß, Zucker, Nitrit und Blut

- Bei jedem Vorsorgetermin kontrollieren Arzt oder Hebamme mit Hilfe eines Teststäbchens, ob Ihr Urin Spuren von Eiweiß, Zucker, Nitrit oder Blut aufweist. Eiweiß könnte ein Hinweis auf eine Präeklampsie (»Schwangerschaftsvergiftung«) sein, Zucker kann auf eine Schwangerschaftsdiabetes hindeuten, Nitrit und Blut lassen eine Entzündung von Blase oder Nieren vermuten.

Vaginale Untersuchung

- Bei der vaginalen Untersuchung (von der Scheide aus) ertastet der Arzt mit seinen Fingern den Zustand von Gebärmutterhals und Muttermund. Manche Ärzte untersuchen in der Schwangerschaft gar nicht vaginal, andere dagegen häufiger. Allzu häufige Untersuchungen sind wegen der möglichen Infektionsgefahr nicht sinnvoll. Bei vorzeitigen Wehen ist eine regelmäßige Kontrolle des Muttermundes allerdings wichtig. Falls er sich vorzeitig öffnet, besteht die Gefahr einer Frühgeburt. In dieser Spalte steht meist o. B. (ohne Befund) oder auch Mm 1 cm (Muttermund 1 cm geöffnet). In Zweifelsfällen wird der Tastbefund des Gebärmutterhalses (Zervix) durch den vaginalen Ultraschall ergänzt. In diesem Fall wird eine Verkürzung der Zervix in Prozent oder Zentimetern angegeben. Manchmal wird auch die Länge der Portio (Teil des Gebärmutterhalses, der in die Vagina hineinragt) gemessen.

Sonstige Befunde (z.B. Hormone)

Mehr zum Thema Triple-Test → Seite 37

- Diese Spalte ist Untersuchungen vorbehalten, die außer der Reihe vorgenommen werden, beispielsweise der Triple-Test, gezielte Hormon-Untersuchungen oder die Bestimmung des pH-Wertes in der Scheide. Eine Veränderung des pH-Wertes deutet meist auf eine Scheidenentzündung hin, könnte aber auch ein erster Hinweis für eine drohende Frühgeburt sein.

Sonstiges / Therapien/ Maßnahmen

- Maßnahmen und Therapien des Arztes, wie Medikamente, die Sie in der Schwangerschaft verschrieben bekommen.

Cardiotokographische Befunde (Seite 9)

In den letzten Schwangerschaftswochen überprüft der Arzt die Herztöne Ihres Kindes zusätzlich mit einem Herzton-Wehen-Schreiber (Cardiotokograph, CTG). Das CTG zeigt Gefahrenzustände an, in die ein Ungeborenes kommen kann. Viele Herztonveränderungen sind jedoch ungefährlich und kein Grund zur Sorge. Machen Sie sich also nicht zu viele Gedanken, falls Ihre Werte einmal nicht im Normbereich liegen und häufiger kontrolliert werden müssen.

Ultraschall-Untersuchungen (Seite 10–14)

Auf diesen Seiten werden die Ergebnisse der drei empfohlenen Ultraschall-Untersuchungen vermerkt. In die Normenkurve für den fetalen Wachstumsverlauf trägt der Arzt Kopf- (BPD) und Bauchdurchmesser (ATD) Ihres Kindes ein. Der Toleranzbereich für eine zeitgerechte Entwicklung liegt zwischen den beiden äußeren Linien.

Abschluß-Untersuchung/Epikrise (Seite 15)

Auf dieser Seite werden die Daten des Schwangerschaftsverlaufs, der Geburt und des Wochenbettes eingetragen. Der Arzt überprüft, ob sich die Gebärmutter vollständig zurückgebildet hat und ob die Organe im unteren Bauchraum wieder alle an ihrem Platz sind. Die Abschluß-Untersuchung findet sechs bis acht Wochen nach der Geburt statt und beendet offiziell das Wochenbett.

Direkter Coombstest

- Der direkte Coombstest ist ein serologischer Test auf Antikörper im Blut des Kindes.

Die Entwicklung Ihres Babys

Im zweiten Schwangerschaftsmonat hat Ihr Baby die Zeit des größten Wachstums und der gravierendsten Veränderungen bereits hinter sich. In der fünften und sechsten Woche beginnt die Entwicklung des zentralen Nervensystems, des Gehirns, der Wirbelsäule und des Verdauungsapparates. Arme und Beine fangen an zu »knospen« und sind gegen Ende dieses Monats schon eindeutig erkennbar. Um die sechste Woche herum beginnt das kindliche Herz zu schlagen. Es sorgt dafür, daß das neugebildete Blut im Körper des Embryos zirkuliert und ihn mit der nötigen Nahrung versorgt. Die Entwicklung des zentralen Nervensystems hat jetzt absolute Priorität – es muß möglichst schnell funktionieren, um die gesamte weitere Entwicklung des Embryos mitsteuern zu können. Das kindliche Gehirn ist mit einem dichten Adernetz durchzogen, das die Durchblutung in diesem Bereich sichert – auch dafür ist das Herz zuständig. Von der achten Woche an wird der Embryo zunehmend als menschliches Wesen erkennbar: Neben Armen und Beinen bildet sich auch das Gesicht immer deutlicher heraus. Man kann bereits die Anlagen für Mund und Kiefer wahrnehmen. Ein weiterer wichtiger Entwicklungsschritt in dieser Zeit: Im Innenohr des Embryos bilden sich die Anlagen für das spätere Gehör und den Gleichgewichtssinn, denn die Organe, die besonders wichtig sind, werden sehr früh ausgebildet. Ihr Kind ist jetzt ungefähr 2,5 cm lang.

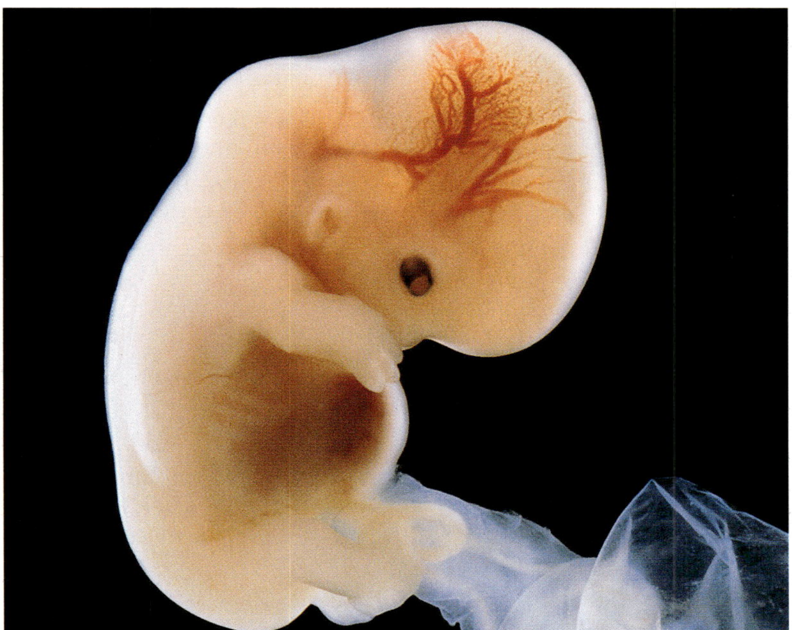

Fünf Wochen nach der Befruchtung mißt der Embryo 10 bis 14 mm. Die Hälfte davon nimmt sein übergroßer Kopf ein.

Dritter Monat (9.–12. Woche)

Kleinere und größere Beschwerden

Nun haben Sie sich vermutlich schon fast an Ihre Schwangerschaft gewöhnt. Vielleicht sind Sie sogar etwas traurig, daß Sie so gar nichts merken und sich nichts Wesentliches verändert hat. Möglicherweise leiden Sie aber auch unter einem der typischen Symptome der Frühschwangerschaft.

Übelkeit und Erbrechen

Zu den häufigsten Merkmalen der beginnenden Schwangerschaft gehören Übelkeit und Erbrechen. Die Übelkeit, so unangenehm sie ist, gilt übrigens als positives Zeichen, sie deutet darauf hin, daß die Schwangerschaft stabil ist.

Vorbeugen

Das hilft gegen Übelkeit

- Stehen Sie nach dem Aufwachen nicht gleich auf, bleiben Sie noch eine Weile liegen und lassen Sie sich eine Scheibe Brot, Knäckebrot oder Zwieback und eine Tasse Tee ans Bett bringen.
- Himbeerblätter-, Kamillen- oder Pfefferminztee, schluckweise getrunken, kann hilfreich sein (erhältlich in der Apotheke).
- Essen Sie leichte Speisen und vermeiden Sie Saures.
- Schlafen Sie viel.
- Bewegen Sie sich an der frischen Luft.
- Ernähren Sie sich möglichst vitamin- und mineralstoffreich.

Müdigkeit

Nicht allen Schwangeren ist übel, die meisten von ihnen spüren jedoch gerade in den ersten Wochen eine große Müdigkeit. Das ist auch kein Wunder: Ihr Körper arbeitet auf Hochtouren. Sie brauchen jetzt besonders viel Kraft und Ruhe. Schlafen Sie soviel Sie können und wollen. Es kommen auch wieder Monate in der Schwangerschaft, in denen Sie sich auch ohne zusätzlichen Schlaf topfit fühlen.

Geruchsempfindlichkeit

Viele Frauen berichten auch von einer plötzlichen Empfindlichkeit gegenüber bestimmten Gerüchen. Selbst (ehemalige) Raucherinnen können auf einmal keinen Zigarettenrauch mehr ertragen, andere den Geruch von Kaffee, bestimmten Parfums oder anderen intensiven Duftstoffen. Was für Übelkeit und Müdigkeit gilt, trifft auch hier zu: Ihr Körper weiß am besten, was ihm gut tut und was nicht: Kaffee und Zigarettenrauch ist nun einmal nicht gesund. Auch diese Empfindlichkeit geht bald vorüber.

Blähungen

Blähungen gehören ebenfalls zu den typischen Beschwerden der Frühschwangerschaft.

Das hilft gegen Blähungen

- Sorgen Sie für ausreichend Bewegung, beispielsweise durch Spazierengehen, Radfahren, Schwimmen, Bauchtanz.
- Atmen Sie in den Bauch hinein.
- Trinken Sie Kümmel-, Fenchel-, Melissentee oder spezielle Stillteemischungen (erhältlich in der Apotheke).
- Legen Sie sich mit einer Wärmflasche ins Bett.
- Bauchmassage: Beginnen Sie im Bereich des rechten Unterbauches und massieren Sie im Uhrzeigersinn unter dem Rippenbogen entlang zum linken Unterbauch.

Zwiespältige Gefühle

Belastender als die rein körperlichen Unannehmlichkeiten ist für viele Frauen die Zwiespältigkeit, mit der sie ihrer Schwangerschaft nach wie vor gegenüberstehen. Wechselnde Gefühle, Ambivalenzen, gehören zu jeder Schwangerschaft, auch wenn sie geplant war. Das heißt nicht, daß Sie Ihr Kind deswegen weniger lieben oder daß Sie eine schlechte Mutter sein werden, es deutet lediglich daraufhin, daß Sie noch einige Zeit brauchen, um sich mit der neuen Situation und den gravierenden Veränderungen, die sich für Ihr Leben daraus ergeben werden, zurechtzufinden. Das ist ganz natürlich und kein Grund zur Sorge. Anderen Schwangeren geht es ebenso.

In diesen Wochen fahren Ihre Gefühle oft Karussell.

Ernährung in der Schwangerschaft

Denken Sie daran: Ihr Kind ißt mit. Je gesünder Sie sich jetzt ernähren, desto besser für Ihr Baby.

In der Schwangerschaft sollten Sie zwar nicht für zwei essen, dafür aber für zwei denken – das gilt nicht zuletzt für die Auswahl und Zusammenstellung Ihrer Nahrungsmittel. Wir Mitteleuropäer haben zwar eine ausreichende und meist auch ausgewogene Ernährung, doch einige Nährstoffe, die besonders wichtig für die Entwicklung Ihres Kindes sind, sollten Sie jetzt vermehrt zu sich nehmen. Das sind vor allem bestimmte Vitamine und Mineralstoffe. Ernähren Sie sich von Haus aus gesund, abwechslungsreich und vollwertig, dann brauchen Sie Ihre Ernährung auch in der Schwangerschaft nicht umzustellen. Bei überwiegendem Kantinen- oder Fertigkost-Essen ist es dagegen sinnvoll, für Ausgleich und Veränderung zu sorgen.

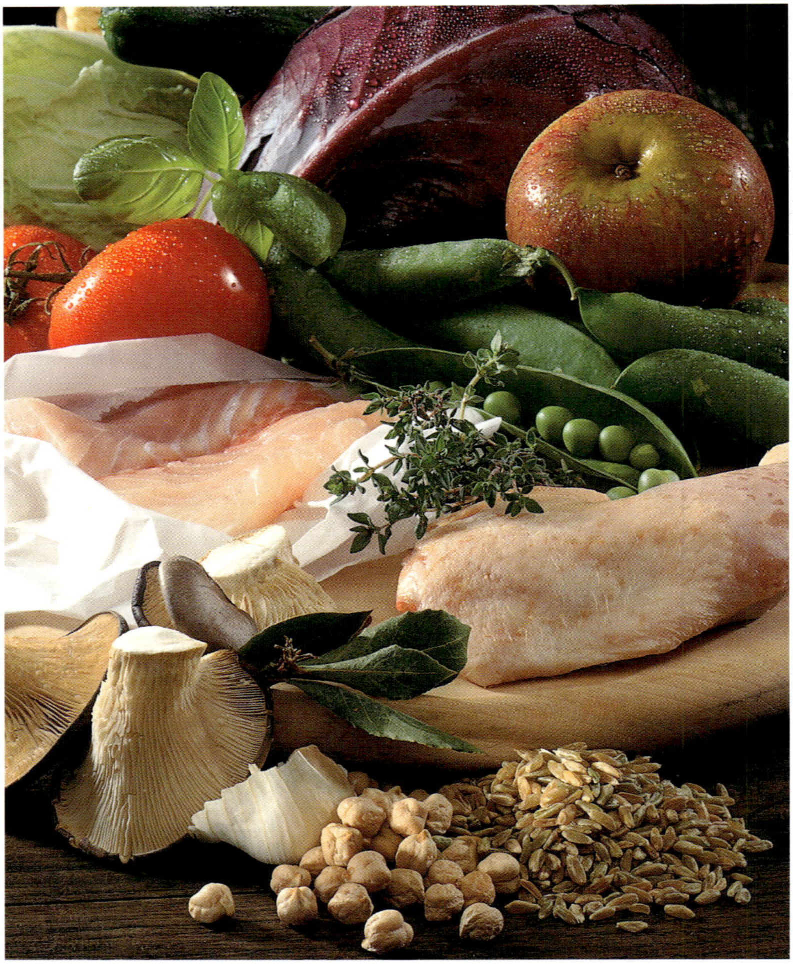

Essen Sie viel frische Lebensmittel – am besten aus kontrolliert biologischem Anbau.

So kommen Sie gut durch die Schwangerschaft

- Mehrere, kleine Mahlzeiten über den ganzen Tag verteilt sind besser als drei große – vor allem dann, wenn Ihr Bauch dicker und der Platz weniger wird.
- Bevorzugen Sie leichte Speisen, so beugen Sie Blähungen vor.
- Scharf gewürzte und in zu heißem Fett angebratene Speisen können zu Sodbrennen führen. Seien Sie deshalb lieber vorsichtig mit scharfen Gewürzen und scharf Angebratenem.
- Vollwertige Ernährung mit »ursprünglichen Lebensmitteln« ist gesünder als der Verzehr von industriell hergestellten Produkten.
- Vitamine sind jetzt besonders wichtig: Essen Sie viel rohes Obst, Gemüse und Salat und achten Sie auf möglichst schonende Zubereitung Ihrer Mahlzeiten: Dünsten statt Braten und das Gemüse nicht zu lange kochen.
- Kohlenhydrate sollten der Hauptbestandteil Ihrer Nahrung sein. Der Bedarf in der Schwangerschaft ist leicht erhöht. Wichtig sind vor allem Kartoffeln, Gemüse, Obst und Vollkornprodukte.
- Um Ihren täglichen Eiweißbedarf zu decken, sollten Sie regelmäßig Milchprodukte, Eier, Fisch, mageres Fleisch, Sojaprodukte und Hülsenfrüchte zu sich nehmen.
- Vorsicht mit versteckten Fetten: Die meisten Menschen essen zuviel Fett, beispielsweise in Form von Schokolade, Kuchen und Bratfetten. Wichtig sind hingegen die ungesättigten Fettsäuren, denn sie enthalten viele Vitamine. Besonders wertvoll sind Vollkornprodukte, Keimöl und Nüsse.
- Falls Sie Vegetarierin sind, müssen Sie darauf achten, daß Sie in ausreichendem Maße Vitamine der B-Gruppe zu sich nehmen. Eine streng vegetarische Ernährung ohne jegliche tierische Produkte, also auch ohne Milch, Milchprodukte und Eier, ist für Schwangere ungeeignet.
- Ihre tägliche Trinkmenge sollte mindestens zwei Liter betragen. Geeignet sind alle kalorienfreien Getränke, wie Wasser oder ungesüßte Früchte- oder Kräutertees.
- Falls Sie oder Ihr Partner an einer Kuhmilchallergie leiden oder eine familiäre Vorbelastung hinsichtlich Neurodermitis besteht, die Sie beide an Ihr Kind weitergeben könnten, sollten Sie mit einer Ernährungsberaterin sprechen und sich einen speziellen Speiseplan zusammenstellen lassen, der die ausreichende Kalziumversorgung für Sie und Ihr Kind garantiert.
- Durch den Verzehr von Produkten aus kontrolliert biologischem Anbau (kbA) reduzieren Sie die Menge an Schadstoffen, wie Pflanzenschutz- und Düngemittel, die Sie mit der täglichen Nahrung zu sich nehmen.

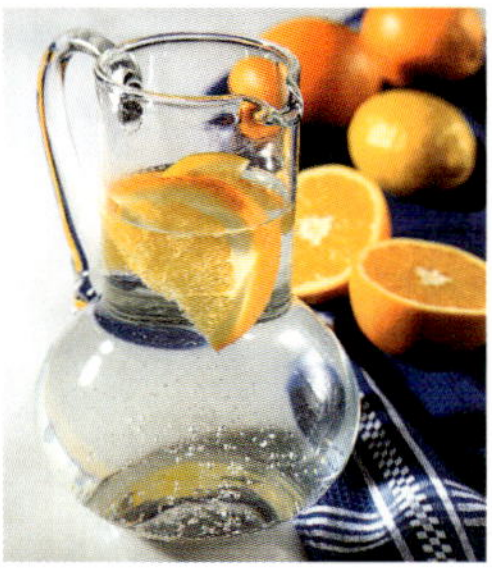

Reichlich trinken nicht vergessen!

Die wichtigsten Bausteine für Ihr Kind

Mineralstoffe und Spurenelemente

Name	Besonderheit	Nahrungsquelle
Eisen	dient der Blutbildung Schwarzer Tee und Kaffee können die Eisenaufnahme aus der Nahrung behindern Eisenpräparate sind meist nicht nötig	Fleisch, Eigelb, Vollkornprodukte, Kartoffeln, Grüngemüse, Hülsenfrüchte, (getrocknete) Aprikosen, Pfirsiche, Bananen, Reis, Hirse, Walnüsse, Sesam, Sonnenblumenkerne
Jod	Beugt Kropfbildung vor	Jodiertes Speisesalz, Hochseefisch
Kalzium	Dient dem Aufbau von Knochen und Zähnen	Milch, Milchprodukte, Fisch, (rohes) Gemüse, Salat, Kohl, Hirse, Nüsse, Sesam, Mandeln, Sojaprodukte
Magnesium	Dient dem Aufbau von Knochen, Zähnen und Nägeln	Salat, Sellerie, Kohl, grünes Blattgemüse (Broccoli, Spinat), Alfalfa, Vollkornprodukte, Äpfel, Pfirsiche, Nüsse, Mandeln, Sesam, Sonnenblumenkerne
Phosphor	Dient dem Knochenaufbau	Milch, Milchprodukte
Zink	Dient der verbesserten Eisenaufnahme	Eier, Sonnenblumenkerne, Nüsse, Vollkornprodukte, Zwiebeln

Wenn Sie einen niedrigen Hb-Wert haben, aber kein Eisenpräparat einnehmen möchten, können Sie sich im Reformhaus oder in der Apotheke Kräuterblut-Saft besorgen. Er erfüllt den gleichen Zweck, hat aber keine Nebenwirkungen, wie Verstopfung oder Übelkeit.

Die wichtigsten Bausteine für Ihr Kind

Vitamine

Name	Besonderheit	Nahrungsquelle
Vitamin A	dient dem Zellwachstum, dem Aufbau und Schutz von Atemorganen und Haut und der Infektabwehr	Karotten, Tomaten, Paprika, Blattgemüse, Feldsalat, Aprikosen, Milchprodukte, Eier
Vitamin B1, B2, B6, B12	dient der verbesserten Eisenaufnahme und der Blutbildung	Milch, Milchprodukte, Eier, Fleisch, Fisch, Nüsse, Sonnenblumenkerne, Avocados, Bananen, (rohes) Gemüse, Vollkornprodukte, Sojaprodukte
Folsäure	Wichtig in der Frühschwangerschaft, beugt Fehlbildungen im Bereich der Wirbelsäule und des zentralen Nervensystems vor	Milch, Milchprodukte, Eier, Rote Rüben, (dunkles) Blattgemüse, Salat (besonders Endivien und Kopfsalat), Pilze, Spargel, Linsen, Apfelsinen, Leber, Vollkornprodukte, Nüsse
Vitamin C	dient der verbesserten Eisenaufnahme und der Infektabwehr	Zitrusfrüchte, schwarze Johannisbeeren, Paprika, Tomaten, Kartoffeln, Kohl
Vitamin D	dient der verbesserten Kalziumaufnahme und dem Aufbau der Knochen	Milch, Milchprodukte, Eier, öliger Fisch

Ihr Bedarf an Folsäure ist jetzt doppelt so hoch wie vor der Schwangerschaft, deshalb wird sie häufig vom Arzt verschrieben.
In Jodmangelgebieten, zum Beispiel in Bayern, wird die Einnahme von Jodidtabletten empfohlen.

Das sollte Ihr Speiseplan enthalten

- mindestens 1/4 Liter Milch täglich
- reichlich Milchprodukte (Käse, Quark und Joghurt)
- zwei bis drei Eier pro Woche
- Geflügel, (Hochsee-)Fisch und Fleisch
- Obst, Gemüse, Salat, Kartoffeln
- Sonnenblumenkerne, Nüsse, Sesam
- Vollkornprodukte

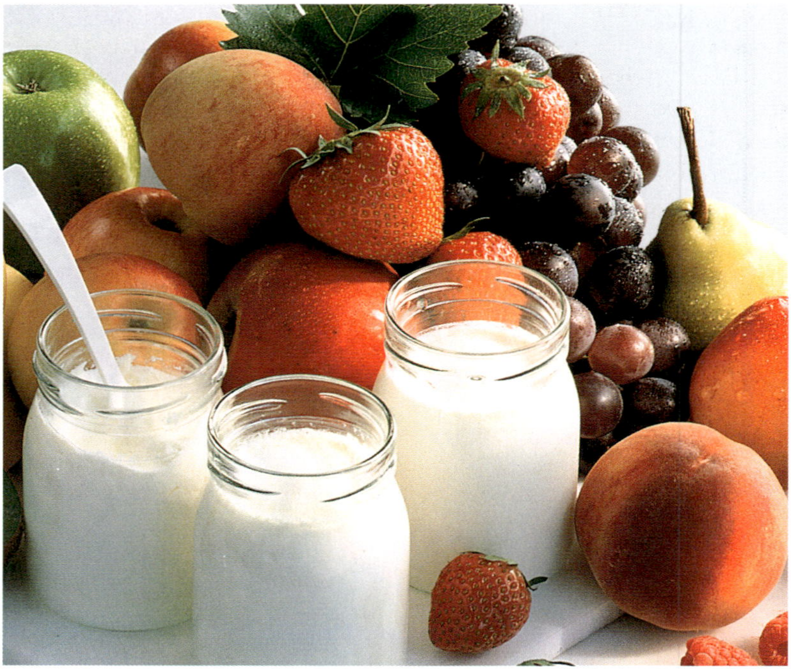

Bereiten Sie Ihr morgendliches Müsli mit heimischen Obstsorten der Saison zu.

Essen Sie beispielsweise ein Müsli aus Vollkornflocken, Sonnenblumenkernen, Nüssen oder ähnlichem mit Milch oder Joghurt zum Frühstück, so haben Sie bereits einen beachtlichen Teil Ihres Tages-Solls erfüllt. Vorsicht: Fertig-Müslis enthalten oft Zucker. Am besten ist es, wenn Sie die Zutaten Ihres Müslis selbst zusammenstellen. Zum Süßen eignen sich Bananen, Rosinen, Feigen, getrocknete Aprikosen oder dergleichen. In Naturkostläden oder Reformhäusern finden Sie eine reichhaltige Auswahl an Flocken, Kernen, Nüssen und unbelastetem Obst. Um Ihre morgendlichen Mahlzeiten abwechslungsreich zu gestalten, können Sie Ihre Müsli-Rezeptur jeden Tag etwas abändern. Seien Sie erfinderisch und probieren Sie aus, welche Kreationen Ihnen am besten schmecken.

Gelüste

Fast alle Schwangere verspüren hin und wieder einen Heißhunger auf bestimmte Speisen. Gestehen Sie sich diese Gelüste ruhig zu und lassen Sie sich von Ihrem Partner bringen, worauf Sie gerade Appetit haben. Ihr Körper weiß am besten, was er braucht. Wenn Sie allerdings ständig Lust auf Schokolade, Sahnetorten oder ähnliches haben, sollten Sie diesem Verlangen nicht immer nachgeben. Versuchen Sie Ihren Heißhunger auf Süßes mit Trockenfrüchten oder einem Vollkornbrot mit Honig zu stillen. Gelüste auf Saures können Sie, vor allem im Herbst oder Winter, mit frischem Sauerkraut stillen. Vielleicht stellen Sie sich auch ein großes Glas Essiggurken in den Kühlschrank – für alle Fälle. Meist verschwinden diese momentanen Vorlieben genauso schnell wie sie gekommen sind, mitunter ändern sie sich täglich. Wundern Sie sich also nicht, wenn Sie plötzlich einen Heißhunger auf bestimmte Nahrungsmittel entwickeln, die vor Ihrer Schwangerschaft nicht gerade zu Ihren Lieblingsspeisen zählten. Umgekehrt kann es vorkommen, daß Sie Gerichte, die bisher zu Ihren Lieblingsspeisen gehörten, im wahrsten Sinn des Wortes »nicht mehr riechen können«.

Vorsicht mit bestimmten Nahrungs- und Genußmitteln

Kein Alkohol in der Schwangerschaft

Alkohol-Konsum während der Schwangerschaft kann gravierende Folgen haben. Kinder, die im Mutterleib regelmäßig größeren Alkoholmengen ausgesetzt waren, leiden unter einem speziellen Krankheitsbild, der Alkohol-Embryopathie. Sie müssen zwar kein schlechtes Gewissen haben, wenn Sie ab und zu ein Gläschen Sekt trinken, besser ist es jedoch, wenn Sie ganz darauf verzichten.

Nikotin schadet Ihrem Kind.

Auch Nikotin hat negative Auswirkungen auf das Ungeborene. Trotz dieser Erkenntnis fällt es sehr vielen Schwangeren nicht leicht, auf ihre Zigaretten zu verzichten. Im Interesse Ihres Kindes sollten Sie jetzt die Chance ergreifen und mit diesem Laster aufhören. Das Leben ohne Zigaretten ist um vieles angenehmer, gesünder und auch billiger. Viele schwangere Frauen mögen den Zigarettenrauch ohnehin nicht mehr. Schützen Sie sich und Ihr Kind aber auch vor dem Passivrauchen. Als Schwangere haben Sie mehr Möglichkeiten als sonst, von (oft rücksichtslosen) Rauchern gehört zu werden. Vor allem der Arbeitsplatz, das Auto und die eigenen vier Wände sollten zu rauchfreien Zonen erklärt werden. Das heißt, es ist nicht nur für Sie, sondern auch für Ihren rauchenden Partner eine günstige Gelegenheit, jetzt aufzuhören. Denn auch wenn Ihr Kind geboren ist, sollten Sie ihm eine rauchfreie Umgebung sichern.

Tips zum Abgewöhnen

- Machen Sie Entspannungs- und Atemübungen.
- Gönnen Sie sich etwas anderes Schönes (ein ausgedehntes Bad, einen Spaziergang).
- Greifen Sie statt zur Zigarette zu Nüssen, Kernen, getrockneten Aprikosen, Obst oder Yoghurt.
- Legen Sie das gesparte Geld an, zum Beispiel für die Ausbildung Ihres Kindes.
- Akupunktur (evtl. Dauernadeln)
- Machen Sie sich ein Bild davon, wie das Nikotin und die anderen Schadstoffe der Zigarette auf Ihr Kind einwirken. Malen Sie sich in allen Einzelheiten aus, wie das Rauchen sein ungeborenes Leben beeinträchtigt: Wie sich seine Adern verengen; wie es Symptome von Atemnot bekommt durch den Sauerstoffmangel; wie die Plazenta immer mehr verkalkt und ihre Funktion nicht mehr richtig erfüllen kann; wie Ihr Kind in der Gebärmutter in einem total verqualmten Raum sitzt und nichts dagegen unternehmen kann.

Gefährliche Lebensmittel

Wegen der Gefahr einer Toxoplasmose sollten Schwangere kein rohes Fleisch essen, also vor allem kein Mett, kein Roastbeef und keine Steaks, die nicht ganz durchgebraten sind. Toxoplasmose ist eine bakterielle Erkrankung, die nur für geschwächte Menschen und Ungeborene gefährlich ist. Das gleiche gilt für die Listeriose (eine von Haustieren auf den Menschen übertragbare Infektionskrankheit). Aus diesem Grund sollten schwangere Frauen auch Weichkäse und Rohmilchprodukte meiden. Salat sollten Sie immer gut waschen.

Kaffee und schwarzen Tee können Sie in Maßen, aber nicht zu stark, genießen. Denken Sie daran, Kaffee und schwarzer Tee sind keine Getränke, sondern Genußmittel.

Vitamin A könnte überdosiert werden und sich eventuell schädlich auf die Schwangerschaft auswirken. Daher sollten Sie keine reinen Vitamin A-Präparate zu sich nehmen und auf den Verzehr von Leber so weit wie möglich verzichten (Leber enthält viel Vitamin A).

Vorsicht mit Medikamenten

Medikamente können lebensnotwendig sein. Besprechen Sie mit Ihrem Arzt, welche Dosierung und welches Mittel Ihrem Kind nicht schaden. Es gibt genaue Listen dafür. Nehmen Sie nichts ein ohne vorherige Rücksprache mit Ihrem Arzt. Auch umgekehrt sollten Sie keine Medikamente absetzen, ohne sich mit Ihrem Arzt zu beraten.

So helfen Sie sich selbst bei Erkältungskrankheiten

Wenn Sie an einer fiebrigen Erkältung leiden, sollten Sie sich vom Arzt krank schreiben lassen und das Bett hüten, bis das Fieber ganz abgeklungen ist und es Ihnen deutlich besser geht. Trinken Sie reichlich und essen Sie viel frisches Obst und Gemüse. Besonders wichtig ist jetzt Vitamin C. Zur Fiebersenkung können Sie Wadenwickel mit lauwarmem oder kühlem Wasser durchführen.

▶ *So wird's gemacht:*
Die Innentücher (aus Baumwolle oder Leinen) für die Wadenwickel nicht zu stark auswringen, sonst entziehen sie dem Körper keine Wärme. Beide Beine vom Fußgelenk bis über die Wade straff einwickeln, darüber ein größeres Wolltuch oder Wollkniestrümpfe. Beides sollte bis unter die Kniekehlen reichen. Nach 10 bis 20 Minuten abnehmen und erneuern. Die Tücher dürfen nicht warm und trocken werden! Bei Bedarf zwei- bis dreimal wiederholen. Innentücher nach jedem Wickeldurchgang gründlich auswaschen oder wechseln, da sich in ihnen viele Stoffwechselabbauprodukte ansammeln!

Wadenwickel wirken fiebersenkend, giftableitend, kreislaufstärkend, beruhigend und bringen allgemein Erleichterung der Beschwerden.

Bei Husten, Hals- oder Kopfschmerzen sollten Sie auf pflanzliche oder homöopathische Mittel zurückgreifen (letztere nicht in Verbindung mit Pfefferminzöl). Fragen Sie Ihren Arzt oder Ihre Hebamme nach geeigneten Präparaten. Gegen eine verstopfte Nase helfen Nasentropfen aus Kochsalzlösung (erhältlich in der Apotheke). Wenn Sie unter Halsschmerzen leiden, können Sie mehrmals täglich mit Salbeitee gurgeln. Sehr hilfreich gerade bei Erkältungskrankheiten sind auch Inhalationen.

▶ *So wird's gemacht:*
2 Liter kochendes Wasser und wahlweise 1 Handvoll Kamille (beruhigend, entzündungshemmend), 2 Eßlöffel Meersalz (schleimlösend), 1 bis 2 Zwiebeln (desinfizierend), 1 bis 2 Eßlöffel Thymian (krampflösend) oder 1 bis 2 Eßlöffel Salbei (entzündungshemmend, antibakteriell) in eine große Schüssel oder einen Topf geben. Nehmen Sie ein Badehandtuch und breiten Sie es ganz über sich aus, beugen Sie sich über das Gefäß und atmen Sie tief ein und aus. Dauer: 10 bis 20 Minuten. Je nach Bedarf ein- bis zweimal täglich durchführen.
Darüberhinaus können Sie Ihre Räume mit einer Wasserschale auf der Heizung oder einer Aromalampe befeuchten. Als Zusätze eignen sich Cajeput-, Eukalyptus-, Lavendel- oder Latschenkieferöl. Während der Nacht ist es hilfreich, ein Wäschegestell mit feuchten Tüchern in das Schlafzimmer zu stellen.

Inhalationen mit heilsamen Dämpfen helfen bei allen Erkältungskrankheiten.

Pränatale Diagnostik

Mehr zum Thema »Schwanger über 35« im Service-Teil → Seite 169

Einen breiten Raum in der Schwangerschaftsvorsorge nimmt heute die pränatale Diagnostik ein. Damit sind alle Untersuchungen gemeint, die Aufschluß über den Gesundheitszustand des Kindes im Mutterleib geben können. Sie wird vor allem Schwangeren ab dem 35. Lebensjahr empfohlen. Unter den verschiedenen Verfahren ist die Ultraschall-Untersuchung (Sonografie) das am häufigsten praktizierte.

Ultraschall

Nichts hat das Erleben der Schwangerschaft so sehr verändert, wie die Möglichkeit, das Ungeborene und seine Bewegungen durch die Bauchdecke zu beobachten. Ultraschall-Aufnahmen werden heute von vielen Eltern sehnsüchtig erwartet – sie möchten sich ein »Bild« von ihrem Kind machen. Gerade werdende Väter berichten immer wieder, daß es ihnen leichter fällt, eine Beziehung zu ihrem Baby aufzubauen, wenn sie ihre Partnerin zum Utraschall-Termin begleiten. Ultraschall ist aber kein »Baby-Fernsehen«, sondern eine medizintechnische Untersuchungsmethode. Sonografien entstehen durch Schallwellen, die vom Körpergewebe zurückgeworfen werden. Dort, wo die Dichte des Gewebes sich verändert – im Bereich der Nabelschnur oder des kindlichen Körpers – wird der Schall reflektiert, die unterschiedlichen Schattierungen ergeben die Abbildung. Es handelt sich dabei allerdings nicht um eine Fotografie, sondern lediglich um eine schemenhafte Darstellung, auf der das ungeübte Auge nicht allzuviel erkennen kann. Viel wichtiger sind Ihre Gefühle und Vorstellung, ist das »innere Bild«, das Sie sich von Ihrem Baby machen.

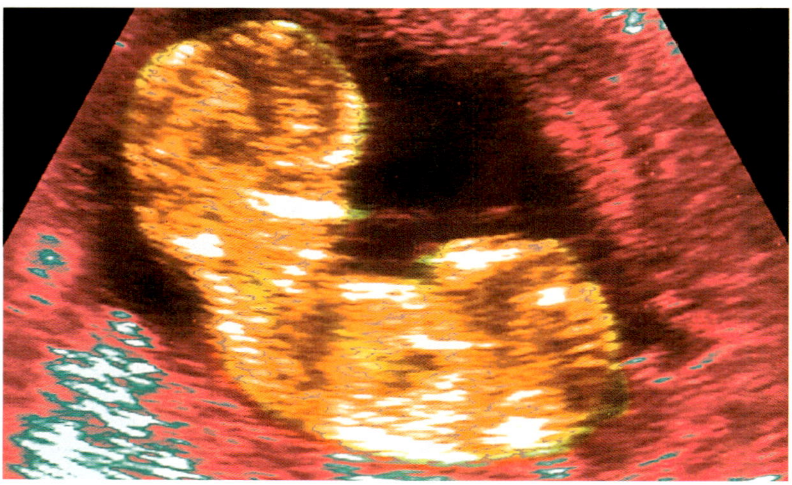

Bis zur 16. Schwangerschaftswoche hat das ganze Kind auf dem Bildschirm des Ultraschallgerätes Platz, später können nur noch einzelne Körperteile betrachtet werden.

Die Ultraschall-Technik aber hilft, bestimmte Abweichungen in der Entwicklung des Ungeborenen möglichst frühzeitig feststellen zu können. Aufgrund der neuen Abrechnungsmöglichkeiten bekommen Gynäkologen nur noch drei Ultraschall-Untersuchungen pro Schwangerschaft erstattet. Wenn es medizinisch notwendig ist, schaut der Arzt selbstverständlich auch öfter nach. Die vorgesehenen Ultraschall-Untersuchungen finden zwischen der 9. und 12., 19. und 22. sowie zwischen der 29. und 32. Schwangerschaftswoche statt. Daneben gibt es noch den sogenannten Doppler-Ultraschall, mit dessen Hilfe der Arzt anhand des kindlichen Blutflusses eine eventuelle Mangelversorgung Ihres Kindes erkennen kann.

Ultraschall-Untersuchungen sind heute fester Bestandteil der Schwangerenvorsorge.

Die erste Ultraschalluntersuchung

Die erste Ultraschalluntersuchung findet im Laufe des dritten Monats statt. Der Arzt kontrolliert, ob die Schwangerschaft normal verläuft und sich das befruchtete Ei richtig in der Gebärmutter eingenistet hat. Er überprüft den errechneten Geburtstermin und korrigiert ihn gegebenenfalls. Falls Sie mehr als ein Kind erwarten, werden Sie es nach dieser Untersuchung wissen. Außerdem achtet Ihr Arzt bereits zu diesem frühen Zeitpunkt auf bestimmte Auffälligkeiten, wie das dorsonuchale Ödem, eine Nackenschwellung, die ein erster Hinweis auf bestimmte Fehlbildungen, wie das Down-Syndrom (Trisomie 21) sein kann. Je besser das Gerät und je erfahrener der Arzt, desto mehr kann er erkennen.

Chorionzottenbiopsie und Amniozentese

Mit Hilfe von Chorionzottenbiopsie und Amniozentese (Fruchtwasserpunktion) können bestimmte genetisch bedingte Erbkrankheiten bereits im Mutterleib festgestellt werden. Dies geschieht über eine Chromosomen-Untersuchung. Zu diesem Zweck sticht der Arzt mit einer langen Nadel durch Bauchdecke und Gebärmutter und entnimmt aus den Zotten, der Vorstufe der späteren Plazenta, beziehungsweise aus dem Fruchtwasser kleinste Mengen kindlicher Zellen. Während die Amniozentese erst im vierten Schwangerschaftsmonat möglich ist, kann die Chorionzottenbiopsie bereits zwischen der achten und zehnten Woche durchgeführt werden. Falls die Schwangerschaft aufgrund eines positiven Befundes, sprich einer genetischen Abweichung, frühzeitig beendet werden soll, ist dieser Eingriff nach einer Chorionzottenbiopsie früher und daher einfacher und gefahrloser möglich. Wird sie dagegen erst im zweiten oder dritten Schwangerschaftsdrittel abgebrochen, zum Beispiel nach durchgeführter Amniozentese, handelt es sich um eine Geburt. Da der Körper in dieser Phase der Schwangerschaft noch nicht geburtsbereit ist, muß der Muttermund erst »erweicht« werden. Die Geburt kann sich über viele Stunden, manchmal Tage hinziehen. Somit ist es nicht mit der Entscheidung zur Beendigung der Schwangerschaft getan, es folgt der lange, schmerzhafte Prozeß des Abschiednehmens. Das alles ist für keine Frau und sicher auch für keinen Mann leicht zu verkraften. Die ungewisse Situation und das lange Warten auf das Untersuchungsergebnis empfinden viele Schwangere als ungemein belastend. Bis der Befund der Amniozentese endgültig vorliegt, haben fast alle Frauen schon erste Kindsbewegungen gespürt. Diese Erfahrung vergrößert den Konflikt, in dem sich die Frauen befinden. Sie wissen: Ist der Befund nicht in Ordnung, müssen sie eine Entscheidung treffen, eine Entscheidung für oder gegen das Kind in ihrem Leib.

Mit Hilfe des Ultraschallgerätes vergewissert sich die Ärztin, daß Ihr Baby bei dem Eingriff nicht verletzt wird.

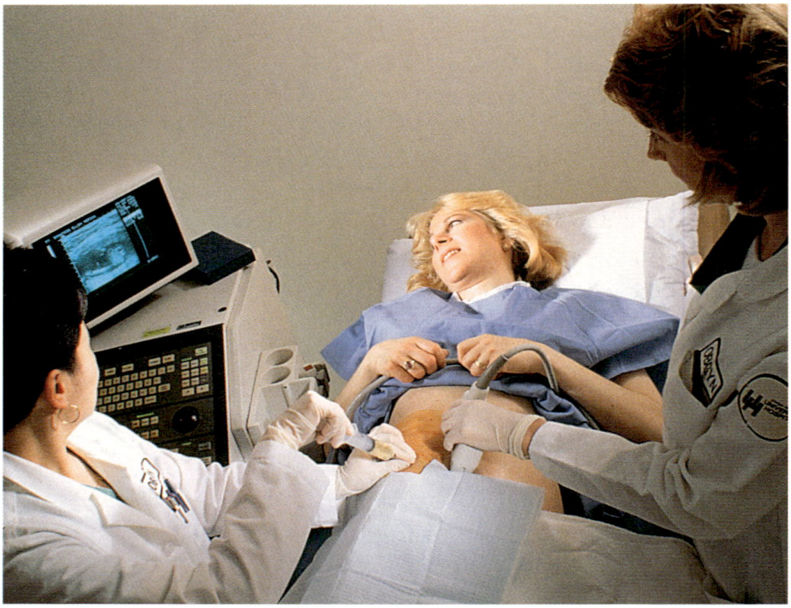

Versuchen Sie nicht, Ihre Trauer um das geliebte Kind zu verdrängen, sondern lassen Sie sie zu.

Vielleicht werden sie sich entschließen, es früher zu gebären, nicht zum Leben, sondern zum Sterben. Um den möglichen Verlust dieses Babys nicht zu schmerzhaft werden zu lassen, versuchen viele Frauen seine Existenz zu ignorieren, es nicht mehr liebzuhaben. Doch diese Schutz- und Verdrängungsmaßnahme wirkt nur begrenzt. Die Trauer um den Verlust des geliebten Kindes wird immer da sein – lassen Sie sie zu. In dieser schwierigen Situation kann es sehr hilfreich sein, das ungeborene Kind, um das es schließlich geht, mit einzubeziehen: mit ihm Kontakt zu halten, es zu streicheln und mit ihm zu reden.

Lassen Sie sich nicht unter Druck setzen und überlegen Sie gemeinsam mit Ihrem Partner, was es für Sie beide bedeuten würde, ein behindertes Kind zu bekommen. Fragen Sie sich auch, was Sie im Falle eines positiven Befundes tun würden. Stünde eine Abtreibung für Sie ohnehin nicht zur Diskussion, können Sie im Grunde genommen auf die Durchführung einer Chorionzottenbiopsie oder einer Amniozentese verzichten. Scheuen Sie sich nicht, die Hilfe einer unabhängigen Beratungssstelle für vorgeburtliche Diagnose in Anspruch zu nehmen, wenn Sie Unterstützung bei Ihrer Entscheidungsfindung brauchen.

Adressen von Beratungsstellen im Service-Teil → Seite 179

AFP- oder Triple-Diagnostik

Mit Hilfe des sogenannten Triple-Tests wird die Konzentration der Hormone Östriol, Beta HCG und des Eiweißstoffes Alpha-Feto-Protein (AFP) im mütterlichen Blut gemessen. Das Ergebnis kann ersten Aufschluß über bestimmte Mißbildungen des Ungeborenen geben, wie beispielsweise den offenen Rücken (Spina bifida). Die Blutentnahme erfolgt zwischen der 16. und 18. Schwangerschaftswoche. Das Ergebnis liegt bereits nach einer Woche vor. Die Kosten für die Untersuchung müssen die werdenden Eltern selber tragen.

Was bringt der Triple-Test?

Der Triple-Test dient der Risikoabschätzung in bezug auf bestimmte Chromosomenabweichungen, wie die Trisomie 21 (Down-Syndrom), wobei nie ja oder nein herauskommt, sondern immer nur eine Wahrscheinlichkeit für eine bestimmte Schädigung. Das größte Problem ist die relativ hohe Fehlerquote: Auf 1000 durchgeführte Tests kommen rund 100 Hinweise auf Down-Syndrom. Nach anschließend durchgeführter Amniozentese erweisen sich jedoch über 95 Prozent der Hinweise als falsch! Die Anzahl der falsch positiven Testergebnisse nimmt mit dem Alter der Schwangeren (Gestationsalter) zu. Wichtig ist der Zusammenhang zwischen Gestationsalter und Testergebnis – hier liegt eine der Hauptfehlerquellen. Eine Schädigung des Kindes kann ohne zusätzlichen Eingriff, wie Chorionzottenbiopsie oder Amniozentese, jedoch nicht erkannt werden.

Wir sollten uns immer wieder bewußt machen, daß nicht alle Veränderungen, Behinderungen oder Krankheiten gefunden werden. Es gehört zu einer Schwangerschaft dazu, nicht zu wissen, wie unser Kind wird und ob es – nach unseren Maßstäben – gesund ist. Die Häufigkeit schwerer Fehlbildungen liegt bei einem Prozent, die leich-

Die Fehlgeburtsrate nach Amniozentese und Chorionzottenbiopsie liegt bei ein bis zwei Prozent.

ter Fehlbildungen bei etwa ein bis zwei Prozent. Ein vergleichbares Risiko gehen Sie ein, wenn Sie eine Chorionzottenbiopsie oder eine Amniozentese durchführen lassen: Nach dem Eingriff kann es zu einer Infektion kommen, die Fehlgeburtsrate liegt in diesem Fall bei bis zu zwei Prozent.

Wenn Sie mehr als ein Kind erwarten

Vertrauen Sie Ihrem Körper.

Zwillinge oder Drillinge zu erwarten, bedeutet verständlicherweise eine größere körperliche Belastung für die werdende Mutter. Viele Ärzte weisen darauf hin, daß Mehrlinge meist zu früh geboren werden. Das muß aber nicht so sein. Es gibt immer wieder Zwillinge und sogar Drillinge, die erst relativ kurz vor dem errechneten Termin zur Welt kommen. Übertriebene Sorge ist also nicht angebracht. Zuversicht ist ohnehin die beste Voraussetzung, um eine Frühgeburt zu vermeiden, falls dies überhaupt möglich ist. Ihr Arzt wird alles daransetzen, die Geburt so lang es nur irgend geht hinauszuzögern.
Mehrlings-Schwangerschaften sind heutzutage keine Seltenheit mehr. In Folge zunehmender Hormonbehandlungen und künstlicher Befruchtungen kommen immer häufiger zwei, drei oder noch mehr Kinder auf einmal zur Welt. Es ist verständlich, daß Frauen, die sehr lange auf ihre Schwangerschaft warten mußten und viel dafür auf sich genommen haben, besonders ängstlich darüber wachen, ihre Kinder nicht zu gefährden. Versuchen Sie aber trotzdem, nicht übervorsichtig zu sein. Jetzt sind Sie schwanger und werden es zu diesem Zeitpunkt mit ziemlicher Sicherheit auch bleiben. Falls Ihr Arzt nicht zu speziellen Vorsichtsmaßnahmen rät, können Sie Ihre Schwangerschaft völlig normal erleben.

Eine fast normale Schwangerschaft – auch mit zwei oder mehr Kindern

Was Sie selbst tun können

Durch Visualisieren bauen Sie Ängste ab.

Wenn Sie sehr ängstlich sind und sich viele Gedanken um die Gesundheit Ihrer Kinder machen, können Sie sich und Ihren Kindern helfen, indem Sie sich und ihnen gut zureden. Stellen Sie sich immer wieder vor, daß es Ihren Kindern in der Gebärmutter gutgeht, daß sie dort bestens versorgt werden. Erzählen Sie ihnen, wie sehr Sie sich auf ein gemeinsames Leben freuen, daß Sie aber immer wieder Angst haben, sie zu verlieren. Machen Sie sich und Ihren Kindern Mut. Beziehen Sie auch Ihren Partner mit in die Übung ein, vermutlich trägt er genauso viele Ängste mit sich herum wie Sie. Männer können ihre Gefühle nicht immer in Worte fassen und versuchen daher häufig, ihre Unsicherheit durch Aktivitäten oder andere Ablenkungen zu ver-

drängen. Regen Sie Ihren Partner an, über die Bauchdecke Kontakt mit seinen Kindern aufzunehmen, sie zu streicheln, zu erspüren und mit ihnen zu reden.
Möglicherweise wird Ihr Arzt gegen Ende der Schwangerschaft mit Ihnen darüber sprechen, daß Ihre Kinder vielleicht per Kaiserschnitt geholt werden müssen. Lassen Sie sich durch diese Mitteilung nicht zu sehr beunruhigen. Vielleicht hilft es Ihnen, sich ausführlich mit diesem Thema auseinanderzusetzen und sich entsprechend darauf vorzubereiten. Suchen Sie den Kontakt zu Gleichgesinnten!

Ich bin nicht immer glücklich – schadet das meinem Kind?

Eine Frage, die sich werdende Mütter immer wieder stellen. Keine Schwangere, und sei sie in noch so freudiger Erwartung, ist ausnahmslos glücklich. Es gibt immer wieder Momente im Leben, in denen wir ärgerlich oder gar unglücklich sind. Das gilt auch für die Schwangerschaft. Zwar hilft sie uns, vieles gelassener zu sehen, doch sie weist auch in eine ungewisse Zukunft. Es ist nicht hundertprozentig kalkulierbar, wie sich das Leben nach der Geburt eines Kindes verändert. Es mag finanzielle Belastungen geben, partnerschaftliche Probleme oder Schwierigkeiten am Arbeitsplatz. Schön wäre es, wenn eine Schwangere von allen in der Gesellschaft umsorgt und verwöhnt

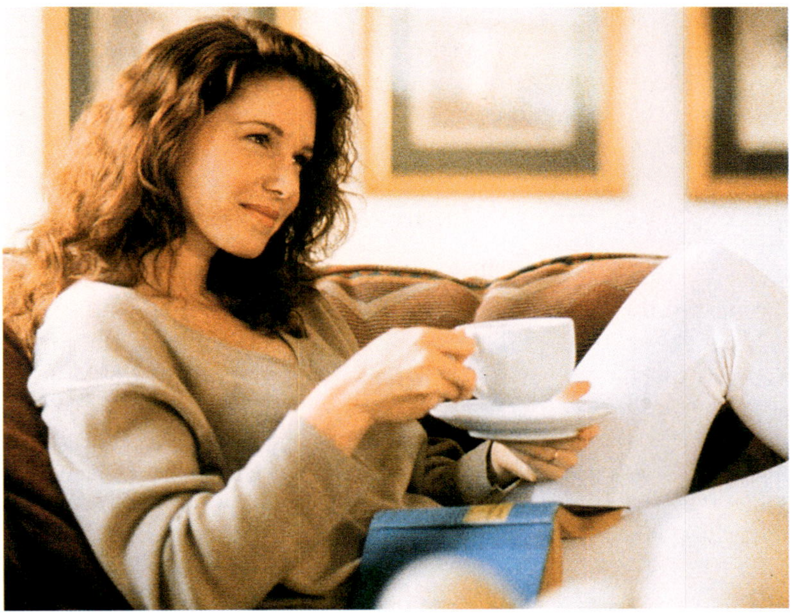

Wichtig ist, daß Sie sich jetzt nicht übernehmen. Legen Sie regelmäßige Pausen ein, lesen Sie ein unterhaltsames Buch oder machen Sie einfach nur die Augen zu.

Auch wenn Sie nicht immer glücklich sind, erleidet Ihr Kind deswegen keinen Schaden.

würde. Verdient hätte sie es! Doch leider ist dem nicht so. Also sollte keiner – auch Sie nicht – von sich erwarten, immer nur glücklich und zufrieden zu sein. Natürlich bekommt das Baby Ihre Stimmungen mit. Doch es fühlt auch, daß Sie damit zurechtkommen; sofern ein positives Grundgefühl vorhanden ist und immer wieder zurückkehrt. Wenn Sie Ärger und Streß haben, denken Sie zwischendurch einmal an Ihr Kind, beziehen Sie es ein: Sagen Sie ihm, daß Ihr Ärger nichts mit ihm zu tun hat, daß Sie sich ein Leben mit ihm sehr schön vorstellen. Aber sagen Sie ihm ruhig auch, daß Sie unsicher sind, daß Sie nicht wissen, wie es für Sie beide oder Sie drei, vier oder fünf werden wird. Wenn Sie dem Kind in Ihrem Bauch immer wieder Ihre Liebe und Zuneigung signalisieren, kommt es auch mit vorübergehenden Schwierigkeiten zurecht – das wird es ebenfalls später müssen.

Beziehen Sie auch Ihren Partner mit ein: Sprechen Sie mit ihm über Ihre Unsicherheiten und Ihre Vorstellungen von Ihrem künftigen Familienleben. Auch wenn er von sich aus nicht darüber spricht, Ihr Partner trägt bestimmt ähnliche Unsicherheiten und Zukunftsängste mit sich herum wie Sie. Sprechen Sie auch mit Paaren, die in der gleichen Situation sind oder mit solchen, die die große Umstellung bereits hinter sich haben, deren Kind schon auf der Welt ist.

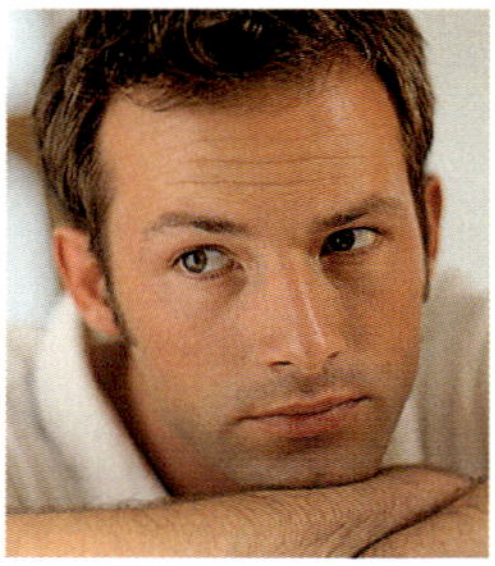

Auch Ihr Partner hat Ängste – beziehen Sie ihn ein!

Manches von dem, was Sie hören, wird Sie vielleicht befremden oder gar abschrecken: wenig Schlaf, keine spontanen Ausgeh-Abende mehr, wenig Zeit füreinander, ständige Beschäftigung mit dem Kind. Doch fragen Sie junge Eltern auch nach der anderen Seite: Warum sie das alles durchmachen? Warum sie trotzdem mit ihrem Kind glücklich sind? Und Sie werden hören, daß man als Eltern unendlich viel von seinem Kind zurückbekommt und daß die Abhängigkeit dieses kleinen Menschenkindes von den Erwachsenen, die alles für ihr Kind tun, eine Lebenserfahrung ist, die keiner jemals wieder missen möchte. Sicherlich werden Ihnen auch alle Eltern sagen, daß sie sich ein Leben ohne Kind(er) nicht mehr vorstellen können, auch wenn sie insgeheim manchmal davon träumen.

Soviel Sie auch versuchen, in die Zukunft zu blicken, es wird Ihnen nicht gelingen, vorherzusehen, wie es Ihnen mit Kind ergehen wird. Sie können darüber nachdenken, diskutieren und träumen, doch Gewißheit bekommen Sie erst, wenn Ihr Kind geboren ist. Das ist übrigens ein Vorteil der langen Schwangerschaft: Sie gewährt Ihnen eine Übergangszeit, in der Sie sich langsam auf die anstehenden Veränderungen einstellen können. Der Auslöser der Veränderungen, Ihr Kind, ist aber schon ständig dabei. Beziehen Sie es soweit Sie mögen und können in Ihr Leben ein, beispielsweise indem Sie mit ihm reden und ihm etwas vorsingen.

Die Entwicklung Ihres Babys

Bereits in der neunten Woche fangen die kindlichen Nerven und Muskeln an, zusammenzuarbeiten. Ihre Bewegungen sind aber noch nicht differenziert – der ganze Körper reagiert mit Bewegung. Im Gesicht des Embryos werden immer mehr Einzelheiten erkennbar: Augen, Ohren, Nase, Lippen, Zunge und die Milchzahnknospen im Kiefer des Ungeborenen. Es gibt auch schon erste Unterschiede in deren Ausbildung, zum Beispiel große oder kleine Ohren. Die inneren Organe, Magen, Leber und Nieren, haben bereits ihre Arbeit aufgenommen.

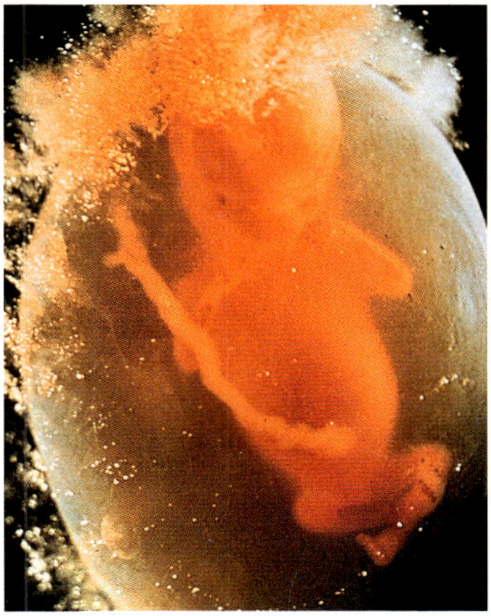

Noch hat das Baby reichlich Platz in seiner »Einzimmer-Wohnung«.

In der zehnten Woche sind die Linien der Hände und Füße bereits endgültig festgelegt.

In der elften Woche beginnen sich die ersten Knochenzellen zu bilden. Bis dahin waren die späteren Knochen noch Knorpel. Von diesem Zeitpunkt an ist der Embryo ein Fetus. Auch die Muskeln entwickeln sich und die Bewegungen werden immer häufiger und differenzierter.

In der zwölften Woche haben sich die Nerv-Muskel-Verbindungen bereits verdreifacht. So kann Ihr Kind schon jetzt die Ellenbogen- und Handgelenke unabhängig voneinander bewegen, die Augenbrauen und die Stirn runzeln und vieles mehr. Auch die Geschlechtsteile entwickeln sich bereits, sind aber noch schwer voneinander zu unterscheiden. Die Plazenta hat jetzt ihre volle Funktion aufgenommen. Sie stellt die Verbindung zwischen Ihnen und Ihrem Kind dar und sorgt dafür, daß es mit allen wichtigen Nährstoffen ausreichend versorgt wird. Zwei Sinne, die für die weitere Entwicklung des Ungeborenen wichtig sind, werden bereits genutzt: der Gleichgewichtssinn und der Tastsinn. Mit dem Tast- oder Berührungssinn nimmt der Fetus seinen Körper wahr, seine Gelenke und Muskeln, aber auch seine Umgebung: die Gebärmutter, die Nabelschnur und das Fruchtwasser. Diese Erfahrungen strukturieren sein Gehirn. Die ständigen Bewegungen des Kindes, aber auch die Ihrigen, sind entscheidende Faktoren für die Weiterentwicklung seines Gehirns. Würden die Anregungen durch Berührung und Bewegung fehlen, so könnten sich die entsprechenden Systeme nicht normal entwickeln.

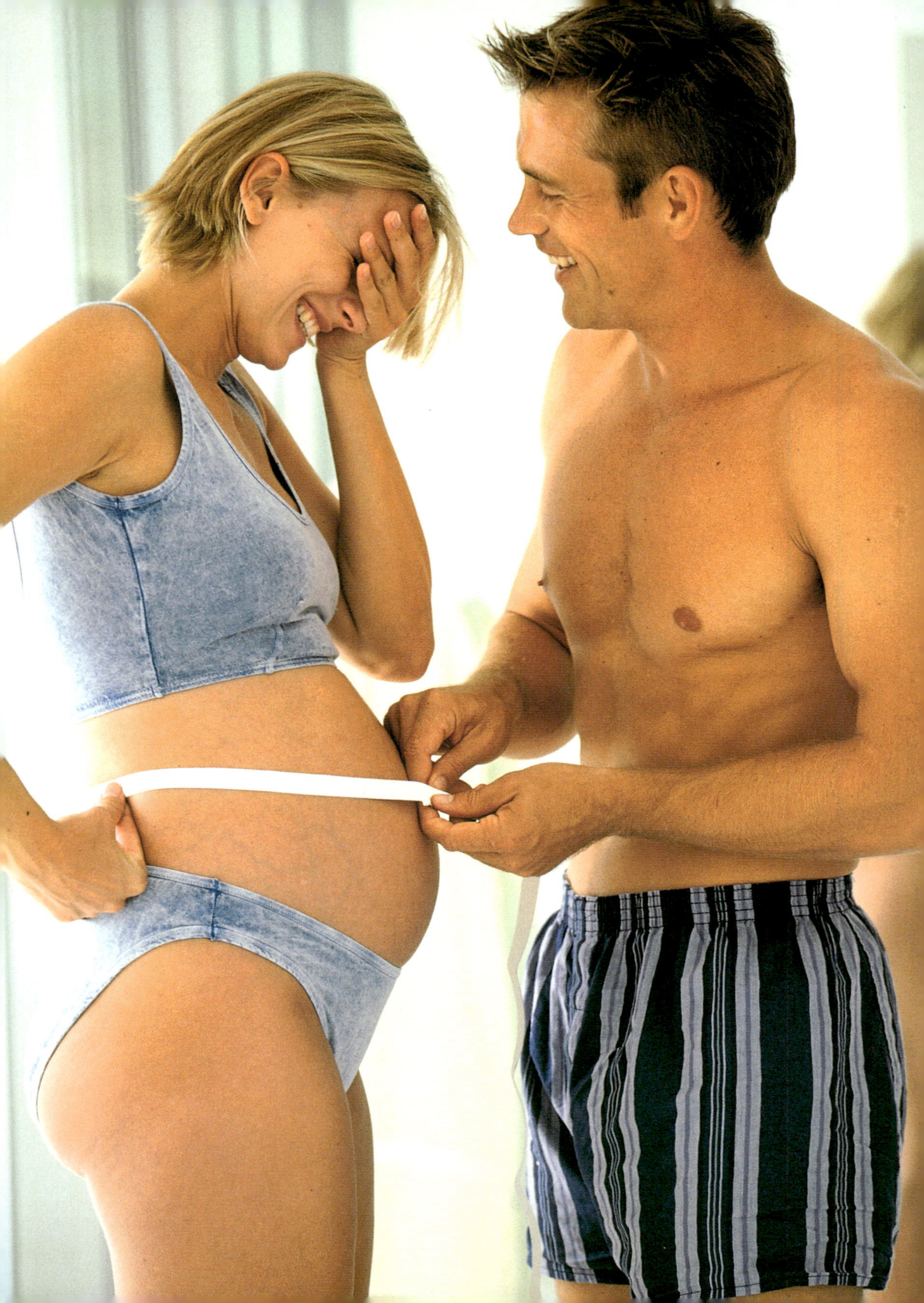

Mit Leib und Seele schwanger

Sie haben es geschafft! Die ersten kritischen Wochen liegen hinter Ihnen, Ihre Schwangerschaft ist stabil und Ihr seelisches Gleichgewicht hoffentlich wiederhergestellt. Die Zukunftsängste treten in den Hintergrund und ein Gefühl des Erfülltseins stellt sich ein.

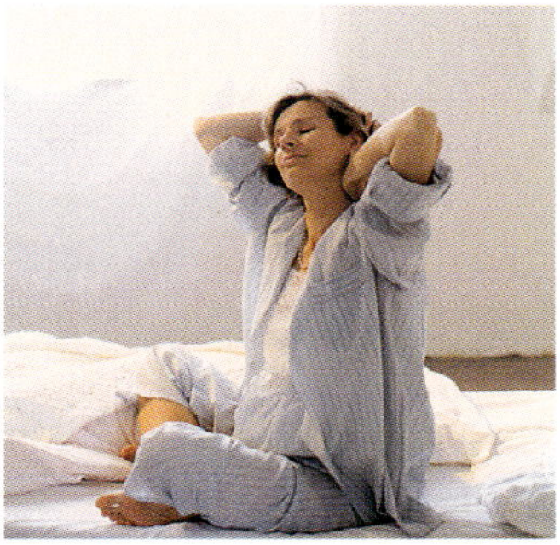

Ihre Schwangerschaft wird sichtbar und fühlbar. Körper und Seele haben sich an den veränderten Zustand gewöhnt und die Vorfreude auf Ihr Kind hat die Oberhand gewonnen. Viele Beschwerden, die Ihnen in den letzten Wochen das Leben schwergemacht haben, sind nun überwunden. Die meisten Frauen fühlen sich in der Mitte der Schwangerschaft am wohlsten. Der Bauch ist zwar nicht mehr zu übersehen, schränkt Sie aber noch nicht allzusehr ein – genießen Sie diese Zeit und lassen Sie es sich so richtig gutgehen.

Vierter Monat (13.–16. Woche)

Ihr Bauch wächst ...

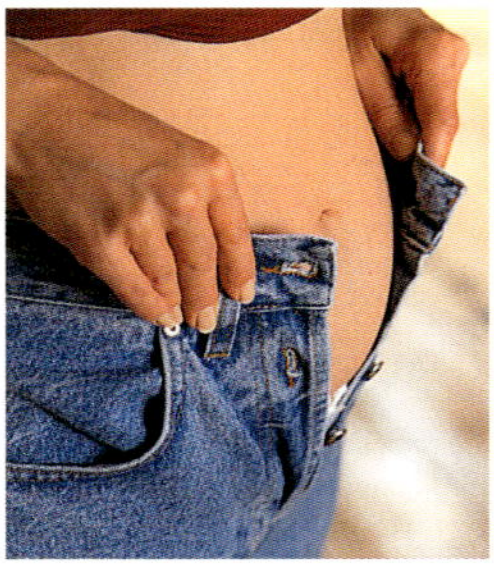

Jetzt wird es Zeit, die engen Hosen vorübergehend »einzumotten«.

Vom vierten Monat an beginnt Ihr Bauch sich allmählich nach vorne zu wölben. Anfangs ist es noch keine große Veränderung, aber nach und nach werden Sie an Ihren engen Kleidungsstücken bemerken, wie Ihr Bauch an Umfang zunimmt. Ihre Schwangerschaft wird jetzt sichtbar und damit auch realer für Sie und Ihre Umwelt. Es gibt Frauen, die gleich in den ersten Monaten ein paar Kilo »zulegen«, andere nehmen während der ersten fünf Monate überhaupt nicht zu.

Auch wenn Ihr Bäuchlein noch klein ist, streicheln Sie jetzt vermutlich, wie viele andere Schwangere auch, oft intuitiv mit einer schützenden Geste über Ihr Kind. Genießen Sie dieses neue Körpergefühl. Es ist Ihr Leib, in dem das Kind heranwächst. Sie und Ihr Kind bilden eine Einheit, die Sie in den nächsten Monaten noch intensiver erleben werden. Sie allein lassen dieses neue Leben, Ihr Baby, in sich wachsen. Das ist ein normaler und natürlicher Vorgang. Doch für jede Frau ist ihre Schwangerschaft zugleich auch etwas Einmaliges und Überwältigendes. Sie können stolz auf Ihre Fähigkeit und Kraft sein, einen Menschen in sich heranwachsen zu lassen. In unserer Gesellschaft wird die weibliche Fruchtbarkeit und Gebärfähigkeit leider nicht besonders beachtet und gewürdigt – in anderen Kulturen ist das mitunter völlig anders. Hierzulande vermissen viele Frauen die notwendige Aufmerksamkeit und Rücksichtsnahme ihrer Umwelt. Sorgen Sie für sich, insbesondere dann, wenn Sie aus Ihrer Umgebung nicht die gewünschte Unterstützung bekommen.

Pflege in der Schwangerschaft – sich Gutes tun von Anfang an

Gut für sich zu sorgen, das bedeutet für viele Frauen, sich ausreichend Zeit zu nehmen für sich selbst und für die Pflege ihres Körpers: Baden, Massieren, Eincremen, Entspannen und vieles mehr. Achten Sie darauf, daß Ihr Körper jetzt nicht zu kurz kommt und behalten Sie Ihr Pflegeprogramm möglichst auch nach der Geburt bei. Vor allem Bauch und Busen bedürfen einer besonders liebevollen Behandlung, denn sie werden während der Schwangerschaft sehr stark beansprucht.

Zähne

Große Sorgfalt sollten Sie der Pflege Ihrer Zähne und des Zahnfleisches widmen. Vergessen Sie auch die regelmäßigen Kontrolluntersuchungen bei Ihrem Zahnarzt nicht. Zwei Zahnarzt-Besuche während der gesamten Dauer der Schwangerschaft sind sicher sinnvoll. Prophylaxe ist jetzt wichtiger denn je. Insbesondere wenn Sie zu Zahnfleischproblemen neigen, sollten Sie Ihr Zahnfleisch intensiv pflegen. Bei entsprechender Veranlagung läßt sich Zahnfleischbluten in der Schwangerschaft auch damit leider nicht immer verhindern.

Vorbeugen

- Bürsten Sie Ihr Zahnfleisch regelmäßig mit einer weichen Zahnbürste.
- Achten Sie auf eine gesunde, ausgewogene Ernährung mit viel Kalzium und reichlich Vitaminen.
- Vermeiden Sie stark zuckerhaltige Lebensmittel.

Das hilft bei Zahnfleischbluten

Mundspülungen mit einem Tee aus je 20 Gramm Salbeiblättern und Kamillenblüten (erhältlich in der Apotheke)

Haare

In der Schwangerschaft erleben viele Frauen, daß ihr Haar voller und seidiger wird. Das ist aber leider nicht immer so. Manche Frauen klagen auch über Haarausfall. In den Monaten nach der Geburt wird sich das allerdings wieder ausgleichen, das heißt, Sie verlieren entweder Haare oder bekommen nach und nach die gewohnte Fülle zurück.

Haut

Die einen Frauen erfreuen sich an ihrem blühenden Aussehen und ihrer schönen Haut, die anderen leiden an bisher nicht gekannten Hautproblemen. Doch keine Angst: Schwangerschaftsbedingte Hautunreinheiten verschwinden spätestens nach der Geburt von allein.
Viele Frauen haben Angst vor bestimmten körperlichen Veränderungen, wie dem Auftreten von Schwangerschaftsstreifen (Striae). Dieses Phänomen ist leider anlagebedingt und nur teilweise beeinflußbar. Natürlich können Sie Bauch, Brust und Oberschenkel regelmäßig eincremen, mit Weizenkeimöl einreiben und ab und zu ganz leichte, vorsichtige Zupfmassagen durchführen. Teure Cremes zur Vermeidung von Schwangerschaftsstreifen lohnen sich dagegen nicht, denn auch damit kann man ihr Entstehen nicht verhindern.

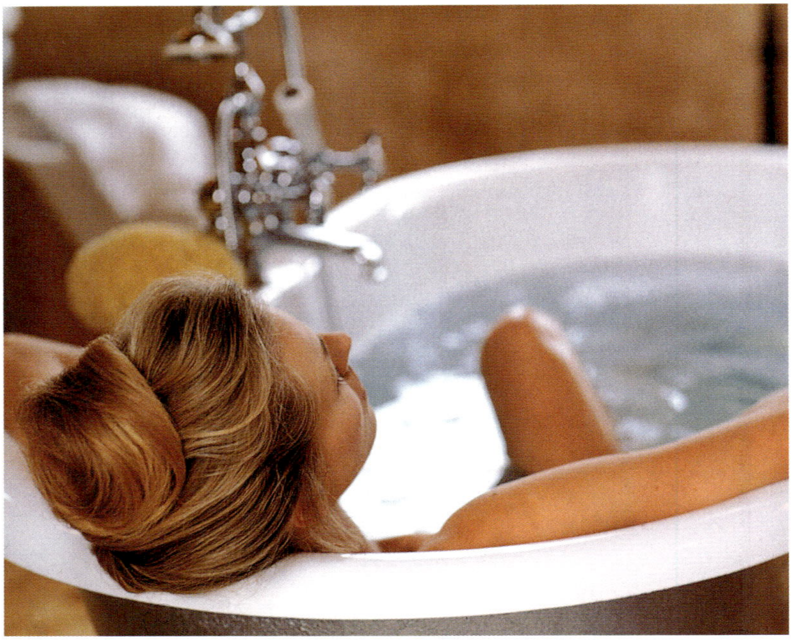

Wohltuend für Körper und Seele: ein ausgedehntes Wannenbad.

Baden

Genießen Sie das Gefühl des warmen Wassers auf der Haut.

Ausgedehnte Wannenbäder empfinden viele Schwangere als sehr angenehm und entspannend. Sie können baden und duschen, soviel Sie möchten, allerdings sollten Sie darauf achten, daß das Wasser nicht zu heiß ist, insbesondere wenn Sie sehr lange in der Wanne bleiben. Ihr Kreislauf wird es Ihnen danken. Bei einer Badetemperatur um die 40 Grad kann es auch Ihrem Baby zu heiß werden, denn es kann seine Körpertemperatur noch nicht selbst regulieren.

Sauna

Sind Sie bisher regelmäßig in die Sauna gegangen, können Sie das auch weiterhin tun, solange Sie sich dabei wohlfühlen. Gehen Sie jetzt lieber auf die unteren Bänke und bleiben Sie nicht zu lange.

So bereiten Sie Ihren Körper auf die Geburt vor

Mit Ihrem neuen Bewußtsein als werdende Mutter achten Sie vermutlich besonders auf eine gesunde Lebensführung. Vielleicht möchten Sie sich aber auch schon jetzt mit gezielten Übungen auf die Veränderungen Ihres Körpers und die spätere Geburt vorbereiten.

Aufmerksam sein für die eigenen Bedürfnisse
Das bedeutet immer wieder nachzuspüren: Wie fühlt sich die Haltung an, in der ich gerade stehe, sitze oder liege? Bin ich noch aufrecht oder in mich zusammengesunken? Wie fühle ich mich wohler? Wie kann ich es mir möglichst bequem machen, auch wenn ich in einer langen Schlange stehe oder vor dem Computer sitze? Wo spüre ich meinen Beckenboden? Wann spanne ich ihn an? Wann lasse ich ihn los? Wie fühlt es sich an, wenn ich ihn in verschiedenen Haltungen anspanne und langsam wieder loslasse? Lasse ich meinen Atem fließen? Oder bin ich angespannt und atme nicht richtig aus?

Achten Sie jetzt besonders auf Ihre Haltung, Ihre Bequemlichkeit, Ihren Beckenboden und Ihren Atem.

Auf die richtige Haltung kommt es an

Wenn Sie schon einmal eine »Rückenschule« besucht haben, wissen Sie, worauf es bei einer rückenschonenden, entspannten Haltung ankommt. Wenn nicht, sollten Sie die Gelegenheit nutzen, Ihre Haltungen und Bewegungsabläufe nach und nach so zu verändern, daß Sie Ihre Bauch- und Rückenmuskulatur nicht unnötig oder gar ungünstig belasten. Rückenschmerzen bekommen fast alle Frauen im Laufe ihrer Schwangerschaft. Dem können Sie vorbeugen, indem Sie für sich herausfinden, wie Sie richtig stehen, sitzen oder sich bewegen.
Schwangere bleiben ohnehin nicht gern länger in ein und derselben Haltung, lieber verändern sie ihre Position von Zeit zu Zeit. Das ist schon ein erster, entscheidender Schritt, denn Rückenschmerzen haben viel mit falschen Bewegungsabläufen, Haltungsfehlern aber auch mit Bewegungsmangel zu tun.

Vorbeugen

Übung: Kreisen um die Sitzbeinhöcker

▶ *So wird's gemacht*
Legen Sie Ihre Hände im Sitzen unter den Po. Die Knochen, die Sie spüren, sind die Sitzbeinhöcker. Nehmen Sie die Hände wieder weg und setzen Sie sich genau auf die beiden Höcker. Merken Sie, wie sich Ihre Haltung verändert? Wenn Sie direkt auf den Sitzbeinhöckern sitzen, nehmen Sie automatisch eine aufrechte Haltung ein. Versuchen Sie jetzt, mit Ihrem Becken um die beiden Höcker zu kreisen und verändern Sie ihre Sitzposition so, daß Sie einmal vor und einmal hinter den Höckern zu sitzen kommen. Führen Sie Ihre Bewegungen möglichst langsam aus, damit Sie alle Veränderungen bewußt wahrnehmen können. Sie sollten diese Übung immer wieder einmal zwischendurch machen – auch im Büro.

Beckenkreisen auf einem Sitzball verbessert Ihre Haltung.

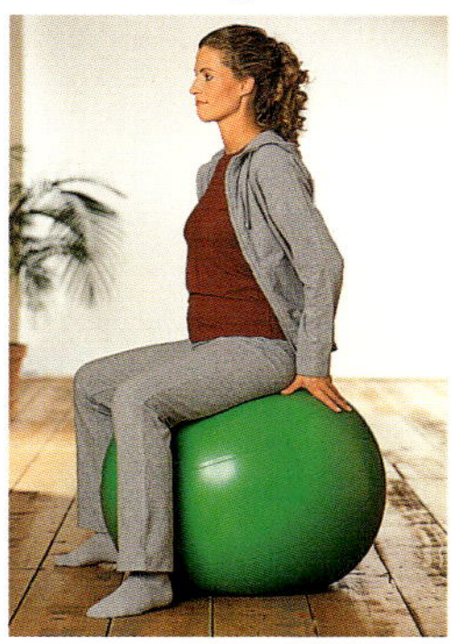

Mit der Übung »Kreisen um die Sitzbeinhöcker« haben Sie das Beckenkreisen geübt. Sie können Ihr Becken selbstverständlich auch in anderen Positionen kreisen lassen: im Stehen, Liegen und sogar im Gehen. Lassen Sie Ihr Becken so oft wie möglich kreisen, so bereiten Sie sich optimal auf die Geburt vor. Besonders angenehm ist die Übung, wenn Sie sich dazu auf einen großen Gymnastikball setzen.

Der Beckenboden und seine Bedeutung für die Geburt

Regelmäßiges Beckenbodentraining hilft, späteren Unannehmlichkeiten vorzubeugen.

Als Beckenboden bezeichnet man die Muskeln, deren unterste Schicht sich wie eine »8« um Scheide und After legen und die den Bauchraum nach unten abschließen. Sie bilden eine wichtige Stützfunktion für die Organe im unteren Becken, wie Gebärmutter, Blase und Darm.
Viele Probleme, die erst im Alter auftreten, haben ihren Ursprung in einem schwachen, nachlassenden Beckenboden. Ein Gefühl für die An- und Entspannung dieser Muskulatur ist nicht nur für die Geburt von entscheidender Bedeutung, sondern für das ganze weitere Leben. Um ihre Haltefunktion erfüllen zu können, muß die Beckenbodenmuskulatur eine möglichst gute Spannung aufweisen. Einzige Ausnahme ist die Geburt. In dieser Situation muß sie weich und nachgiebig sein, sonst können Sie Ihr Kind nicht gebären. Nach der Geburt muß der Beckenboden Schritt für Schritt seine alte Festigkeit wiedererlangen. Dabei können Sie ihn unterstützen.

Übung »Fahrstuhl«

Die »Fahrstuhl-Übung« läßt sich ganz leicht in den Alltag einbauen.

▶ *So trainieren Sie Ihren Beckenboden:*
Stellen Sie sich Ihren Beckenboden als Fahrstuhl vor: Am Anfang der Übung steht er im ersten Stock, dann fahren Sie hoch in den zweiten, halten an und fahren weiter in den dritten Stock, halten erneut an und fahren nach einem Zwischenstop im zweiten Stock zurück in den ersten. Nach dem Halt im ersten Stock geht es in das Erdgeschoß und dann (totale Entspannung des Beckenbodens) ganz in den Keller hinunter. Zum Schluß der Übung müssen Sie in den ersten Stock zurück, um Ihre Grundspannung wiederherzustellen.

Das Atmen nicht vergessen!

Bei den ersten Versuchen kommt Ihnen diese Übung vielleicht noch schwierig vor und Sie werden sehr darauf achten müssen, nicht den Atem anzuhalten oder die Bauch- und Gesäßmuskeln mit anzuspannen. Wenn Sie die Übung öfter machen, werden Sie keine Probleme mehr damit haben und Sie werden mit der Zeit die Anzahl der Stockwerke steigern können. Vergessen Sie nicht, auch in den Keller zu fahren, um den Unterschied von An- und Entspannung zu erspüren.
Die »Fahrstuhl-Übung« sollten Sie möglichst jeden Tag mehrmals durchführen. Vielleicht können Sie ein Ritual daraus machen, bei-

spielsweise immer, wenn Sie an einer roten Ampel stehen oder während des Zähneputzens.

Belastungen im Alltag – wenn Ihr Körper sich meldet

Muten Sie sich zuviel zu, sendet Ihr Körper einen Hilferuf in Form bestimmter Symptome aus, wie zum Beispiel leichte Kontraktionen der Gebärmutter. Er will Ihnen damit zu verstehen geben, daß Sie von nun an etwas kürzer treten sollten. Zwar ist die Schwangerschaft kein Grund, sich besonders zu schonen – schließlich sind Sie ja nicht krank – die Botschaften Ihres Körpers sollten Sie aber durchaus ernstnehmen. Legen Sie regelmäßige Ruhepausen ein und nehmen Sie sich ausreichend Zeit für sich und Ihr Kind.

Gönnen Sie sich Ruhe und Erholung, damit Ihr Körper sich immer wieder regenerieren kann.

Auch wenn der Arbeitsalltag dem häufig entgegensteht, sollten Sie jetzt keinen falschen Ehrgeiz entwickeln. Verweigern Sie Ihrem Körper die geforderten »Aus-Zeiten« und ignorieren Sie seine Alarmsignale über einen längeren Zeitraum hinweg, kann sich die Situation irgendwann zuspitzen: Sie bekommen vorzeitige Wehen oder andere Schwangerschaftserkrankungen, müssen sich krankschreiben lassen und womöglich das Bett hüten. So weit sollten Sie es nicht kommen lassen. An jedem Arbeitsplatz gibt es Möglichkeiten, für Entlastung zu sorgen, zum Beispiel durch regelmäßigen Haltungswechsel, etwas Bewegung zwischendurch, kurze Pausen, die innere Zwiesprache mit Ihrem Kind und vieles mehr. Sie müssen nicht in Watte gepackt werden, nur weil Sie ein Kind erwarten, aber es tut gut, rücksichtsvolle Kolleginnen und Kollegen zu haben. Genießen Sie es, sich in dieser Zeit etwas umsorgen und verwöhnen zu lassen, auch wenn Sie sich fit fühlen.

Auch nach Feierabend sollten Sie sich jetzt mehr Ruhe und Erholung gönnen. Stürzen Sie sich nicht gleich in die Hausarbeit. Versuchen Sie, Prioritäten zu setzen und lassen Sie unwichtige Arbeiten auch einmal liegen. Bitten Sie Ihren Partner, bestimmte Aufgaben im Haushalt zu übernehmen. Nutzen Sie die Monate der Schwangerschaft, um über Ihr bisheriges Leben nachzudenken. Überlegen Sie, wie Sie Ihren Alltag einfacher und möglichst angenehm gestalten können. Viele Paare stellen jetzt ganz erstaunt fest, wieviel Zeit und Mühe sie bisher darauf verwendet haben, ihre Wohnung in Ordnung zu halten. Daran wird sich zwangsläufig etwas ändern müssen, wenn Ihr Baby da ist und Sie beide rund um die Uhr mit seinen Wünschen und Bedürfnissen in Beschlag nimmt. Je früher Sie lernen ökonomischer mit Ihrer Zeit und Ihren Kräften umzugehen, desto besser. Am besten, Sie fangen gleich damit an!

Versuchen Sie auch einmal »fünf gerade sein zu lassen«.

Welche Sportarten sind jetzt noch erlaubt?

Fallschirmspringen, Drachen- und Segelfliegen sind Sportarten, die Sie jetzt besser nicht ausüben sollten.

Außer Tiefseetauchen und einigen wenigen Sportarten, die in Höhen über 2000 Meter ausgeübt werden, gibt es in puncto Sport keine Einschränkungen. Sie selbst sind der Gradmesser, Sie entscheiden, wo Ihre Grenzen liegen. Sobald Sie sich unsicher oder verletzbar fühlen, sollten Sie allerdings auf eine andere, weniger gefährliche Sportart umsteigen. Wegen der hohen Verletzungsgefahr sind Skifahren, Reiten und Inline-Skaten in der Schwangerschaft wenig geeignet. Es kann sein, daß Sie bisher gerne in ein Fitness-Studio gegangen sind und nun plötzlich keine Lust mehr dazu verspüren – geben Sie dieser Empfindung nach. Es gibt sicher Bewegungs- und Trainingsmöglichkeiten, die Ihnen jetzt mehr Spaß machen. Vielleicht fühlen Sie sich beim Schwimmen, Tanzen oder Bauchtanzen, bei Yoga für Schwangere, Eutonie oder ähnlichem eher im Einklang mit Ihrem Körper.

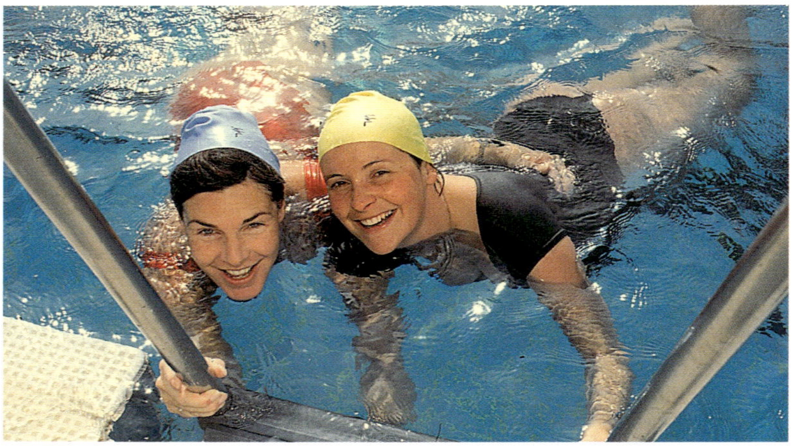

Regelmäßiges Schwimmen entlastet den Rücken und sorgt für körperliches Wohlbefinden.

Wenn Sie Spaß an sportlicher Betätigung haben und sie Ihnen gut tut, ist grundsätzlich nichts dagegen einzuwenden. Ganz im Gegenteil: Bewegung ist auch in der Schwangerschaft besonders wichtig.

! Bitte beachten Sie

Falls Sie gerne Gymnastik machen, sollten Sie allerdings darauf achten, nur Ihre diagonale Bauchmuskulatur zu belasten. Übungen, bei denen die gerade Bauchmuskulatur beansprucht wird, beispielsweise das Anziehen beider Beine oder das Vorbeugen des Oberkörpers, sollten Sie jetzt unbedingt meiden.

Entspannung

Viel wichtiger als körperliche Fitness ist die Körperwahrnehmung und die Fähigkeit, sich auf das Geburtsgeschehen einlassen zu können. Körperwahrnehmung hat viel mit Entspannung und Intuition zu tun. Gehören Sie eher zu den aktiven, sportlichen Frauen, die gerne ins Fitness-Center gehen, joggen oder sich mit viel Einsatz in ihrem Beruf engagieren, dann haben Sie jetzt vielleicht das Bedürfnis, sich auch einmal zu entspannen, in Ihren Körper hineinzuhören und mit Ihrem Kind zu kommunizieren.

Eine Geburt ist kein sportliches Ereignis.

Entspannungsübung

▶ *So wird's gemacht:*
Legen Sie sich zunächst bequem auf eine warme, nicht zu weiche Unterlage, am besten in Seiten- oder Rückenlage, dann allerdings mit einem Polster unter den Unterschenkeln oder mit angestellten Beinen. Die Rückenlage mit ausgestreckten Beinen ist nicht günstig für Bauchmuskulatur und Rücken.

Versuchen Sie nun, sich ganz bewußt niederzulassen, die Auflageflächen Ihres Körpers auf der Unterlage zu spüren, mit jedem Ausatmen ein bißchen schwerer zu werden und sich noch mehr in die Unterlage sinken zu lassen. Wenn Sie zur Ruhe gekommen sind und die Augen geschlossen haben, gehen Sie die einzelnen Körperteile durch, indem sie diese jeweils anspannen und die Spannung möglichst langsam wieder loslassen, bis der jeweilige Körperteil ganz entspannt ist. Beginnen Sie mit den Füßen (anspannen – entspannen) und fahren Sie fort mit den Unterschenkeln, Knien, Oberschenkeln, dem Po, dem Beckenboden, dem Rücken, den Schultern, den Händen, den Unter- und Oberarmen, dem Hals, dem Nacken, der Kopfhaut, der Stirn, dem Mund, dem Kiefer (Zähne zusammenbeißen und dann wieder durch Bewegungen des Unterkiefers lockern), dem Brustkorb und dem Bauch. Lassen Sie sich Zeit bei dieser Übung.

Diese Übung hilft Ihnen, sich zu entspannen.

Zwingen Sie sich zu nichts. Wenn Sie spüren, daß ein Körperteil sich nicht ganz entspannen kann, akzeptieren Sie es, nehmen Sie es wahr, versuchen Sie loszulassen, dorthin zu atmen und weich zu werden. Wenn es beim ersten Mal nicht klappt: kein Problem. Vielleicht geht es morgen oder übermorgen.

Setzen Sie sich selbst nicht unter Erfolgsdruck.

Wandern Sie zum Schluß noch einmal durch Ihren ganzen Körper. Spüren Sie eventuell noch vorhandene Spannungen? Fühlen Sie nach, wie Sie jetzt auf der Unterlage liegen: Gibt es Veränderungen? Haben Sie mehr Bodenkontakt als vorher?

Genießen Sie noch einen Moment die Ruhe und Entspannung. Wenn Ihnen danach ist, fangen Sie an, sich ganz sacht zu bewegen, genüßlich wie eine Katze Arme und Beine in alle Richtungen zu räkeln und immer mehr in die Dehnung zu kommen. Nachdem Sie sich in aller Ruhe geräkelt haben, dehnen Sie Ihren Körper nochmals von oben bis unten durch und kommen dann ganz langsam über die Seite auf alle Viere und wieder zum Stehen.

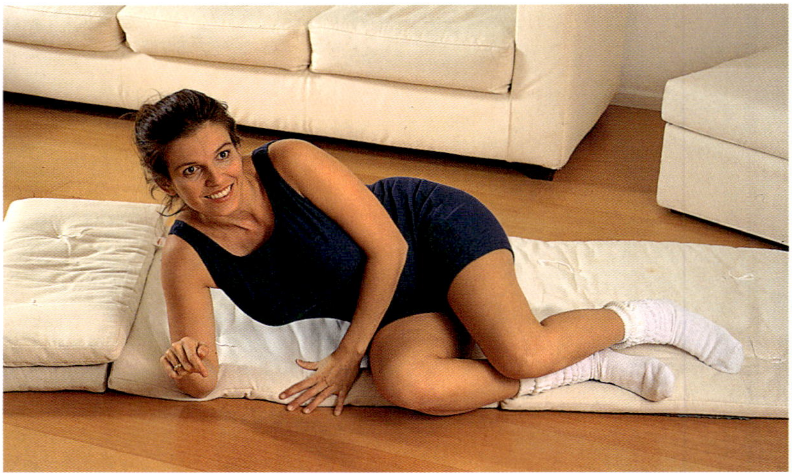

Um Ihre Bauchmuskeln zu schonen, sollten Sie immer über die Seite zum Stehen kommen.

Die Entwicklung Ihres Babys

Am Ende des dritten Monats reagierte der Fetus bereits auf bestimmte Reize von außen. In der 13. Woche macht er nun auch schon erste eigenständige Bewegungen. Er ist jetzt bereits als einmaliges Lebewesen zu erkennen. Die Muskelstrukturen unterscheiden sich voneinander und auch die Verhaltensweisen fangen an, individuelle Züge auszuprägen. Da die Gesichtsmuskulatur vererbt wird, beginnt der Fetus bereits in diesem frühen Stadium die unverkennbare Gesichtsmimik seiner Mutter oder seines Vaters zu entwickeln.

Arme und Beine haben sich vollständig entwickelt, Zehen und Finger bewegen sich bereits recht lebhaft.

Noch hat Ihr Baby viel Platz und Bewegungsspielraum in der Gebärmutter. Aber es wächst in einem geradezu atemberaubenden Tempo. Der Fetus bekommt jetzt am ganzen Körper eine feine Behaarung, das Lanugo- oder auch Flaumhaar. Gegen Ende der Schwangerschaft wird es durch das Vellushaar, auch Wollhaar genannt, ersetzt. Über seine Bedeutung ist wenig bekannt, man nimmt aber an, daß es die Käseschmiere (Vernix caseosa) am Körper hält. Diese wird von den Talgdrüsen des Ungeborenen gebildet und soll seine empfindliche Haut vor Infektionen schützen. Kurz vor der Geburt werden diese

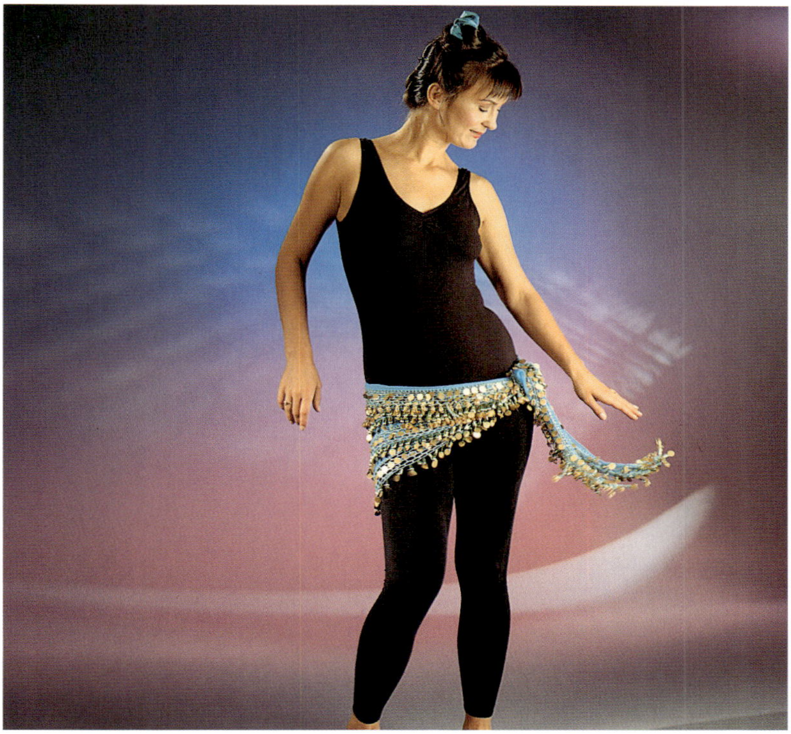

Umweltreize, wie Geräusche und Bewegung werden ab jetzt besonders wichtig. Mit den rhythmischen Schwingungen beim Bauchtanzen schulen Sie den Gleichgewichtssinn Ihres Kindes.

Haare nicht mehr gebraucht und fallen – bis auf die Kopfbehaarung – wieder aus. Ihr Baby kann bereits schlucken und saugen – eine wichtige Voraussetzung für sein späteres Überleben außerhalb des Mutterleibes. Um die 14. Schwangerschaftswoche können deutlich Atembewegungen nachgewiesen werden.
Auch die äußeren Geschlechtsteile werden angelegt und sind mit dem bloßen Auge zu erkennen, wenn das Baby günstig liegt. Ihre endgültige Form nehmen sie allerdings erst einige Wochen später an.

Die Nabelschnur

Die Nabelschnur ist die Verbindung zwischen Mutter und Kind. Gegen Ende der Schwangerschaft erreicht sie eine Länge von 50 bis 60 cm. Sie ist meist spiralförmig gedreht, rund 15 mm dick und besteht aus drei Gefäßen, die durch eine elastische, gallertartige Masse wirksam gegen Druck und Abknicken geschützt sind. Die Nabelschnurvene transportiert sauerstoff- und nährstoffreiches Blut zum Kind, die Nabelarterie bringt das verbrauchte, sauerstoffarme Blut wieder zurück zur Plazenta.

Fünfter Monat (17.–20. Woche)

Die ersten spürbaren Bewegungen

Nichts ist ergreifender als der Moment, in dem Sie Ihr Kind zum erstenmal bewußt spüren: kein Bauchgrummeln, sondern ein lebendiges Wesen, das in Ihrem Schoß heranwächst. Sie haben schon öfter Bewegungen vermutet, waren aber vielleicht noch nicht sicher. Doch jetzt spüren Sie die zarten Berührungen und Stöße immer wieder. Bei Erstgebärenden ist das gegen Ende des fünften Monats der Fall, bei Mehrgebärenden oder Frauen, die Zwillinge erwarten, deutlich früher. Dadurch wird Ihnen Ihr Kind noch näher, noch wirklicher. Wenn Sie die Bewegung spüren, stellen Sie sich vielleicht vor, was Ihr Kind gerade macht, ob es turnt, sich an der Gebärmutterwand abstößt, ob es mit der Nabelschnur spielt oder am Daumen nuckelt.

Sie möchten andere Schwangere und werdende Eltern treffen

Sicher nehmen Sie die Vorsorge-Termine bei Ihrem Frauenarzt oder Ihrer Frauenärztin wahr, vielleicht gehen Sie zusätzlich noch zu einer Hebamme. Viele Schwangere wünschen sich neben der rein medizinischen Betreuung die Möglichkeit zu regelmäßigem Erfahrungsaustausch mit Gleichgesinnten. Sie haben unendlich viele Fragen, die über den medizinischen Bereich weit hinausgehen und von Arzt oder Hebamme nicht immer erschöpfend beantwortet werden können.
Die meisten Frauen und Paare stehen, gerade bei der ersten Schwangerschaft, vor dem Dilemma, daß sie in der Regel keine Freunde und Bekannten haben, die im gleichen Zeitraum ein Kind erwarten. Ihr Freundeskreis besteht vielleicht aus bisher ebenfalls kinderlosen Paaren, mit denen man nicht unbedingt über die Gefühle, Fragen und Unsicherheiten rund um die Schwangerschaft sprechen kann oder will. Ein Gesprächskreis für werdende Eltern kann hier Abhilfe schaffen.

Hier finden Sie Kontakt zu Gleichgesinnten

In fast allen größeren Städten gibt es inzwischen Einrichtungen, Zentren und Beratungsstellen für werdende Eltern und Familien, die eine breitgefächerte Palette an Kurs-, Beratungs- und Gesprächsangeboten zum Thema »Schwangerschaft, Geburt und die erste Zeit mit Kind« bereithalten. Auch Hebammenpraxen oder Geburtshäuser bieten häufig Gesprächskreise, Schwangerentreffs und ähnliche Veranstaltungen an. Erkundigen Sie sich bei den genannten Institutionen oder auch in Familienbildungsstätten, ob es spezielle Kurse oder regelmäßige Treffen für »Frühschwangere« gibt. Falls es an Ihrem Wohnort keine vergleichbare Einrichtung gibt, könnten Sie auch selbst eine kleine Anzeige aufgeben oder einen Aushang bei Ihrem Arzt oder Ihrer Hebamme machen.

Wohin können Sie jetzt noch verreisen?

Wenn Sie vor der Geburt Ihres Kindes noch einmal verreisen möchten, ist jetzt ein günstiger Zeitpunkt. Die anfänglichen Anpassungsschwierigkeiten sind vorbei und Ihr Bauch schränkt Sie noch nicht wesentlich ein. Sie sollten trotzdem gut überlegen, wohin Sie reisen. Anstrengende Fernreisen sind sicher auch jetzt nicht zu empfehlen. Ein besonderes Problem stellen dabei die Impfungen dar. Es gibt einige Impfungen, auf die Sie keinesfalls verzichten sollten. Ob Sie diese Prozedur in der Schwangerschaft auf sich nehmen wollen, müssen Sie selbst entscheiden. Sie sollten sich allerdings überlegen, ob es für Sie nicht erholsamer und weniger anstrengend wäre, eine allzulange Anreise zu vermeiden. Bedenken Sie auch, daß die Gefahr, an einem Magen-Darm-Infekt zu erkranken in fernen Ländern größer ist als in unseren Breiten. Der hohe Flüssigkeitsverlust in Folge einer solchen Erkrankung kann für Sie und Ihr Kind zum ernsthaften Problem werden. Die medizinische Versorgung ist in vielen Ländern der Welt nicht mit unserer vergleichbar. Wenn Ihnen eine vertraute ärztliche Betreuung wichtig ist, sollten Sie lieber auf eine Fernreise verzichten.

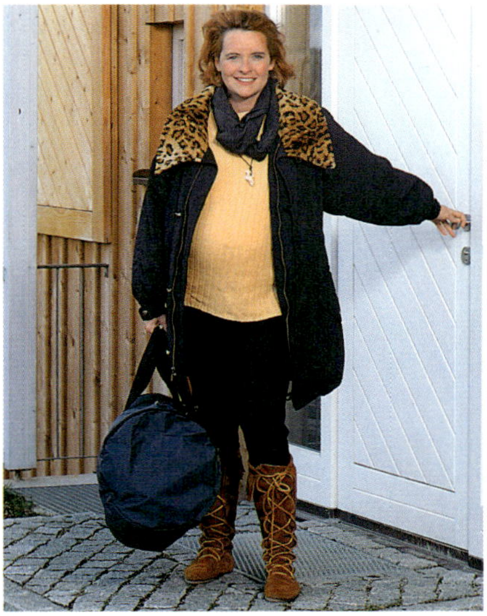

Genießen Sie den letzten Urlaub ohne Kind. Die nächsten Ferien werden nicht mehr so geruhsam sein.

Das sollten Sie zum Thema Flugreisen wissen

Die Sauerstoffversorgung während eines Fluges stellt kein Problem dar. Im Flugzeug sind Sie allerdings einer erhöhten Strahlung ausgesetzt, ähnlich wie im Hochgebirge. Für einige Frauen ist das ein Grund, in der Schwangerschaft nicht zu fliegen. Einige Fluggesellschaften befördern Schwangere ohnehin nur bis zu einem bestimmten

Schwangerschaftsmonat. Erkundigen Sie sich bei der Fluggesellschaft nach entsprechenden Bestimmungen.

Malariaprophylaxe

Von Reisen in Malaria-Gebiete ist während der Schwangerschaft dringend abzuraten. Für uns, die wir das Leben dort nicht gewöhnt sind, stellt die Malaria gerade in der Schwangerschaft eine große Bedrohung dar, denn die Plazenta bildet einen idealen Nährboden für Malaria-Erreger. Trotz moderner Medikamente läßt sich die Malaria bei Schwangeren auch heute noch sehr schwer behandeln.
Müssen Sie dennoch in eine entsprechende Region fliegen, sollten Sie unbedingt Kontakt zu einem Arzt für Tropenmedizin oder einem Tropeninstitut aufnehmen, da sich die Resistenzlage in den gefährdeten Ländern schnell ändern kann. Die Informationen der Reiseveranstalter sind oft nicht ausreichend.

Impfungen in der Schwangerschaft

Keine Impfungen mit lebenden Krankheitserregern!

Über Impfungen in der Schwangerschaft liegen bisher wenig gesicherte Daten vor, sie dürfen daher nur nach ärztlicher Anordnung erfolgen. Bei Reisen in entsprechende Gebiete sollten Sie sich von Fachleuten beim Gesundheitsamt, Tropenmedizinischen Instituten der Universitäten, Impfärzten und Apothekern beraten lassen. Aktive Impfungen mit lebenden Krankheitserregern sind in der Regel streng verboten. Impfungen mit abgetöteten Erregern oder deren Bestandteilen sind im allgemeinen möglich. Trotzdem sollten diese vorsichtshalber erst vom zweiten Schwangerschaftsdrittel an durchgeführt werden. Passive Impfungen (die Gabe von Antikörperseren) gegen spezielle Erkrankungen sind ebenfalls möglich.

! Bitte beachten Sie

Keine aktive Impfung während der Schwangerschaft gegen:

- Masern
- Mumps
- Röteln
- Tuberkulose
- Varizellen

In diesen Fällen ist Impfen sinnvoll

Krankheit	aktiv	passiv/ inaktiviert	Bemerkung
Cholera		X	nur nach strenger Indikation
Diphterie		X	bei Fernreisen und Verdacht auf Gefährdung
Gelbfieber	X		nur nach strenger Indikation
FSME		X	zum Schutz nach Zeckenbiß (innerhalb von drei Tagen)
Hepatitis A		X	vor Reisen in Gebiete mit erhöhter Gefährdung und bei Kontakt mit Infizierten
Hepatitis B		X	bei beruflich bestehender Gefährdung, bei Intimkontakt mit HBs- und HBe-positivem Partner sowie bei negativem Antikörper-Titer
Influenza (Grippe)		X	bei drohenden Epidemien
Meningokokken		X	nur nach strenger Indikation / nicht gegen alle Meningokokken wirksam
Poliomyellitis (Kinderlähmung)	X	X	keine Lebendimpfung im letzten Schwangerschaftsdrittel
Pneumokokken		X	nur wenn medizinisch erforderlich
Tetanus		X	Wegen erhöhter Abortgefahr möglichst nicht im ersten Schwangerschaftsdrittel
Tollwut	X	X	Nur nach strenger Indikation

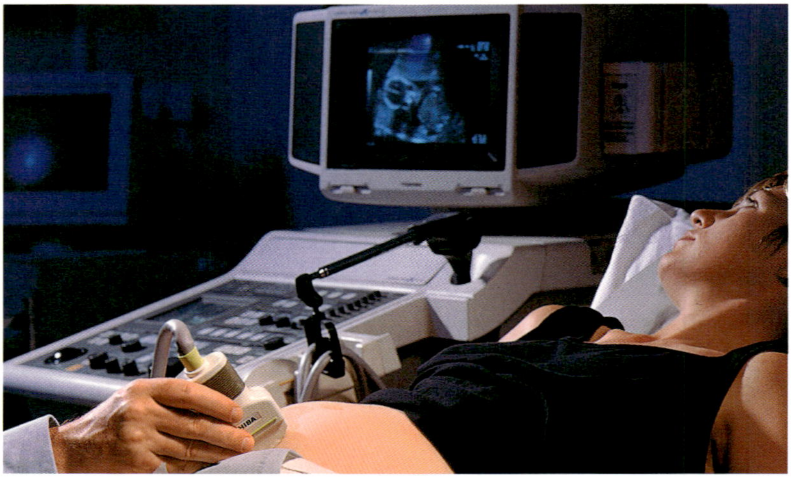

Der Arzt kontrolliert, ob alle Organe vollständig vorhanden sind und sich ordnungsgemäß entwickeln. Ferner überprüft er die Lage der Plazenta.

Medizinische Betreuung

Der zweite Ultraschall

Der zweite Routine-Ultraschall fällt in den Zeitraum zwischen 19. und 22. Schwangerschaftswoche. Er dient in erster Linie der Organdiagnostik. Schwerwiegende Fehlbildungen oder Auffälligkeiten können bei dieser Untersuchung eventuell festgestellt werden. Sollten Unklarheiten auftreten, wird Sie Ihr Arzt an eine Spezialpraxis für pränatale Diagnostik oder eine entsprechend ausgestattete Klinik verweisen. Dort wird zunächst eine differenzierte Ultraschalldiagnostik erstellt und gegebenenfalls die Durchführung einer Amniozentese (Fruchtwasserpunktion) erwogen. Glücklicherweise bestätigen die Kontrolluntersuchungen den Verdacht auf eine mögliche Behinderung des Kindes meist nicht. Sie sollten sich daher nicht allzusehr beunruhigen lassen.

Einige Eltern möchten es gerne erfahren, andere wollen sich überraschen lassen.

Junge oder Mädchen?

Ein wichtiges Thema bei der zweiten Ultraschall-Untersuchung ist das eventuelle Erkennen des kindlichen Geschlechtes. Ärzte handhaben diese Frage sehr unterschiedlich. Viele wissen aus Erfahrung, wie schnell man sich »vergucken« kann und behalten ihre Vermutung daher lieber für sich. Andere wiederum richten sich nach dem Wunsch der werdenden Eltern. Lassen Sie sich doch überraschen: Nach der Geburt ist der Augenblick, wo Sie für alles offen sind, auch wenn Sie ganz besonders ein Mädchen oder einen Jungen gewünscht haben.

Die Beziehung zu Ihrem Kind

Die meisten Schwangeren sind entweder voll berufstätig oder haben kleine Kinder zu versorgen. Tagsüber bleibt ihnen wenig Zeit und Muße, mit dem Kind in ihrem Bauch zu kommunizieren. Wenn Sie abends – nach der Arbeit – das Bedürfnis haben, etwas für sich und Ihr Baby zu tun, kann Ihnen die folgende Übung helfen, zur Ruhe zu kommen und eine Beziehung zu Ihrem Kind aufzubauen.

Nehmen Sie Kontakt zu Ihrem Kind auf

▶ *So wird's gemacht:*

Setzen Sie sich ganz gemütlich in Ihren Lieblingssessel oder legen Sie sich auf eine Couch, wenn Sie es härter mögen auch auf den Boden, dann allerdings mit einem dicken Kissen unter den Unterschenkeln.

Machen Sie es sich so bequem wie möglich.

Kommen Sie langsam zur Ruhe und schließen Sie die Augen, wenn Ihnen danach ist. Spüren Sie, wo Ihr Körper auf der Unterlage aufliegt. Versuchen Sie mit jedem Ausatmen ein bißchen schwerer zu werden und noch weiter in die Unterlage einzusinken. Lassen Sie sich fallen und werden Sie mit jedem Ausatmen ein bißchen weicher.

Spüren Sie dem Atem in Ihrem Körper nach. Fühlen Sie, wie er ganz ohne Anstrengung, kommt und wieder geht. Merken Sie, wie Sie mit jedem Ausatmen weicher und gelassener werden? Genießen Sie das Auf und Ab Ihres Atems. Nehmen Sie wahr, wo Sie Ihre Atembewegungen in Ihrem Körper spüren können. Wenn Sie möchten, legen Sie die Hände genau an die Stelle, wo Sie Ihren Atem am besten fühlen können und verfolgen Sie das Auf und Ab, das Weitwerden und Loslassen, beim Ein- und Ausatmen.

Können Sie den Atem auch in dem Bereich spüren, wo Ihr Kind liegt? Bewegen sich die Bauchwände beim Atmen? Erzwingen Sie nichts. Spüren Sie einfach nach. Stellen Sie sich die Bauchwände um Ihr Kind herum vor und nehmen Sie den Raum wahr, in dem es in Ihnen heranwächst. Versuchen Sie jetzt, Kontakt zu Ihrem Kind aufzunehmen. Sagen Sie ihm, daß Sie heute viel zu tun hatten und Ihnen wenig Zeit geblieben ist, sich mit ihm zu beschäftigen und daß jetzt die Zeit gekommen ist, in der Sie beide zur Ruhe kommen. Erzählen Sie Ihrem Kind, worüber Sie sich heute gefreut oder geärgert haben.

Genießen Sie es, seine Reaktionen unter Ihren Händen zu fühlen. Manche Kinder versuchen sogar, sich in die berührenden Hände hineinzuschmiegen oder sich zumindest dorthin zu bewegen. Ihr Kind lebt zwar in einer kleinen, abgeschlossenen Welt, es bekommt jedoch schon viel von außen mit: von Ihren Körperabläufen und Geräuschen, aber auch von dem, was außerhalb des Bauches vor sich geht.

Ihr Baby kann bereits Ihre Stimme von der Ihres Partners unterscheiden.

Die Entwicklung Ihres Babys

Die Bewegungen, die Sie jetzt vermutlich regelmäßig spüren, sind das tägliche Training, mit dem sich Ihr Kind kontinuierlich weiterentwickelt. Es erlernt und perfektioniert bestimmte Bewegungsabläufe, indem es sie unzählige Male wiederholt. Auf diese Weise werden die Nervenverbindungen in seinem Gehirn ausgebildet, die für die jeweiligen Bereiche verantwortlich sind. Zu seiner Entwicklung benötigt das Kind bestimmte Reize, wie die Berührung. Faßt es die Nabelschnur an, erfährt es, daß sie pulsiert. Es erkundet seinen Lebensraum und erspürt die unterschiedliche Beschaffenheit von Plazenta, Nabelschnur, Fruchthülle und den eigenen Körperteilen. Daneben muß es aber auch die Bewegungen des mütterlichen Körpers fühlen – das ständige Schaukeln, hervorgerufen unter anderem durch Ihren Atem.

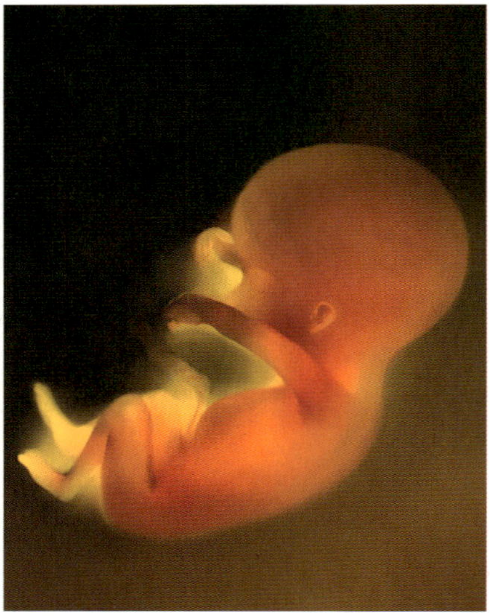

Unter den verklebten Lidern bewegt das Ungeborene bereits seine Augen.

Das Wachstum des Fetus, das bisher sehr schnell vor sich gegangen ist, verlangsamt sich allmählich. Mit 20 Wochen, nach der Hälfte der Schwangerschaft, ist er ungefähr 25 cm groß. Die Beine haben im Verhältnis zum restlichen Körper die richtige Länge, und an den Zehen haben sich winzige Nägel gebildet. Haare und Augenbrauen beginnen zu wachsen. Der Gebärmutterfundus hat jetzt Nabelhöhe erreicht.

Die Plazenta

Das Wort Plazenta kommt aus dem Lateinischen und heißt Kuchen. Weil sie die Nahrungsquelle des Ungeborenen darstellt, wird sie im Volksmund auch Mutterkuchen genannt. Gegen Ende der Schwangerschaft wiegt die Plazenta rund 500 g. Sie besteht aus dunkelrotem, schwammigem Gewebe, in dem sich eine Vielzahl großer und kleiner Blutgefäße befinden, die sich baumartig verzweigen. Diese Tatsache trug der Plazenta den Beinamen »Lebensbaum« ein. Neben der Versorgung des Fetus mit Nahrung und Sauerstoff sowie der Entsorgung diverser Abbauprodukte übernimmt die Plazenta auch eine wichtige Filterfunktion. Sie hält Gift- und Schadstoffe, die sich im mütterlichen Blut befinden, vom Ungeborenen fern. Kurz vor der Geburt beginnt die Plazenta allmählich ihre Arbeit einzustellen, sie hat ausgedient und wird nach der Geburt des Kindes ausgestoßen.

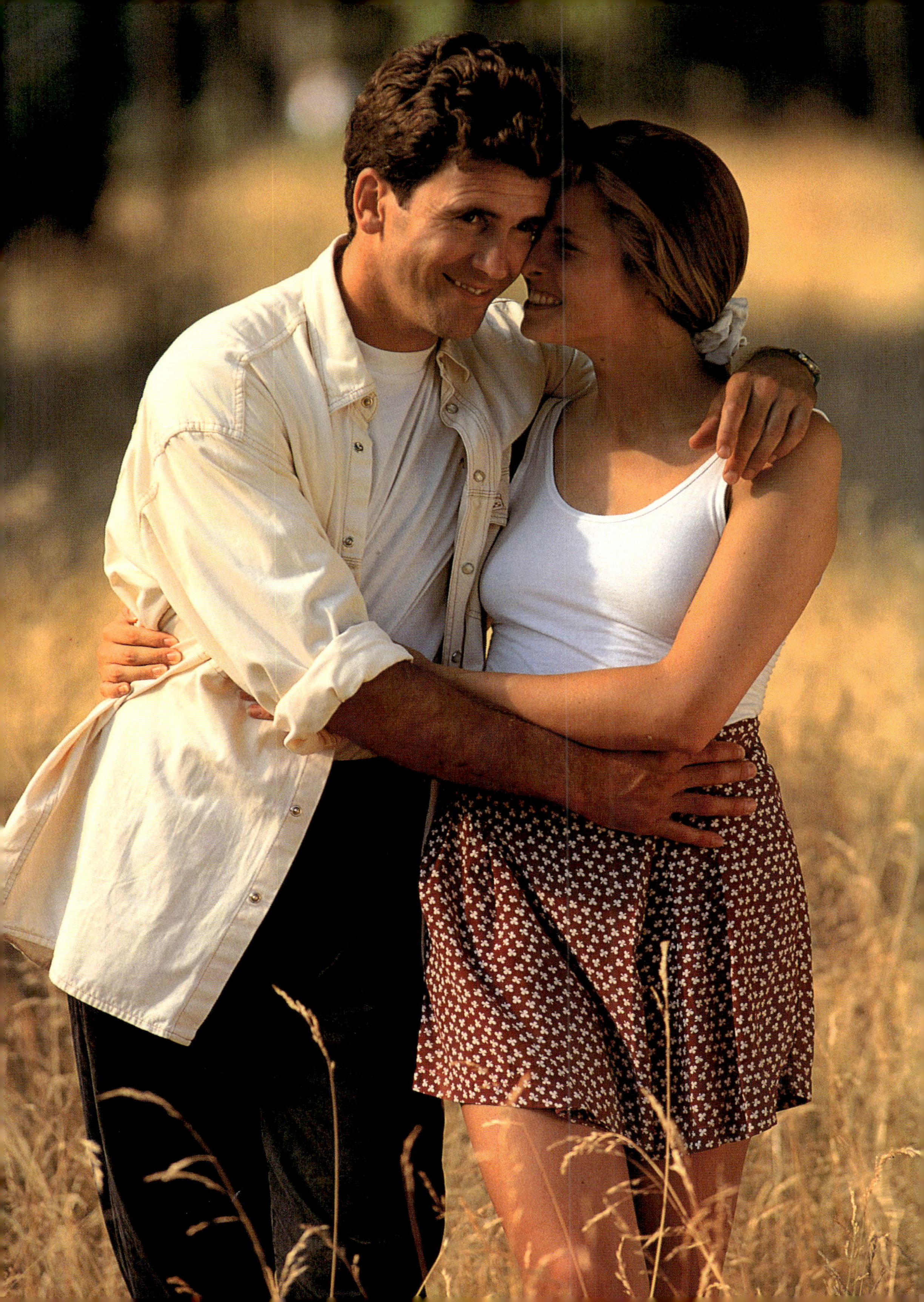

Sechster Monat (21.–24. Woche)

Im allgemeinen sind der fünfte bis siebte Monat die angenehmste Zeit der Schwangerschaft. Vielleicht geht es Ihnen gesundheitlich so gut wie selten zuvor in Ihrem Leben. Viele kleine Beschwerden, wie Hautprobleme, Kopfschmerzen und Allergien, verschwinden mitunter in der Schwangerschaft. Es kann aber auch sein, daß Ihr Körper auf die Belastungen durch das heranwachsende Kind mit bestimmten Symptomen reagiert, die Ihnen jetzt mehr oder weniger zu schaffen machen.

Kleinere und größere Beschwerden

Sie kennen das sicher: Für alles bekommt man Tips und gute Ratschläge. Doch das, was der Freundin immer geholfen hat, nützt bei Ihnen überhaupt nichts – das ist leider so. Versuchen Sie selbst herauszufinden, was Ihnen jetzt guttut. Die folgenden Tips sollen Ihnen dabei helfen.

Rückenschmerzen

Vorbeugen

Viele Schwangere klagen über Rückenschmerzen. Die Hauptursache dafür ist eine falsche Haltung.

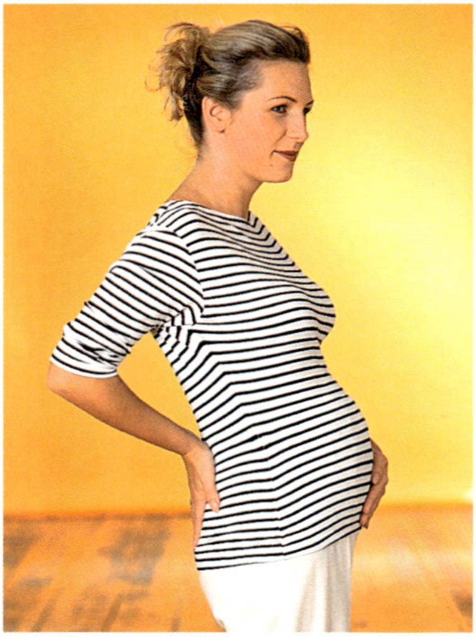

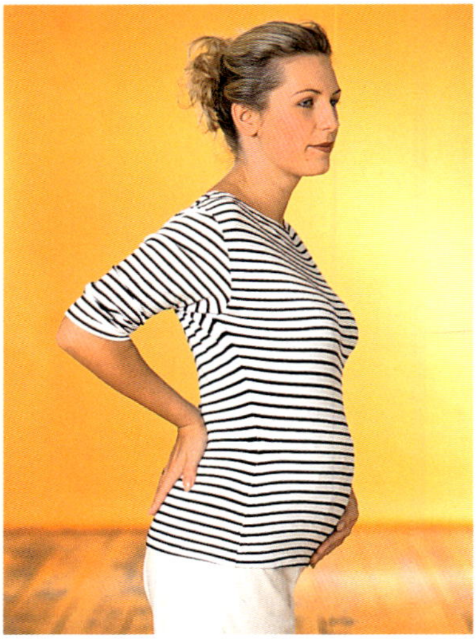

Kontrollieren Sie Ihre Haltung vor dem Spiegel: Machen Sie sich die falschen Haltungen (links: Rundrücken, rechts: Hohlkreuz) bewußt und erspüren Sie Ihre Idealhaltung dazwischen.

Was Sie selbst tun können

Üben Sie die unterschiedlichen Haltungen einmal vor dem Spiegel. Versuchen Sie dabei jeweils die Stellung zu finden, in der Sie Ihren Körper ohne großen Energieaufwand aufrecht halten können. Entscheidend für das richtige Stehen und Gehen ist auch die Stellung der Füße. Diese kommen immer etwas zu kurz. Wenn Sie sich und Ihren Füßen etwas Gutes tun wollen, gehen Sie so oft wie möglich barfuß und tauschen Sie Ihre Hausschuhe gegen dicke Socken ein. Achten Sie bei jedem Schritt darauf, Ihre Füße gut abzurollen.

Überprüfen Sie Ihre Haltung immer wieder und korrigieren Sie sie gegebenenfalls.

! Bitte beachten Sie

Wenn Sie etwas hochheben wollen: nie einfach bücken, sondern immer zuerst in die Knie gehen. Schwerere Gegenstände sollten Sie möglichst nahe am Körper tragen.

Krampfadern

Neben den Rückenschmerzen gehören die Krampfadern (Varizen) zu den häufigsten Schwangerschaftsbeschwerden. Wenn Sie zu Krampfadern neigen, können diese in der Schwangerschaft zum erstenmal auftreten oder sich verstärken. Gefährdet sind vor allem jene Frauen, die einer überwiegend stehenden Tätigkeit nachgehen. Aber auch wenn Sie viel sitzen, sollten Sie für ausreichend Bewegung sorgen. Zur Linderung und Vorbeugung gibt es verschiedene Möglichkeiten:

Wenn Sie zu Krampfadern neigen, sollten Sie für eine gute Durchblutung sorgen.

So beugen Sie Krampfadern vor

- Zu enge Stiefel und hohe Absätze begünstigen Krampfadern, ebenso heiße Bäder oder Duschen. Günstig sind dagegen Wechselbäder. Brausen Sie Ihre Beine nach dem Baden oder Duschen immer kalt ab, aber nicht eiskalt. Wechselduschen sind besonders angenehm nach einem anstrengenden Tag oder bei heißem Wetter.
- Sitzen Sie immer hoch genug und vermeiden Sie das Abknicken Ihrer Beine im Sessel oder auf dem Stuhl. Auch bei übereinandergeschlagenen Beinen staut sich das Blut. Aufrechtes Sitzen und richtiges Atmen unterstützen den Rückfluß des Blutes.
- Lagern Sie Ihre Beine so oft es geht hoch. An Ihren Arbeitsplatz können Sie sich einen Fußschemel mitnehmen – er wird Ihnen auch später beim Stillen gute Dienste leisten. Im Bett sollte das Fußteil möglichst erhöht sein.
- Sorgen Sie für regelmäßige Bewegung, wie Spazierengehen, Radfahren, Schwimmen oder Tanzen.

Vorbeugen

Wenn Sie bereits Krampfadern haben

- Vermeiden Sie direkte Sonneneinstrahlung, Ihre Beine könnten sonst sehr schmerzen.
- Cremen Sie die Beine regelmäßig mit einer Salbe aus Roßkastanienextrakt oder Eichenrinde ein, entsprechende Produkte finden Sie in der Apotheke.
- Machen Sie Umschläge mit Apfelessig oder Schafgarbentee (erhältlich in der Apotheke).
- Für Erleichterung sorgen Wadenwickel. Dazu Handtücher in kaltem Wasser tränken, gut auswringen und um die Beine wickeln.
- Essen Sie Knoblauch und rohe Zwiebeln, beides hilft erwiesenermaßen bei Krampfadern.
- Wenn Sie starke Krampfadern haben, sollten Sie auf jeden Fall Stützstrümpfe tragen. Das ist eine echte Entlastung, auch wenn solche Strümpfe gewöhnungsbedürftig sind.
- Leiden Sie an schmerzhaften Krampfadern im Scheidenbereich, kann Ihnen ein Gummiring oder Schwimmreifen das Sitzen wesentlich erleichtern.

Übung 1:

Diese Übung eignet sich für zwischendurch – auch im Büro.

Wenn Sie abends mit hochgelagerten Beinen sitzen, bewegen Sie einfach Ihre Füße: Lassen Sie sie kreisen, krallen Sie die Zehen ein und ziehen Sie die Füße zum Schienbein hoch oder schreiben Sie Ihren Namen mit den Füßen in die Luft.

Übung 2:

Gehen Sie – möglichst barfuß – abwechselnd jeweils eine Weile auf Zehenspitzen, auf den Fersen, auf der Innen- und auf der Außenkante Ihrer Füße umher.

Wadenkrämpfe

Viele Frauen werden nachts von schmerzhaften Wadenkrämpfen geweckt. Wichtig ist dann, ganz schnell gegenzuspannen, den Fuß an den Körper heranzuziehen und ein paar Schritte umherzugehen. Auch eine Beinmassage kann hilfreich sein.

So beugen Sie Wadenkrämpfen vor

- Sorgen Sie für ausreichend Bewegung (Spazierengehen, Fahrradfahren oder Schwimmen).
- Machen Sie regelmäßig Beingymnastik (siehe Krampfadern).
- Sehr hilfreich können auch Wechselduschen oder Wadenmuskelmassagen sein.

- Achten Sie auf mineralstoffreiche Ernährung und lassen Sie sich von Ihrem Arzt ein Kalzium- oder Magnesiumpräparat verschreiben.

Starke Wasseransammlungen (Ödeme)

Wenn Ihre Beine am Abend geschwollen sind und Sie nicht mehr in Ihre Lieblingsschuhe hineinpassen, dann hat sich Wasser in Ihrem Gewebe eingelagert. Ihr Arzt wird Sie bei jeder Vorsorgeuntersuchung danach fragen. Meist sind diese Beschwerden harmlos, mitunter jedoch recht unangenehm. Denken Sie daran, Ihre Ringe abzuziehen, bevor die Finger anschwellen.

Mehr zum Thema Ödeme → Seite 19

Was Sie selbst tun können

- Sie können sich Erleichterung verschaffen, indem Sie sich längere Zeit im Wasser aufhalten, sei es in der Badewanne oder in einem Schwimmbad. Durch den äußeren Wasserdruck wird das überschüssige Wasser in die Gefäße zurückgedrängt und aus dem Körper ausgeschwemmt. Sie werden das selbst feststellen, weil Sie anschließend öfter auf die Toilette müssen.
- Bestimmte Gemüsesorten, wie Porree, Spargel oder Salatgurken schwemmen ebenfalls aus.
- Wenn Sie sehr unter den Wasseransammlungen leiden, können Sie etwas Brennessel- oder Löwenzahn-Tee trinken, allerdings nicht mehr als zwei Tassen pro Tag (erhältlich in der Apotheke).
- Beine hochlagern und zwischendurch etwas Bettruhe können ebenfalls Erleichterung verschaffen.

! Bitte beachten Sie

Wasseransammlungen sind jetzt ganz normal und dienen Ihrem Körper als Flüssigkeitsreservoir – auch im Hinblick auf die Stillzeit. Spezielle Entwässerungstees sollten Sie daher in der Schwangerschaft nicht trinken.

Einige Frauen leiden unter Prickeln und einem tauben Gefühl in den Händen, dem sogenannten Karpal-Tunnel-Syndrom. Helfen kann das Hochlagern des Oberkörpers im Liegen, das Anlegen einer Schiene zur Ruhigstellung oder Akupunktur.

Probleme mit dem Blutdruck

Egal, ob Sie an zu niedrigem oder zu hohem Blutdruck leiden, Bewegung und Sport sorgen für einen natürlichen Ausgleich. Sehr zu empfehlen sind auch Wechselbäder und kaltes Abduschen.

Kaltwasserguß

Räkeln Sie sich zusätzlich mehrmals am Tag ausgiebig und beziehen Sie dabei alle Körperteile mit ein.

▶ *So wird's gemacht:*
Beginnen Sie mit den Beinen: zuerst das rechte, dann das linke. Fahren Sie mit der Dusche zunächst außen am Bein entlang – von unten nach oben – und an der Innenseite wieder hinunter. Das gleiche machen Sie mit den Armen. Ganz zum Schluß können Sie noch Ihr Gesicht kalt abbrausen, wenn Sie möchten.

! Bitte beachten Sie

Nehmen Sie keine Kräutertees zu sich, ohne vorher genaue Informationen über deren Wirkung einzuholen. Auch einige Kräuter, zum Beispiel Rosmarin, dürfen in der Schwangerschaft nicht in größeren Mengen eingenommen werden. Fragen Sie Ihren Arzt, Ihren Heilpraktiker oder Ihre Hebamme nach geeigneten Teemischungen. Grundsätzlich gilt: Nicht mehr als zwei Tassen von jedem Kräutertee.

Ausfluß

Ausfluß kommt in der Schwangerschaft häufig vor. Meist ist er harmlos, manchmal muß er jedoch behandelt werden. Wenn Bakterien der Auslöser für den Ausfluß sind, hilft oft schon ein Ansäuern der Scheide mit Naturjoghurt, um den normalen pH-Wert wiederherzustellen. Schwangere neigen allerdings zu Pilzinfektionen. Pilze wachsen unabhängig vom pH, das heißt in diesem Fall hilft die Wiederherstellung des sauren Scheidenmilieus und der Lactobazillusflora (Milchsäurebildner) meist nicht.

Ansäuern der Scheide

Alternativ können Sie Milchsäuretabletten aus der Apotheke verwenden.

▶ *So wird's gemacht:*
Naturjoghurt (möglichst mit rechtsdrehender Milchsäure) mit einem Tampon vier bis fünf Tage lang zweimal täglich in die Scheide einführen und spätestens nach sechs Stunden wieder entfernen.

+ Zum Arzt

! Bitte beachten Sie

Bei brennendem oder stark juckendem Ausfluß, der trotz mehrtägigem Ansäuern der Scheide nicht verschwindet, sollten Sie unbedingt einen Arzt aufsuchen. Am Wochenende können Sie sich auch ein gegen Pilze und Bakterien wirksames Vaginalkurapentikum rezeptfrei in der Notapotheke kaufen.

Die Beziehung zum Partner

Für viele Paare ist die Zeit der Schwangerschaft eine besonders intensive Phase des Zusammenlebens. Beide genießen das Kuscheln miteinander, das Streicheln des immer runder werdenden Bauches und die Vorfreude auf das Leben zu dritt. Doch nicht immer ist das Miteinander so ungetrübt. Neben den alltäglichen Schwierigkeiten leiden viele Männer unter den häufigen Gefühlsschwankungen ihrer Partnerin. War sie die letzten Tage glücklich und ausgeglichen, so kommt plötzlich eine Phase des Zweifelns und der körperlichen Zurückweisung. Da Männer diese schwangerschaftsbedingten Gefühlsturbulenzen nicht immer nachvollziehen können, gibt ihnen das Verhalten ihrer Partnerin jetzt oft Rätsel auf.

Ganz wichtig für Ihre Beziehung ist, daß Sie beide im Gespräch bleiben. Erklären Sie Ihrem Partner, wie Sie sich fühlen und was in Ihnen vorgeht. Geben Sie ihm die Chance, Sie zu verstehen.

Einen werdenden Vater fragt leider kaum jemand, wie es ihm geht. Die werdende Mutter steht im Mittelpunkt des Interesses, er dagegen eher im Abseits. Aber auch Männer haben ihre »Anpassungsschwierigkeiten«, sie bereiten sich ebenfalls auf eine neue Rolle und ein verändertes Leben vor und sie erleben ihre Partnerin in der Schwangerschaft ganz anders als bisher.

Auch Ihr Partner ist schwanger. Genau wie Sie braucht er Zeit, um in seine neue Rolle hineinzuwachsen.

Zahlreiche werdende Väter drücken ihre Anteilnahme dadurch aus, daß sie während der Schwangerschaft deutlich an Gewicht zulegen. Bei manchen geht das Miterleben so weit, daß sie bestimmte Schwangerschaftsleiden entwickeln, zum Beispiel unerklärliche Kopfschmerzen, die nach der Geburt wieder verschwinden.

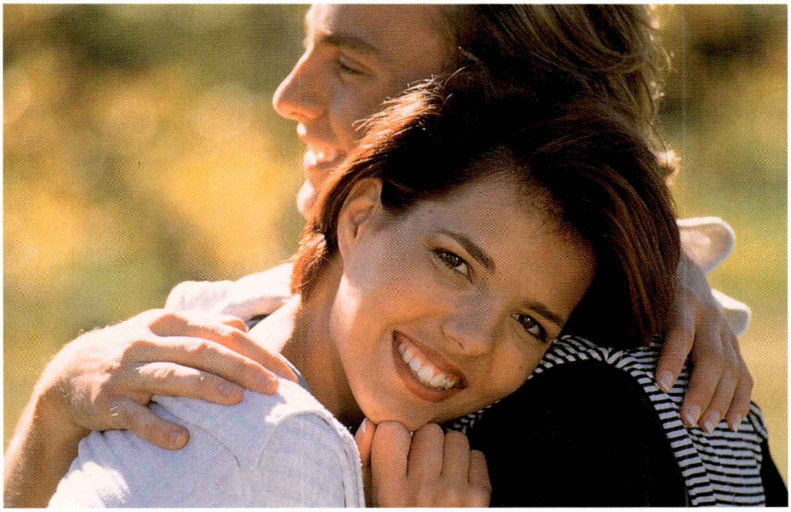

Die Vorfreude auf das gemeinsame Kind verbindet: Viele Paare erleben Ihre Zweisamkeit in den Monaten der Schwangerschaft besonders intensiv.

Sexualität

Die größte Schwierigkeit in der Schwangerschaft stellt für viele Frauen und Männer ihre Körperlichkeit und damit verbunden ihre Sexualität dar. In einer Gesellschaft, die eine schlanke, sportliche Figur zum Ideal erhebt, haben es selbst Frauen, die sich vorübergehend runden, schwer, sich attraktiv und begehrenswert zu finden. Manche Schwangere leiden sehr unter ihrer zunehmenden Körperfülle, andere dagegen sind froh, einmal nicht auf ihre Linie achten zu müssen. Auf jeden Fall läßt dieses Thema keine Frau unberührt. Könnten wir alle unseren schwangeren Bauch mit Stolz und Würde tragen, so müßten wir uns auch keine Sorgen um unser Aussehen machen. Frauen, die sich während ihrer Schwangerschaft unattraktiv und plump fühlen, können sich oft nicht vorstellen, daß ihr Partner das anders sehen könnte und lehnen Sex schon aus diesem Grund ab. Viele Männer finden ihre schwangeren Frauen allerdings wunderschön und auch sexy. Gelingt es Ihnen, das ebenso zu sehen, werden Sie wahrscheinlich weiterhin – oder jetzt erst recht – sehr viel Spaß und Zufriedenheit in Ihrer sexuellen Beziehung erleben. Schwangere, die ihren Körper weniger gut akzeptieren können oder unter Beschwerden leiden, sind verständlicherweise etwas zurückhaltender. Unabhängig davon, ob Sie zu Ihrem Bauch stehen oder nicht, wird es im Laufe Ihrer Schwangerschaft immer wieder Phasen geben, in denen Sie mehr und andere, in denen Sie weniger Lust auf Sexualität haben. Stehen Sie zu Ihren Empfindungen und lassen Sie sich nicht von Ihrem Partner unter Druck setzen. Viele Schwangere haben zwar keine große Lust auf Geschlechtsverkehr, dafür aber umso mehr auf Zärtlichkeit und körperliche Nähe. Teilen Sie Ihrem Partner mit, was Ihnen Freude macht und was nicht.

Welche Einschränkungen gibt es?

Erlaubt ist, was gefällt, so lange es Ihnen und Ihrem Partner Spaß macht.

In bezug auf Ihre Sexualität gibt es eigentlich keine Vorschriften – erlaubt ist, was gefällt. Einzige Ausnahme: Blutungen und eine drohende Fehl- oder Frühgeburt. In diesem Fall wird Ihnen Ihr Arzt zur Enthaltsamkeit raten. Wenn Sie zu Uteruskontraktionen neigen, sollte Ihr Partner ein Kondom verwenden, da sein Sperma wehenfördernde Prostaglandine enthält.

Viele Frauen empfinden die Schwangerschaft sogar als Bereicherung für ihr Sexualleben. Je dicker der Bauch wird, desto mehr Kreativität und Einfallsreichtum sind nötig, um die gewohnten Stellungen durch neue, auch mit dickem Bauch durchführbare, zu ersetzen. Nutzen Sie die Chance, Neues auszuprobieren.

Erschrecken Sie nicht, wenn Ihre Bauchdecke beim Orgasmus hart wird, das ist ganz normal und kein Grund zur Beunruhigung.

Wie fühlen Sie sich mit Ihrer Familie?

Geschwisterkinder

Wenn Sie bereits Kinder haben, werden diese vermutlich großes Interesse an Ihrem wachsenden Bauch zeigen und erst recht an den Bewegungen, die sie durch die Bauchdecke spüren können. Die meisten Eltern beziehen ihre Kinder sehr früh in die Schwangerschaft mit ein. Doch anfangs ist es gerade für kleine Kindern schwer vorstellbar, daß sich im mütterlichen Bauch ein kleiner Bruder oder eine kleine Schwester befindet. Wird Ihr Bauch runder, so können sie die Entwicklung hautnah mitverfolgen. Es gibt sehr schöne »Aufklärungsbücher« für Kinder jeden Alters, die helfen können, ihre Fragen zu beantworten.

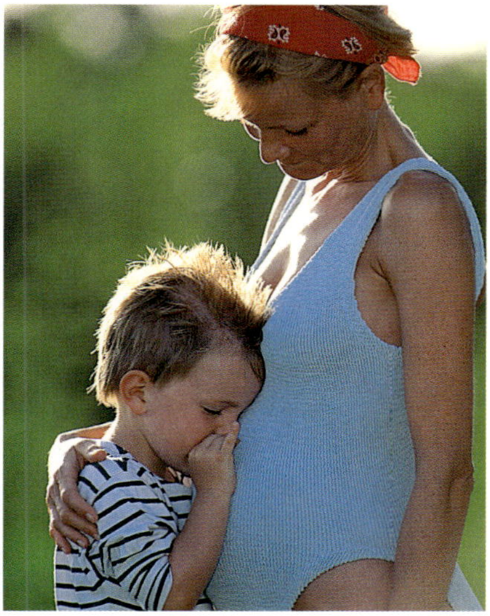

Die meisten Kinder können es kaum erwarten, bis das Baby endlich auf der Welt ist.

Viele Eltern haben Angst vor der Eifersucht ihrer älteren Kinder. Sie können dem vorbeugen, indem Sie sie von Anfang an in die Schwangerschaft miteinbeziehen. Erklären Sie ihnen alles, was sie wissen möchten und lassen Sie die Kinder fühlen, wenn sich das Baby im Bauch bewegt. Jetzt ist auch eine gute Gelegenheit, ihre Selbständigkeit zu stärken. Nicht günstig ist es, ein Kind unmittelbar nach der Geburt des Geschwisterchens in eine Krippe oder einen Kindergarten zu geben – es könnte sich abgeschoben fühlen. Das gleiche gilt, wenn es sein Bettchen für das Baby hergeben muß. Deshalb richten viele Eltern das Babybett oder ähnliches deutlich vor dem Termin her. Geben Sie Ihrem Kind nicht das Gefühl, »an zweiter Stelle zu stehen«. Ob und wie stark die Eifersucht auftreten wird, läßt sich nicht vorhersagen. Manche Kinder zeigen bereits während der Schwangerschaft erste Anzeichen von Eifersucht, andere dagegen überhaupt nicht. Auch für die Kinder ist die Schwangerschaft eine Zeit des Übergangs, in der sie sich allmählich an ihre neue Rolle als Geschwisterkind und die anstehenden familiären Veränderungen gewöhnen können. Wenn das Baby geboren ist, sollten Sie die älteren Kinder so weit als möglich in die Betreuung des Neuankömmlings einbeziehen. Auf diese Weise wecken Sie ihren Beschützerinstinkt und geben ihnen das Gefühl, wichtig zu sein und gebraucht zu werden – auch das mindert die Eifersucht.

Die eigenen Eltern

Die eigenen Eltern spielen eine wichtige Rolle in der Zeit der Schwangerschaft und erst recht danach. Das trifft auch dann zu, wenn sie weiter entfernt wohnen oder bereits gestorben sind. Die Erinnerung an die eigene Kindheit wird Sie auch im Umgang mit Ihren Kindern mehr oder weniger bewußt beeinflussen – ob Sie es wollen oder nicht. Junge Eltern nehmen sich häufig vor, vieles anders zu machen, als sie es von zu Hause gewöhnt sind. Das gelingt nicht immer. Bei manchen Paaren intensiviert sich das Verhältnis zu den Eltern und je näher der Geburtstermin rückt, desto größer wird das Verständnis für deren einstige Fehler und Nöte. Oft wird auch die Beziehung zwischen Mutter und Tochter ganz unverhofft wieder inniger.

Mutter und Tochter kommen sich durch die Geburt eines Kindes oft näher.

Für viele Frauen ist es unerklärlich, daß sie in der Schwangerschaft nie gekannte Gefühle für die eigene Mutter entwickeln. Beide wissen sich verbunden durch das elementare Erleben, ein Kind in sich wachsen zu lassen, es zu gebären, zu ernähren und aufzuziehen. Fragen nach den Schwangerschaften der Mutter, nach deren Geburtserlebnissen und Stillerfahrungen gewinnen plötzlich an Bedeutung. Sie sind auch aus geburtshilflicher Sicht wichtig, denn wir übernehmen vieles von den Eltern, insbesondere von unseren Müttern – auch wenn wir es nicht wahrhaben wollen.

Für die Hebamme kann es eine wichtige Information sein, zu wissen, ob die Geburten Ihrer Mutter lang und kompliziert waren oder kurz und unproblematisch. Fragen Sie danach.

Geburts- und Stillerfahrungen der eigenen Mutter können prägend sein.

Auch das Stillverhalten wird sehr von der eigenen Mutter beeinflußt, von deren Erfahrungen und Vorstellungen. Dieser Umstand kann für junge Frauen, die heutzutage Kinder bekommen, mitunter sehr ungünstig sein, denn die Müttergeneration der sechziger und siebziger Jahre hat kaum gestillt. Die jungen Mütter von damals bekamen kaum Unterstützung und wurden durch die Werbung sowie eine stillfeindliche Umgebung massiv vom Stillen abgehalten. Wenn viele dieser Mütter heute sagen, sie hätten nicht genug Milch gehabt oder andere Stillschwierigkeiten anführen, so läßt sich das in erster Linie auf die mangelnde Unterstützung zurückführen. Nicht nur das Stillen wurde unseren Müttern erschwert, auch die Geburtsbedingungen in den Krankenhäusern waren wenig frauenfreundlich. Erst zu Beginn der achtziger Jahre setzte sich ganz allmählich durch, was wir heute fast für selbstverständlich halten: daß die Männer bei der Geburt dabei sind, daß die Kinder Tag und Nacht bei der Mutter sein können (Rooming-In), daß die Geburten nicht ohne begründeten Anlaß eingeleitet werden, daß die Frauen beim Stillen unterstützt werden und daß es Alternativen wie Geburtshäuser gibt. All das mußten engagierte Eltern und Fachleute erst mühsam durchsetzen.

Die Entwicklung Ihres Babys

Auf die Bedeutung der kindlichen Aktivitäten im Mutterleib wurde bereits eingegangen. Natürlich spüren Sie nicht alle Bewegungen Ihres Kindes. Zudem gibt es große Unterschiede zwischen den einzelnen Kindern: Manche sind sehr aktiv, andere dagegen weniger. Die meisten Schwangeren spüren die kindlichen Bewegungen am deutlichsten, wenn sie selbst ruhen. Auch für Ihr Kind sind regelmäßige Pausen wichtig, denn es muß seine Erlebnisse und Erfahrungen in aller Ruhe verarbeiten können. Vielleicht nehmen Sie von Zeit zu Zeit eine leichte, rhythmische Bewegung Ihres Kindes wahr: Es hat dann Schluckauf. Das kommt öfter vor.

Auf der Haut des Babys hat sich eine Schutzschicht gebildet, die sogenannte Käseschmiere (Vernix caseasa). Sie erleichtert dem Kind die Geburtsarbeit und schützt es vor Wärmeverlust. Die meisten Kinder weisen noch Reste der Käseschmiere auf, wenn Sie geboren werden.

Die Zähne des Ungeborenen beginnen sich allmählich zu entwickeln und die Knochen werden immer härter.

Gegen Ende des zweiten Schwangerschaftsdrittels mißt Ihr Kind ungefähr 31 cm und wiegt rund 800 g.

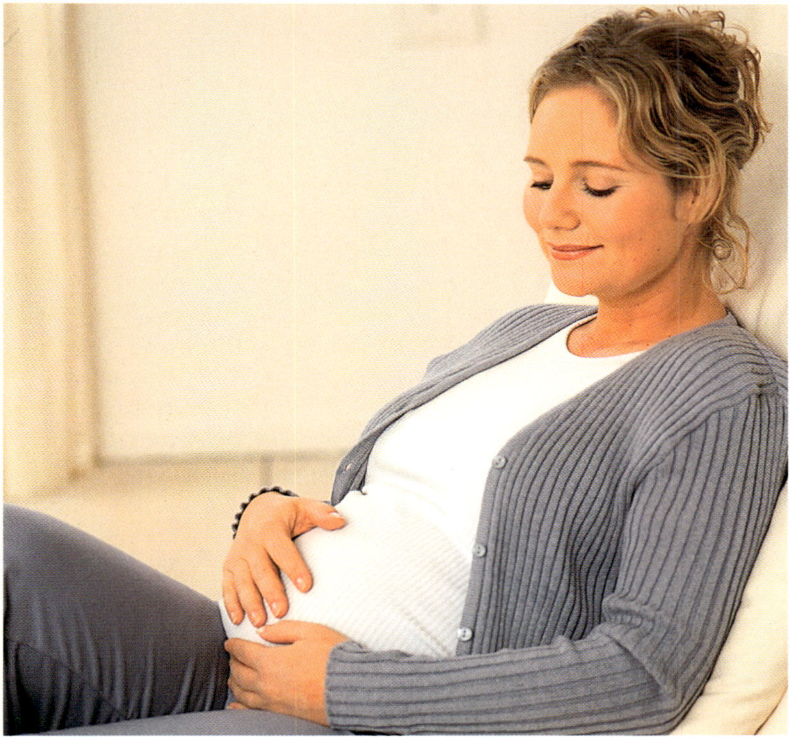

Von jetzt an können Sie die Bewegungen Ihres Kindes auch von außen fühlen, wenn Sie Ihre Hand auf die Bauchdecke legen.

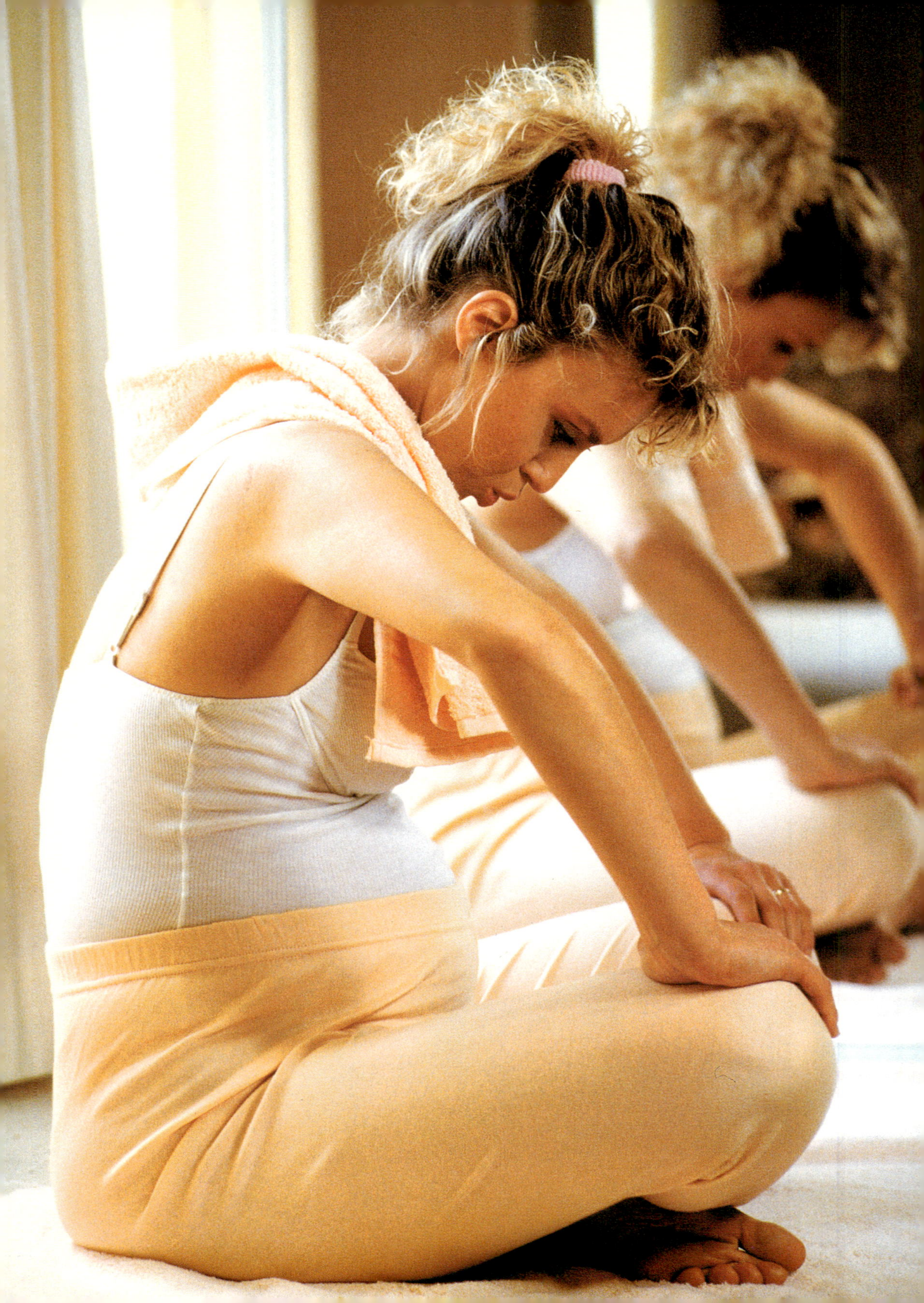

Die letzten Wochen

Zwei Drittel der Schwangerschaft liegen bereits hinter Ihnen, würde Ihr Kind jetzt geboren, hätte es gute Chancen zu überleben. Die Zeit der Geburt rückt näher und damit auch die Frage des richtigen Geburtsortes. Ihr Körper bereitet sich und das Baby mit regelmäßigen Gebärmutterkontraktionen, den Schwangerschaftswehen, auf die nahende Geburt vor. Jetzt beginnt auch der Mutterschutz – nehmen Sie sich Zeit für sich und Ihr Kind und genießen Sie die letzten Wochen und Monate der Ungebundenheit.

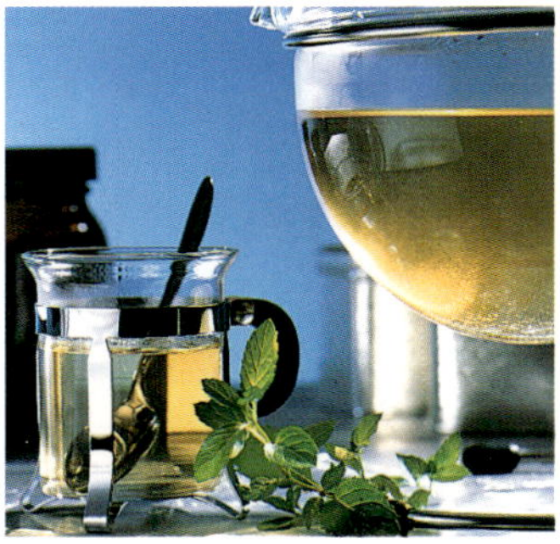

Ein wichtiges Thema im letzten Schwangerschaftsdrittel ist auch die Geburtsvorbereitung. Dabei geht es weniger um sportliche Ertüchtigung, als vielmehr um das Erspüren von Atmung und Körperwahrnehmung. Nutzen Sie die Gelegenheit, sich im Kreise Gleichgesinnter auf das bevorstehende Ereignis einzustimmen.

Siebter Monat (25.–28. Woche)

Wo möchten Sie Ihr Kind gebären?

Je näher der Geburtstermin rückt, desto drängender wird die Frage nach der Wahl des Geburtsortes. Grundsätzlich haben Sie verschiedene Möglichkeiten zur Auswahl: Klinik, Geburtshaus oder Hausgeburt. Vielleicht haben Sie sich bereits entschlossen, in das – möglicherweise einzige – Krankenhaus Ihrer Region zu gehen, dann brauchen Sie keine weitere Auswahl mehr zu treffen. Haben Sie aber gewisse Vorstellungen, wie Sie Geburt und Wochenbett gestalten möchten, dann sollten Sie sich genauer über die verschiedenen geburtshilflichen Möglichkeiten in Ihrer näheren Umgebung erkundigen. Es gibt große Unterschiede zwischen den einzelnen Kliniken und erst recht zwischen Krankenhaus und den genannten Alternativen Hausgeburt und Geburtshaus.

In der Klinik

Klinik ist nicht gleich Klinik!

Es gibt geburtshilfliche Belegabteilungen, kleine und größere Krankenhäuser, sogenannte Perinatalzentren und Universitätskliniken. Die beiden letztgenannten sind Krankenhäuser der Maximalversorgung und haben eine angeschlossene Kinderklinik mit spezieller Neugeborenenabteilung.

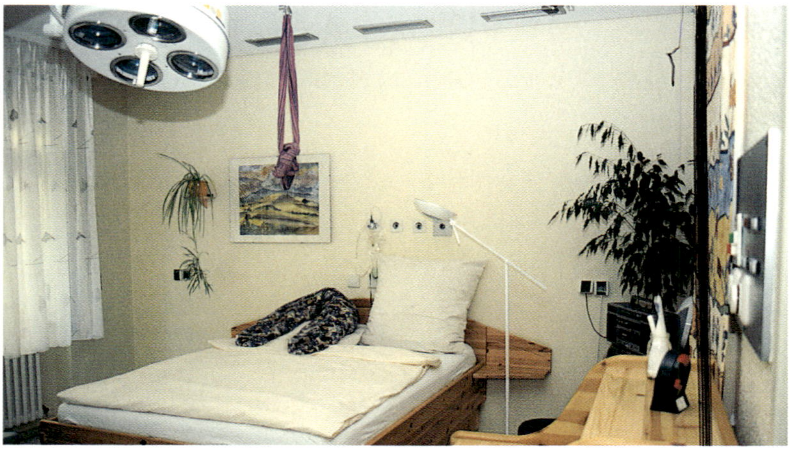

In zahlreichen Kliniken gibt es mittlerweile wohnlich eingerichtete Gebärzimmer.

Krankenhäuser der Maximalversorgung sind vor allem dann wichtig, wenn eine Frühgeburt droht oder Sie an einer gravierenden Vorerkrankung, zum Beispiel Diabetes oder Präeklampsie (»Schwangerschaftsvergiftung«), leiden. Unerläßlich sind sie auch dann, wenn bei dem Neugeborenen bereits im Mutterleib eine Erkrankung festgestellt wurde, die unmittelbar nach der Geburt behandelt werden muß, beispielsweise ein Herzfehler.

Wie sollte ein modern ausgestatteter Kreißsaal aussehen?

Ein moderner Kreißsaal sollte signalisieren: Hier findet ein natürliches, normales und wichtiges Ereignis statt. Unnötige Aufregung, Hektik und übertriebener Einsatz von Medizintechnik haben hier nichts zu suchen. Dazu müssen folgende Kriterien erfüllt werden:

- Der Raum sollte freundlich eingerichtet sein. Bunte Stoffe, helle Farben und ansprechende Bilder sorgen für eine vertrauenerweckende Atmosphäre.
- Medizinische Geräte sollten nicht offen im Raum herumstehen, sondern griffbereit in Schränken oder Nebenräumen untergebracht sein.
- Um allzu helle Beleuchtung zu vermeiden, sollte man das Licht dimmen können und es sollte die Möglichkeit bestehen, den Raum durch Vorhänge oder Jalousien abzudunkeln.
- Statt einer schmalen Liege sollte ein breites, nicht zu hohes Bett zur Verfügung stehen, auf dem auch der Partner Platz hat.
- Zur freien Wahl der Geburtsposition sollten Polster, Kissen, ein Tuch oder Seil, ein Gymnastikball, eine Matte und ein Gebärhocker vorhanden sein.
- Ein wichtiger Aufenthaltsort während der Geburt ist auch die Badewanne. Es muß keine große Luxuswanne sein, aber ein schöner Raum mit einer nicht zu kleinen Badewanne ist sehr angenehm. Auch wenn Sie eine Wassergeburt planen – oder es plötzlich eine wird – genügt eine ganz normale Wanne.

Vielleicht haben Sie ganz andere Vorstellungen oder Ihnen sind die Äußerlichkeiten nicht so wichtig. Entscheidend ist, daß Sie sich gut aufgehoben fühlen.

Das geburtshilfliche Personal

Bei jeder Geburt ist eine Hebamme anwesend. In Krankenhäusern kommt gegen Ende noch ein Arzt hinzu. Da in fast allen Kliniken im Schichtdienst gearbeitet wird, können Sie nicht damit rechnen, die ganze Zeit über von einer einzigen Hebamme betreut zu werden. Bei längeren Geburten sind es oft mindestens zwei. Das kann übrigens auch vorteilhaft sein: Wenn Sie mit der ersten Hebamme nicht zurechtkommen, können Sie immer noch auf die zweite hoffen.

Eine frische, ausgeruhte Betreuerin bringt oft »neuen Schwung« in eine langdauernde Geburt.

Versuchen Sie, sich nicht zu sehr von der äußeren Umgebung und dem geburtshilflichen Personal beeinflussen zu lassen. Sie gebären Ihr Kind, Sie sind die Hauptperson. Alle anderen sind nur dazu da, Sie zu unterstützen und Ihnen Hilfestellungen zu geben sowie durch Beobachtung und Überwachung schwierige Situationen möglichst rechtzeitig zu erkennen und dann eventuell einzugreifen.

! Bitte beachten Sie

Welche Geburtshilfe Sie in einer Klinik erwartet, hängt weniger vom Krankenhaustyp ab, als vielmehr von der Einstellung des dortigen Personals. Machen Sie sich also selbst ein Bild, lassen Sie sich die Entbindungsräume zeigen und klären Sie bereits im Vorfeld, inwieweit Ihre Erwartungen erfüllt werden oder nicht. Die meisten Kliniken veranstalten sogenannte Info-Abende. Sie sollten die Gelegenheit nutzen, sich verschiedene Entbindungsstationen anzusehen und Fragen zu stellen. Den Ort der Geburt schon vorher zu kennen, nimmt Ihnen die Fremdheit und hilft, falsche Vorstellungen abzubauen. Außerdem sehen Sie, was im Kreißsaal noch fehlt und können es selbst mitbringen: einen Kassettenrecorder oder CD-Player, eine Aromalampe, einen Sitzball, ein großes Polster und dergleichen mehr.

Der Umgang mit Medikamenten

Wenn Sie wissen möchten, wie eine Klinik zum Einsatz von Medikamenten während der Geburt steht, erkundigen Sie sich vor allem nach folgenden Punkten:

Mehr zum Thema PDA → Seite 131

- Wie oft wird eine Periduralanästhesie (PDA) durchgeführt?
- Wie häufig werden Geburten medikamentös eingeleitet?
- Wie oft werden wehenfördernde Mittel verabreicht?
- Wie hoch ist die Rate der Saugglocken-, Zangen- und Kaiserschnittgeburten?
- Wie oft müssen Neugeborene in eine Kinderklinik verlegt werden?
- Wie steht die Klinik zu Homöopathie und Naturheilkunde?

In größeren Städten gibt es unabhängige »Schwangerschafts- und Geburts-Führer«. Sie enthalten neben zahlreichen Adressen und Tips auch ausführliche Kliniklisten, in denen die genannte Fragen stichwortartig beantwortet werden. Wenn nicht, dann fragen Sie auf dem

Info-Abend nach. Die Kliniken verfügen alle über interne Statistiken, so daß entsprechende Zahlen vorliegen müssen.

Die Kaiserschnittrate

Aufschluß über die Qualität eines Krankenhauses gibt auch die jeweilige Kaiserschnitt-Rate (Sectio-Rate). Eine Kaiserschnitt-Rate von über 20 Prozent sollte Sie immer aufhorchen lassen. Universitäts-Kliniken und Perinatalzentren haben allerdings häufig höhere Raten, weil sie vermehrt Risikofälle aufnehmen, vor allem Frühgeburten. Daneben gibt es auch Krankenhäuser, die bekannt dafür sind, Kaiserschnitt-Geburten möglichst familienfreundlich zu gestalten. Auch diese Häuser haben aufgrund des Zulaufs meist eine erhöhte Sectio-Rate.

Stationär oder ambulant?

Der Anteil jener Frauen, die ihr Kind ambulant entbinden – also bereits wenige Stunden nach der Geburt nach Hause gehen – wird immer größer. Sie ziehen es vor, das Wochenbett in den eigenen vier Wänden zu verbringen, der Klinikalltag ist ihnen zu unruhig. Sie möchten ihr Kind ganz allein und ungestört genießen und sich individuell von einer Hebamme zu Hause betreuen lassen. Andere wiederum finden die ersten Tage in der Klinik sehr erholsam und genießen es, sich dort rund um die Uhr versorgen zu lassen. Gerade beim ersten Kind sind viele Mütter noch recht verunsichert und haben gerne Fachleute und Beraterinnen um sich, die sie jederzeit um Hilfe bitten können. Die Entscheidung, ob ambulant oder stationär, sollte bereits einige Wochen vor dem voraussichtlichen Geburtstermin stattfinden, damit Ihnen gegebenenfalls noch genug Zeit bleibt, sich um eine Nachsorgehebamme oder auch um eine Haushaltshilfe zu bemühen. Sie und Ihr Partner sollten jemanden haben, der Ihnen in den ersten Tagen die Alltagsarbeiten, wie Einkaufen, Kochen und dergleichen zuverlässig abnimmt, damit Sie sich ausschließlich Ihrem Kind widmen können.

Die Wochenstation

Wenn Sie sich entscheiden, nach der Geburt noch ein paar Tage im Krankenhaus zu bleiben, sollten Sie sich rechtzeitig nach den Gepflogenheiten auf der Wochenstation erkundigen. Die beste Informationsquelle sind ehemalige Wöchnerinnen.

Fragen Sie in Ihrem Freundes- und Bekanntenkreis nach einschlägigen Erfahrungen.

Darauf sollten Sie achten:

- Rooming-In wird heutzutage in fast allen Kliniken angeboten. Damit ist gemeint, daß Mutter und Kind auf der Wochenstation nicht getrennt werden. Achten Sie darauf, daß Sie Ihr Kind auch nachts bei sich haben können. Falls Sie stillen möchten, sollten Sie darauf bestehen, daß Sie Ihr Kind rund um die Uhr anlegen können.

- Das Stillen wird heute in allen Krankenhäusen befürwortet. Leider mangelt es oft an der nötigen Beratung und Unterstützung. WHO und UNICEF haben es sich in einer weltweiten Aktion zur Aufgabe gemacht, stillfreundliche Kliniken auszuzeichnen. Das Prädikat »Stillfreundliches Krankenhaus« bekommen nur diejenigen Kliniken, die auf jegliche Werbung für künstliche Säuglingsnahrung verzichten und eine optimale Stillförderung durch gezielte Fortbildung ihrer Krankenschwestern gewährleisten. In Deutschland sind bisher nur wenige Kliniken mit der entsprechenden Plakette ausgezeichnet worden. So müssen Sie sich wiederum bei anderen Müttern nach deren Erfahrungen erkundigen.

Achten Sie auf das Prädikat »Stillfreundliches Krankenhaus«.

Im Geburtshaus

Die Alternative zu Haus- und Klinikgeburt

In vielen Städten sind in den letzten Jahren Geburtshäuser entstanden. Sie verstehen sich als Alternative zu Haus- und Klinikgeburt. Die meisten Geburtshäuser bieten eine reine Hebammen-Geburtshilfe an. In einigen wenigen kommt zusätzlich ein Arzt oder eine Ärztin. Geburtshäuser sind meist sehr wohnlich eingerichtet. Sie bieten eine ganzheitliche Betreuung von der Schwangerschaft über die Geburt bis zum Wochenbett an. Die Frauen lernen sowohl die Räumlichkeiten als auch ihre Hebamme bereits vor der Geburt kennen – das schafft Vertrauen. In der Regel findet während der Geburt kein Hebammenwechsel statt.

Hebammengeburt im Krankenhaus

Einige Krankenhäuser in Deutschland bieten neben der herkömmlichen Geburtshilfe die Möglichkeit einer reinen Hebammenbetreuung ohne ärztliche Präsenz an. Also auch ein »Mitteldding« zwischen Haus- und Klinikgeburt. Die Geburt läuft in vertrauter Atmosphäre ab, ein Hebammenwechsel während der Geburt findet nicht statt. Wenn jedoch ärztliche und/oder medizintechnische Hilfe benötigt wird, ist alles sofort zur Stelle.

Da in einem Geburtshaus nicht die Medizintechnik und die ärztliche Betreuung einer Klinik zur Verfügung stehen, können dort nur Frauen gebären, bei denen keine vorhersehbaren Risiken bestehen. Kommt es dennoch zu Komplikationen, muß die Geburt in einem nahegelegenen Krankenhaus beendet werden.

Geburtshäuser sind eine gute Alternative für Frauen, die einer klinischen Geburt zwar kritisch gegenüberstehen, sich jedoch nicht zu einer Hausgeburt entschließen können. Die Krankenkassen übernehmen allerdings nur einen Teil der Kosten. Bitte erkundigen Sie sich rechtzeitig, welchen Betrag Ihre Kasse übernimmt.

Gründe, die gegen eine außerklinische Geburt sprechen:

- Mehrlingsschwangerschaft
- Plazenta praevia (die Plazenta liegt vor dem Muttermund)
- Geburtsrelevante Erkrankungen der Mutter (Diabetes, stark erhöhter Blutdruck, Blutgerinnungsstörung)
- Nicht normal geformtes Becken
- Starke Nachblutungen bei vorangegangener Geburt
- Kopf des Kindes stellt sich nicht richtig in das Becken ein
- Zustand nach Gebärmutteroperation (Kaiserschnitt, Myomentfernung)
- Lageanomalien (Beckenend- oder Querlage)
- grünes Fruchtwasser

Zu Hause

Frauen mit normalen Schwangerschaftsverläufen und dem Wunsch nach einer ungestörten Geburt in der vertrauten Atmosphäre der eigenen vier Wände entscheiden sich häufig für eine Hausgeburt. Mit einer bekannten Hebamme, in gewohnter Umgebung und mit den Menschen, die sie sich selbst aussuchen, fühlen sich viele Frauen am sichersten. Wenn Sie eine Hausgeburt planen, müssen Sie sich als erstes um eine Hausgeburts-Hebamme bemühen. Wichtig ist, daß Sie beide gut miteinander auskommen und ein Vertrauensverhältnis zwischen Ihnen und der Hebamme zustandekommt. Wenn Sie eine Hebamme gefunden haben, wird sie mit Ihnen klären, ob keine gravierenden Risiken vorliegen, die einer außerklinischen Geburt entgegenstehen. Hausgeburts-Hebammen sind verständlicherweise sehr vorsichtig und legen strenge Kriterien an. So werden Zwillinge und Kinder in Beckenendlage normalerweise nicht zu Hause entbunden.

Die Zahl der Hausgeburten hat in den letzten Jahren wieder zugenommen.

Die Hebamme wird mit Ihnen besprechen, wie Sie die Wohnung für die Geburt herrichten müssen und was im Haushalt vorhanden sein sollte. Oft sind bei Hausgeburten mehrere Freundinnen oder die Geschwisterkinder anwesend. Das kann ein sehr schönes gemeinsames Erlebnis werden. Doch Sie sollten sich vorher sehr genau überlegen, ob Sie sich durch andere nicht gestört oder in Ihrem natürlichen – auch lauten – Verhalten gebremst fühlen. Vor allem in Anwesenheit kleiner Kinder möchten sich Mütter oft nicht »so gehen lassen«. Gerade dieses »Sich-gehen-lassen« sorgt aber dafür, daß die Geburt vor-

anschreitet. Wenn Sie sich wegen anderer Menschen zusammennehmen, ist das für Sie und den gesamten Geburtsverlauf nicht günstig.
Auf der anderen Seite kann es ein wunderschönes und entspanntes Ereignis im Kreise Ihrer Lieben werden. Da im Vorfeld schwer abzuschätzen ist, wie die Geburt verlaufen wird, sollten Sie sich vorbehalten, alle hinauszuschicken, wenn Sie sich wider Erwarten gestört fühlen. Besprechen Sie das vorher. Sie stehen im Mittelpunkt und nur Sie können entscheiden, was für Sie gut und richtig ist.

! Lassen Sie sich nicht unterkriegen

Machen Sie sich darauf gefaßt, daß Ihr Entschluß, zu Hause zu gebären, Kritik und Unverständnis hervorrufen wird. Auch zahlreiche Ärzte versuchen, ihre Patientinnen mit dem Argument, das sei zu gefährlich, von der geplanten Hausgeburt abzubringen. Doch wenn bei Ihnen alles in Ordnung ist und Sie sich in den eigenen vier Wänden am sichersten fühlen, gibt es keinen triftigen Grund dagegen.

Mehr zur Sicherheit außerklinischer Geburten im Service-Teil → Seite 170/171

Natürlich ist erst recht bei einer Hausgeburt nicht alle Medizintechnik verfügbar, es kommt jedoch selten vor, daß sie von einer Minute auf die andere benötigt wird. Probleme während der Geburt kündigen sich in der Regel rechtzeitig an. Auch ein Krankenhaus kann keine absolute Sicherheitsgarantie geben – mitunter kommt es dort zu Schwierigkeiten, die allein durch die fremde Umgebung sowie durch manch vorschnellen medizinischen Eingriff ausgelöst werden.
Sicherheit ist keine Qualität, die man klar festlegen oder messen kann. Jeder Mensch erlebt und empfindet sie anders.
Egal ob Sie zur Geburt in eine Klinik oder ein Geburtshaus gehen oder ob Sie die Hilfe einer Hausgeburtshebamme in Anspruch nehmen und Ihr Kind in den eigenen vier Wänden zur Welt bringen – Ihre Sicherheit und die Ihres Kindes wird immer im Vordergrund stehen.

So verschaffen Sie sich Klarheit

Notieren Sie Ihre Wünsche und Vorstellungen auf einem Zettel und vergleichen Sie Ihre persönliche Wunschliste mit den Angeboten der jeweiligen Einrichtungen. Wägen Sie Vor- und Nachteile gegeneinander ab und überlegen Sie dann, wo Sie Ihr Kind zur Welt bringen möchten. Das wichtigste Kriterium für die Auswahl des richtigen Geburtsortes sollte immer sein: »Wo fühle ich mich sicher und geborgen?« Sprechen Sie auch mit Ihrem Partner, denn er sollte Ihre Entscheidung mittragen.

Die wichtigsten Geburtsorte im Überblick

Geburtsort	Umgebung	Geburtshilfe	Geburtshilfliches Personal	Umgang mit Medikamenten	Mögliche Routinemaßnahmen
Klinik	Je nach Klinik steril bis wohnlich, evt. mehrere Geburten gleichzeitig	Alle Eingriffe, Anästhesie, Kaiserschnitt und Laboruntersuchungen möglich	In der Regel Schichtdienst, daher Hebammenwechsel, Arzt oder Ärztin bei der Geburt anwesend, Gebärposition je nach Klinik	Alle Medikamente vorhanden, incl. PDA, Häufigkeit des Einsatzes je nach Klinik, evt. auch Alternativen (Homöopathie, Naturheilkunde)	Je nach Klinik: venöser Zugang, Eß- und Trinkverbot, Dauer-CTG, Dammschnitt und Routinemaßnahmen beim Neugeborenen
Geburtshaus	Wohnlich, ruhig und entspannt	Selbstbestimmte, aktive Geburt steht im Vordergrund, bei Komplikationen Einweisung in die Klinik	Meist zwei Hebammen anwesend, kein Wechsel, Arzt nur in wenigen Häusern, freie Wahl der Gebärposition	Medikamente teilweise vorhanden, selten Einsatz von Schmerzmitteln, eher Homöopathie und Naturheilkunde	Wenig Routinemaßnahmen bei Mutter und Kind, Eingangs-CTG und Intervall-Überwachung mit Ultraschallhörgerät, niedrige Dammschnittrate
Hausgeburt	Bekannte, vertraute Umgebung	Individuelle, aktive Geburt steht im Vordergrund, bei Komplikationen Einweisung in die Klinik	Kein Hebammenwechsel, meist kein Arzt, freie Wahl der Gebärposition	Medikamente teilweise vorhanden, selten Einsatz von Schmerzmitteln, eher Homöopathie und Naturheilkunde	Wenig Routinemaßnahmen bei Mutter und Kind, Eingangs-CTG und Intervall-Überwachung mit Ultraschallhörgerät, niedrige Dammschnittrate

Überlegen Sie noch einmal ganz in Ruhe, welche Aspekte Ihnen besonders wichtig sind und treffen Sie dann Ihre Wahl. Auch wenn Sie sich für einen Geburtsort entschieden haben, sollte Ihnen klar sein, daß sich der Verlauf einer Geburt nur bedingt planen läßt. Ihre Erwartungen sollten daher nicht zu groß sein.

Wen möchten Sie bei der Geburt dabeihaben?

Eine ganz wichtige Rolle bei der Geburt spielt die Begleitperson. Selten geht eine Frau allein in den Kreißsaal – fast 90 Prozent aller Gebärenden werden von ihrem Partner begleitet. Falls Sie allein leben, Ihr Partner nicht mitkommen möchte oder Sie nicht wollen, daß er bei der Geburt dabei ist, sollten Sie gut überlegen, ob Sie nicht eine Freundin oder vielleicht Ihre Mutter mitnehmen möchten. Wenn nur eine Geburt stattfindet, kann es auch im Krankenhaus ruhig und gelassen zugehen, manchmal ist aber eher das Gegenteil der Fall. Dann kann es durchaus vorkommen, daß die Hebamme wenig Zeit für Sie hat. Ist dagegen eine Begleitperson da, haben Sie immer jemanden zum Halten, Kuscheln, Massieren, Trösten oder zum Schicken, falls die Hebamme geholt werden muß. Auch wenn Sie sich für ein Geburtshaus oder eine Hausgeburt entscheiden, sollten Sie nicht auf eine Begleitperson verzichten. Gerade wenn die Geburt sehr lange dauert, werden Sie und die Hebamme um jede Unterstützung dankbar sein.

Wollen Sie Ihre Kinder mit zur Geburt nehmen, sollten Sie das sehr ausführlich mit dem Kind/den Kindern besprechen. Nicht alle Kinder können es verkraften, wenn die Mutter vor Schmerzen schreit. Vor allem kleinere Kinder sind damit leicht überfordert, denn sie können das Erlebte noch nicht richtig einordnen und verarbeiten. Falls Kinder dabei sind, brauchen sie eine eigene Betreuungsperson. Wenn es den Kindern zuviel wird, müssen sie jederzeit die Möglichkeit haben, mit einer Person ihres Vertrauens hinauszugehen, die ihnen erklärt, daß es der Mutter und dem Geschwisterchen gutgeht.

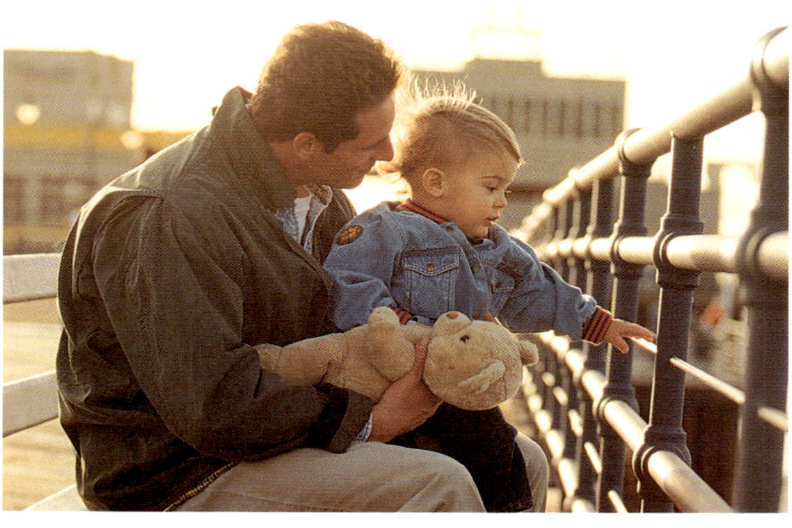

Gerade kleinere Kinder brauchen während der Geburt eine liebevolle Betreuung.

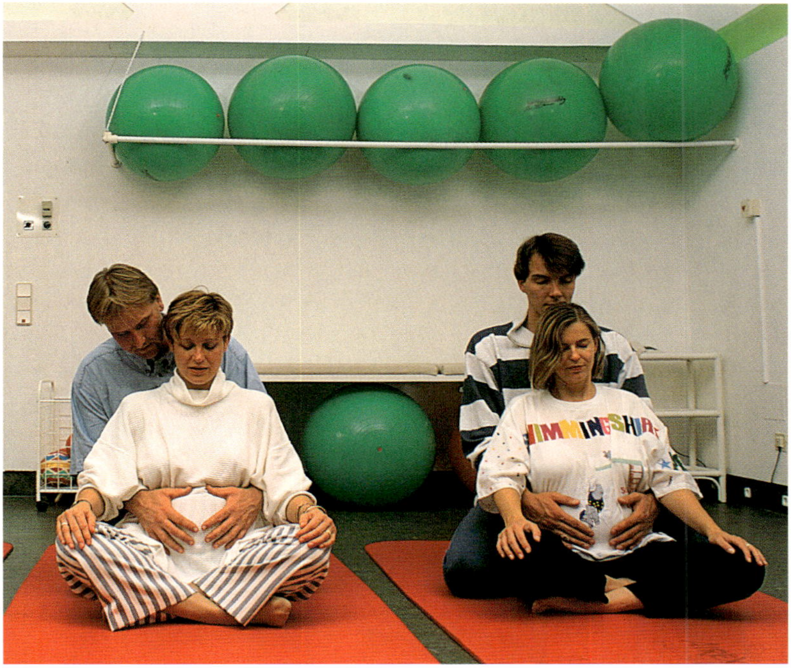

In einem Geburtsvorbereitungskurs üben Sie verschiedene Atemformen und erfahren, was während der Geburt auf Sie zukommen wird.

So finden Sie den richtigen Geburtsvorbereitungskurs

So unterschiedlich wie die Krankenhäuser sind auch die Angebote der Geburtsvorbereitungskurse. Das hängt zunächst einmal damit zusammen, daß sie von Angehörigen verschiedener Berufsgruppen angeboten werden, dazu zählen unter anderem: Geburtsvorbereiterinnen, Hebammen und Krankengymnastinnen.

Die Kurse unterscheiden sich vor allem in Umfang, Programm und Kosten. Es gibt Angebote nur für Frauen und gemischte Kurse für Paare, manchmal auch für Alleinerziehende oder für Paare, die ihr zweites oder drittes Kind erwarten.

Männer, die vorhaben, ihre Partnerin zur Geburt zu begleiten, sollten sinnvollerweise auch an einem Geburtsvorbereitungskurs teilnehmen. So erfahren sie, was sie bei einer Geburt erwartet und wie sie am besten helfen können. Der gemeinsame Besuch eines Geburtsvorbereitungskurses kann für beide eine schöne Erfahrung sein. Im übrigen profitieren auch die Männer von den Entspannungs-, Atem- und Körperübungen. Außerdem lernen sie in einem solchen Kurs andere »schwangere Männer« kennen und können sich mit ihnen über die erlebten Veränderungen austauschen.

Auch Männer profitieren vom Besuch eines Geburtsvorbereitungskurses.

Wo werden Geburtsvorbereitungskurse angeboten?

- in Zentren »rund um die Geburt«, die es mittlerweile in vielen Städten gibt
- in Familienbildungsstätten, Hebammenpraxen und vergleichbaren Einrichtungen, Geburtshäusern
- in Krankenhäusern mit einer geburtshilflichen Abteilung

Mehr zum Thema Kostenerstattung im Service-Teil → Seite 170

Die meisten Kurse dauern sieben oder zehn Wochen und sind zweistündig. Von den Krankenkassen werden maximal 14 Stunden übernommen, zur Zeit jedoch nicht für den Partner – er muß seinen Anteil selber bezahlen. Beginnen sollten Sie rund zwölf Wochen vor dem errechneten Termin, also ungefähr in der 28. Woche. Melden Sie sich rechtzeitig an, damit Sie sicher noch einen Platz bekommen.

Danach sollten Sie sich bei den einzelnen Anbietern erkundigen:

- Welche Inhalte werden angeboten und in welchem Umfang:
  Körperwahrnehmung, Atmung, Gymnastik
  Gemeinsame Gespräche
  Information
  Umfaßt der Kurs alle drei Aspekte oder liegt der Schwerpunkt beispielsweise auf Gymnastik oder Gesprächen? Erkundigen Sie sich, welche Schwerpunkte der jeweilige Kurs enthält und treffen Sie dann Ihre Wahl.
- Gehören Säuglingspflege, erste Anschaffungen fürs Baby und die Vorbereitung auf das Stillen mit zum Programm?
- Gibt es die Möglichkeit, gemeinsam Kreißsäle zu besichtigen und Geburtsfilme anzusehen?
- Welchen Umfang hat der Kurs? (14 Stunden sind sehr knapp)
- Wie hoch ist die Teilnehmerzahl? In einem Kurs mit über 20 Personen kommt man nicht so leicht ins Gespräch.
- Wird die Gruppe von einer Person geleitet oder findet ein Wechsel statt?
- Ist die Gruppe geschlossen oder kommen ständig neue Teilnehmer dazu?
- Sind in einem Paarkurs die Männer die ganze Zeit dabei oder nur an einzelnen Abenden?
- Werden viele Paarübungen gemacht und gibt es auch für die Männer Möglichkeiten, sich untereinander auszutauschen?
- Ist ein nachgeburtliches Treffen aller Kursteilnehmer mit Babys vorgesehen?

Wehen in der Schwangerschaft

Bereits während der Schwangerschaft bereitet sich Ihr Körper durch Übungswehen auf die Geburt vor. Manche Frauen spüren sie sehr intensiv, andere dagegen kaum oder gar nicht. Schwangerschaftswehen erkennen Sie daran, daß Ihre Bauchdecke sich plötzlich deutlich härter anfühlt als sonst. Dieses Phänomen tritt besonders nach Anstrengung, beim Orgasmus oder bei Kummer und Ärger auf, manchmal auch ohne erkennbare Ursachen. Wird Ihr Bauch anschließend wieder weich, brauchen Sie sich keine Sorgen zu machen.

Vorzeitige Wehen

Insbesondere während der 28. und 32. Schwangerschaftswoche kommt es relativ häufig zu vorzeitigen Wehen. Wenn sie keine Wirkung auf den Muttermund haben, sind die Wehen belanglos – sogenannte Übungswehen. Sie können aber auch ein Zeichen von Überlastung sein. Ihr Körper will Ihnen damit signalisieren: »Halt, so nicht weiter. Schone Dich! Leg Dich hin! Nimm ein warmes Bad!«

Hören die Wehen auch nach einem warmen Bad nicht auf, sollten Sie unverzüglich zu Ihrem Arzt, Ihrer Hebamme oder in eine Klinik Ihres Vertrauens gehen.

✚ Zum Arzt

Vorzeitige Wehen sind dann kritisch, wenn sich der Gebärmutterhals verkürzt und der Muttermund beginnt, sich zu öffnen. Wenn dies zu einem frühen Zeitpunkt der Schwangerschaft geschieht, wird der Arzt versuchen, die Frühgeburtsbestrebungen mit allen Mitteln aufzuhalten. Dafür werden Magnesium, wehenhemmende Medikamente und Bettruhe verordnet.

Wehen haben immer einen Grund: Manchmal muß das Kind vorzeitig geboren werden, weil es ihm in der Gebärmutter nicht mehr gutgeht. In diesem Fall kann auch ein Wehenhemmer die drohende Frühgeburt nicht aufhalten. Die häufigsten Gründe für vorzeitige Wehen sind fehlende Rücksichtnahme, beispielsweise durch den Partner oder die Arbeitskollegen und dauerhafte Überforderung. Der Körper gibt damit zu verstehen, daß er ein starkes Ruhebedürfnis hat. Das heißt jedoch nicht unbedingt, daß Sie nur noch liegen müssen. Auch Bewegung ist wichtig: Spazierengehen, Schwimmen oder andere Dinge, die zu Ihrem Wohlbefinden beitragen. Am wichtigsten ist jedoch Ihr Umgang mit den streßauslösenden Faktoren, sei es der Streit mit dem Partner, ein anstrengendes Kleinkind oder der Druck durch die Kollegen. Versuchen Sie Strategien zu entwickeln, die Ihnen helfen, mit unvermeidbarem Streß besser fertigzuwerden. Scheuen Sie sich nicht, im Freundes- und Bekanntenkreis um Hilfe zu bitten. Viele Menschen sind gern bereit zu helfen, wollen sich aber nicht aufdrängen.

Vorzeitige Wehen sind ein Alarmsignal und sollten daher nicht auf die leichte Schulter genommen werden.

Strategien zum besseren Umgang mit Streß

Machen Sie Ihrem Ärger Luft und lassen Sie von Zeit zu Zeit Dampf ab.

Bevor Sie sich aufregen und anfangen zu schimpfen, sollten Sie zunächst ein paarmal gut ein- und ausatmen. Die Betonung liegt auf dem Ausatmen. Atmen Sie laut aus, bespielsweise mit Seufzern oder Stöhnen. Falls Sie spüren, daß Sie die Zähne zusammenbeißen, die Schultern einziehen oder den Bauch anspannen, dann versuchen Sie diese Stelle ganz bewußt wahrzunehmen und dorthin zu atmen. Das ist leichter, wenn Sie Ihre Hand dort auflegen. Auch wenn es bisher Ihre Strategie war, sollten Sie sich jetzt bemühen, nicht allen Ärger in sich hineinzufressen. Suchen Sie sich Gesprächspartnerinnen, mit denen Sie über Ihre Sorgen und Ihre Probleme sprechen können oder überlegen Sie, wer Ihnen sonst weiterhelfen könnte.
Denken Sie immer daran: Fühlen Sie sich wohl, dann geht es auch Ihrem Kind gut. Wenn Sie sich diesen Grundsatz immer wieder bewußt machen, verblaßt vielleicht mancher Frust, Zeitdruck oder was immer Ihnen sonst noch zu schaffen macht.

Tips bei vorzeitigen Wehen

- Verschaffen Sie sich ausreichend Ruhepausen bei Ihrer Arbeit und in Ihrem Alltag.
- Legen Sie öfter einmal die Beine hoch.
- Stellen Sie sich auf die Belastungsgrenzen Ihres Körpers ein und lassen Sie sich von anderen helfen.
- Tragen Sie keine Lasten, die über fünf Kilogramm schwer sind.
- Überlegen Sie, was Ihnen auf der Seele liegt. Können Sie etwas daran ändern? Oder gelingt es Ihnen, eine andere Einstellung zu Ärger und Streß zu bekommen?
- Erkundigen Sie sich nach Kursen, in denen Sie andere Schwangere treffen und sich mit ihnen austauschen können. Vielleicht gibt es einen besonderen Kurs für Entspannung und Körperwahrnehmung. Fragen Sie in Hebammenpraxen, Geburtshäusern, Zentren »rund um die Geburt« und in Familienbildungsstätten nach entsprechenden Angeboten.
- Lassen Sie sich von Ihrer Hebamme oder Ihrem Arzt beraten.

Überwachung der Schwangerschaft

Herzton-Wehen-Schreiber (CTG = Cardio-Toko-Gramm)

Mit dem Herzton-Wehen-Schreiber (CTG = Cardio-Toko-Gramm) werden die kindlichen Herztöne über die mütterliche Bauchdecke durch Ultraschall-Abnehmer hörbar gemacht und aufgezeichnet. Gleichzeitig mißt ein Druckabnehmer, der mit Hilfe eines Gummigürtels auf dem Bauch befestigt wird, Anzahl, Abstand und Dauer der Kontraktionen. Auf diese Weise können vorzeitige Wehen erkannt und überwacht werden. Aber auch die normalen Schwangerschaftswehen werden auf diese Weise aufgezeichnet. Leider kommt es immer wieder vor, daß ein CTG-Befund falsch gedeutet und die werdende Mutter unnötig verunsichert wird.

pH-Messung des Scheidenmilieus

Auch Scheideninfektionen können Wehen verursachen. Die Bakterien begünstigen die Bildung von Prostagladinen (wehenauslösenden Substanzen). Die pH-Messung des Scheidenabstrichs kann Störungen des Scheidenmilieus anzeigen.

Überwachung per Hörrohr

Herztöne können auch mit einem speziellen Hörrohr abgehört werden. Diese Methode wird vor allem von Hebammen angewendet. Sie setzen das Höhrrohr sowohl in der Schwangerschaft als auch während der Geburt ein. Feinheiten des Herzrhythmusmusters können damit allerdings nicht differenziert werden.

Die Entwicklung Ihres Babys

Bis zum siebten Monat hat Ihr Baby soviel Platz um sich herum, daß es Purzelbäume schlagen und sich auch sonst noch frei bewegen kann. Doch nach und nach wird es immer enger in der Gebärmutter. Auch die Fruchtwassermenge nimmt kontinuierlich zu, gegen Ende der Schwangerschaft beträgt sie bis zu anderthalb Liter.
Der Körper des Babys ist noch sehr mager und die Haut schrumpelig. Bisher war sie durchscheinend, jetzt wird sie langsam undurchsichtig. Das Gesicht ist bereits voll ausgebildet, nur die Augen stehen etwas hervor, weil sich im Bereich der Wangen noch keine Fettpölsterchen gebildet haben. Würde Ihr Kind in diesem Monat geboren, hätte es gute Chancen mit Hilfe einer intensivmedizinischen Betreuung zu überleben. Die Lungenreifung ist schon recht weit fortgeschritten und das Atemsystem fängt langsam an zu funktionieren. Trotzdem stellt eine extreme Frühgeburt immer eine Gefahr für das Kind dar, deshalb wird mit allen Mitteln versucht, sie zu verhindern. Jeder Tag, den Ihr Kind noch in der Gebärmutter heranwachsen kann, ist kostbar. Es ist jetzt bereits 34 cm lang und wiegt rund 1100 g.

Achter Monat (33.–36. Woche)

Sie werden immer unbeweglicher

Ihr Bauch ist jetzt vermutlich schon ziemlich rund und er wird noch weiter wachsen. Wenn Ihnen Ihre zunehmende Schwerfälligkeit unangenehm ist, versuchen Sie so gut es geht damit zurechtzukommen und Ihre Fülle für diese Zeit anzunehmen. Wenn Sie Probleme mit dem Gehen haben, probieren Sie es doch einmal auf dem Fahrrad. Allerdings sollten Sie sich dabei sicher fühlen, sonst ist diese Art der Fortbewegung nichts für Sie. Genießen Sie die Leichtigkeit Ihres Körpers im Wasser. Gehen Sie so oft Sie Lust haben zum Schwimmen. Die Bewegung im warmen Wasser fördert die Durchblutung und lindert unangenehme Rückenschmerzen.

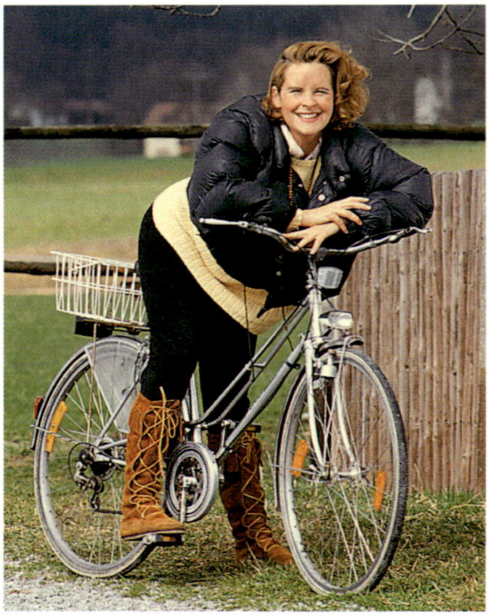

Fahrrad fahren können Sie bis zur Geburt – vorausgesetzt, Sie fühlen sich sicher dabei.

Wenn Ihnen das Gehen schwerfallen sollte, experimentieren Sie doch einmal mit Ihren Gangarten. Rollen Sie die Füße mehr ab, federn Sie in den Kniegelenken oder bewegen Sie Ihre Beine mehr aus den Hüften heraus. Sie werden sehen: Sie sind gar nicht so unbeweglich, wie Sie meinen. Noch deutlicher wird Ihnen das vielleicht, wenn Sie tanzen und sich ganz nach Ihrem Gefühl im Rhythmus der Musik bewegen. Sie sind schön. Sie können stolz sein auf Ihren Bauch. Um aus Ihrer Passivität herauszukommen, könnten Sie neben Ihrem Geburtsvorbereitungskurs noch einen Bauchtanzkurs für Schwangere oder Yoga für Schwangere besuchen. Dafür ist es auch jetzt noch nicht zu spät. Ganz sicher wird es Ihnen und Ihrem Kind Spaß machen.

»Fahrstuhl-Übung«
→ Seite 48

Wenn Sie wirklich nur noch »faul herumliegen« möchten – oder vielleicht sogar müssen – sollten Sie trotzdem kleine Bewegungsübungen machen, insbesondere das Kreisen der Füße (als Venenpumpe) und die bewährte Beckenboden-Übung. Auch die Atem-, Körperwahrnehmungs- und Entspannungsübungen aus Ihrem Geburtsvorbereitungskurs eignen sich sehr gut für das letzte Schwangerschaftsdrittel. Vergessen Sie nicht, sich ab und zu genüßlich zu räkeln, das wird Ihnen sicher gut tun und es gleicht fehlende Bewegung ein Stück weit aus, wenn auch nicht ganz.

Kommt Ihr Kind zu früh?

Frauen, die schon einmal eine Frühgeburt hatten oder vorzeitige Wehen verspüren, haben verständlicherweise Angst, daß ihr Kind zu früh auf die Welt kommt. Es gibt verschiedene Möglichkeiten, eine drohende Frühgeburt zu vermeiden oder zumindest um einige Zeit hinauszuzögern.

Kontaktaufnahme – Das können Sie selbst tun

Kontakt zum Kind bei drohender Frühgeburt

▶ *So wird's gemacht*

Machen Sie es sich so bequem wie möglich. Kommen Sie zur Ruhe und schließen Sie die Augen. Lassen Sie Ihren Atem ganz ohne Anstrengung kommen und gehen. Spüren Sie die Ruhe, die von dem Auf und Ab Ihres Atems ausgeht. Legen Sie Ihre Hände auf den Bauch und spüren Sie Ihr Kind unter den Händen. Bewegt es sich oder schläft es gerade?

Nehmen Sie in Gedanken Kontakt zu Ihrem Kind auf. Stellen Sie sich vor, was es gerade macht. Streicheln Sie es durch die Bauchdecke. Sprechen Sie mit Ihrem Kind. Erzählen Sie ihm, daß es schön ist, auf die Welt zu kommen und daß Sie und Ihr Partner sich das Leben mit ihm sehr schön vorstellen. Schildern Sie ihm Ihre Phantasien: gemeinsame Spaziergänge, genüßliche Stillmahlzeiten, gemütliches Kuscheln im Bett ...

Sagen Sie Ihrem Kind aber auch, was es zu erwarten hat, wenn es jetzt schon geboren wird, daß es zunächst in eine Klinik müßte, in ein Wärmebettchen mit Schläuchen und Intensivversorgung. Daß Sie dann nicht immer bei ihm sein könnten und was Ihnen sonst noch zu einer Neugeborenen-Intensivstation einfällt. Sagen Sie Ihrem Kind, daß es noch in Ihrem Bauch heranwachsen muß, daß es dort optimal versorgt ist und daß es nur dort die ständige Berührung mit Ihrem Körper hat. Daß es trinken kann, wann es will und relativ ungestört schlafen und wach sein kann – ganz nach seinem eigenen Rhythmus. Diese »heile« Welt in Ihrem Bauch braucht das Kind zu seiner Entwicklung. Sagen Sie das Ihrem Kind und sich immer wieder.

Vorbeugen

Es gibt auch geeignete Kassetten und CDs, die Ihre Ruhe und Entspannung unterstützen können. Bedenken Sie aber, daß Ihre beruhigende Stimme für Sie beide wichtig ist. Das braucht nicht nur Ihre Sprache zu sein; Ihr Kind wird es auch sehr mögen, wenn Sie ihm etwas vorsingen oder vorsummen. Behalten Sie ein bestimmtes Repertoire bei, wird Ihr Kind die einzelnen Lieder schon bald wiedererkennen und positiv darauf reagieren.

Welche medizinischen Möglichkeiten gibt es?

Es gibt wehenhemmende Medikamente, sogenannte Tokolytika, die Ihr Arzt Ihnen zunächst verordnen wird, wenn Sie vorzeitige Wehen bekommen sollten.

! Bitte beachten Sie

Wenn die Wehen spürbar nachlassen, sollten Sie das Mittel in Absprache mit Ihrem Arzt absetzen, spätestens jedoch in der 36. Schwangerschaftswoche.

Statt der Cerclage empfehlen viele Ärzte und Hebammen Bettruhe und wehenhemmende Medikamente.

Falls die Wehentätigkeit nicht deutlich weniger wird, kann es nötig sein, sich einer Infusionstherapie zu unterziehen. Dazu müssen Sie allerdings stationär in die Klinik.

Ein weiteres Mittel zur Verhinderung einer frühzeitigen Geburt ist die Cerclage: In der Frühschwangerschaft, frühestens jedoch in der 16. Schwangerschaftswoche, wird (meist in Narkose) ein Faden um den Muttermund gelegt, der kurz vor dem errechneten Geburtstermin wieder entfernt wird. Ist die Schwangerschaft weiter fortgeschritten, wird ein Cerclage-Pessar (ohne Narkose) um den Gebärmutterhals gelegt. Auf diese Weise soll verhindert werden, daß sich der Muttermund zu früh öffnet. Auch dieses Pessar wird kurz vor dem Termin entfernt.

Wenn Sie, Ihr betreuender Arzt und Ihre Hebamme alles getan haben, um eine Frühgeburt zu vermeiden und es kommt doch dazu, sollten Sie wissen, daß die Hälfte aller Frühgeburten »Erfordernisgeburten« sind: Für die Kinder ist es lebenswichtig geboren zu werden, da sie von der Plazenta nicht mehr ausreichend versorgt werden. Machen Sie sich, Ihrem Arzt und Ihrer Hebamme also keine Vorwürfe.

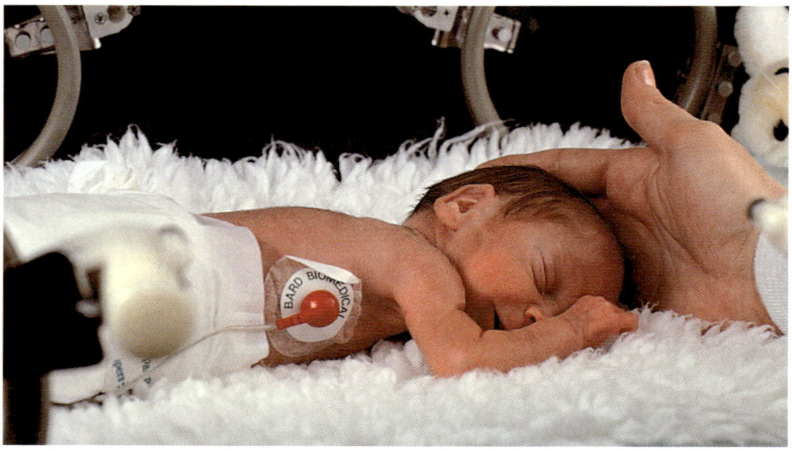

Frühchen haben heute gute Chancen, gesund zu überleben.

> **! Setzen Sie sich durch**
>
> Auch wenn sich diese Erkenntnisse in Ihrer Kinderklinik noch nicht durchgesetzt haben, sollten Sie sich nicht scheuen, darauf zu bestehen, daß Sie so oft wie möglich bei Ihrem Kind sein können, es herumtragen und berühren dürfen. Sie werden selbst erleben, wie gut sich Ihr Kind mit Ihrer Hilfe entwickelt. Auf diese Weise werden Sie alle drei diese erste, schwere Zeit trotz der vielen Belastungen relativ gut überstehen. Nehmen Sie Kontakt zu einer Selbsthilfegruppe auf und lassen Sie sich den Rücken stärken.

Was geschieht, wenn Ihr Baby wirklich zu früh kommt?

Wird Ihr Baby im achten Monat geboren, wiegt es zwischen 1200 und 2000 Gramm. Seine Überlebenschancen sind bereits recht gut. Aber auch unter diesen Umständen muß es noch auf eine Intensivstation für Frühgeborene (Neonatologie). Wenn die Geburt nicht mehr aufzuhalten ist, sollten Sie in eine Klinik mit angeschlossener Neonatologie gehen. Doch auch hier gibt es große Unterschiede: In einigen Kliniken dominiert nach wie vor die Technik, in anderen stehen intensivmedizinische Überwachung und menschliche Betreuung gleichwertig nebeneinander. Wenn ein Kind zu früh auf die Welt kommt, braucht es in erster Linie einen Ersatz für all das, was ihm im Mutterleib ganz selbstverständlich zur Verfügung stand: Wärme, Hautkontakt, Berührung, Geschaukelt-Werden, Geräusche (des Bauchraumes), Dämmerung und ständiges Beisammensein mit der Mutter. Auch wenn das »Frühchen« an Schläuche angeschlossen ist, sollte es nicht auf den gewohnten Hautkontakt verzichten müssen. Die Mutter, der Vater oder die Krankenschwester können es an ihr Herz nehmen, es sich auf die Brust legen, es berühren, streicheln und mit ihm reden. Neonatologen, die diese »Känguruh-Methode« und die Einbeziehung der Eltern in die tägliche Pflege verwirklicht haben, wissen, daß der Hautkontakt und die menschliche Nähe Frühgeborenen am besten helfen, die fehlende Entwicklung außerhalb des Mutterleibes nachzuholen. Natürlich hat das Überleben Ihres Kindes erst einmal Vorrang, doch sollten Sie Vertrauen in Ihre eigenen Fähigkeiten haben. Sie besitzen das Wichtigste, was Ihr Kind braucht: Liebe und die Zeit, es sorgsam zu pflegen. Machen Sie davon Gebrauch!

Was ein Frühgeborenes braucht, ist Liebe und Geborgenheit.

Der Klinikkoffer

Den Klinikkoffer sollten Sie für alle Fälle jetzt schon gepackt bereitstellen. Legen Sie alles hinein, was Sie für die Geburt benötigen und stellen Sie eine Liste mit allen Dingen zusammen, die Sie im letzten Moment noch ergänzen müssen.

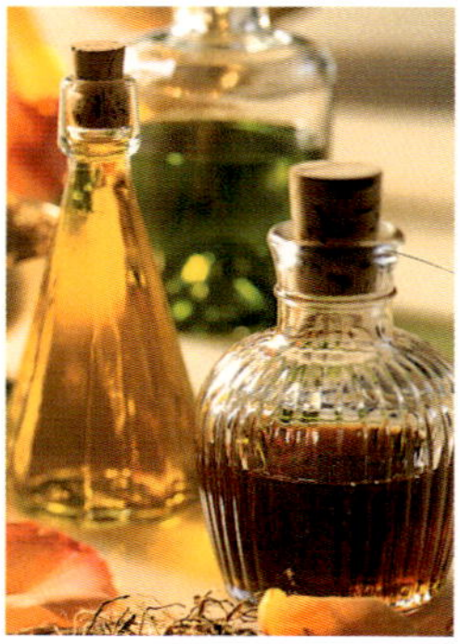

Nehmen Sie ein Massageöl mit Ihrem Lieblingsduft in die Klinik oder ins Geburtshaus mit – kurze Massagen sind eine Wohltat!

Das sollte Ihr Klinikkoffer enthalten

- Mutterpaß (den brauchen Sie unbedingt!) und Personalausweis
- Chipkarte und Kostenübernahmeschein Ihrer Krankenkasse
- Verpflegung für den Partner (auch sehr wichtig!)
- Fettstift für trockene Lippen
- Tee und Zitrone (gegen trockenen Mund)
- Traubenzucker (falls die Kräfte nachlassen)
- Langes T-Shirt oder kurzes Hemd und Bademantel
- Offene Haus- oder Badeschuhe
- Warme Socken
- Haarband oder -spange bei längeren Haaren
- Brille, wenn Sie Kontaktlinsen tragen
- Massageöl, Badezusätze
- Musik, einschließlich Kassettenrecorder, Walkman oder CD-Player (falls nicht vorhanden)
- Sekt (für hinterher)
- Kamera mit lichtempfindlichem Film (kein Blitzlicht!)
- Bei einer geplanten, ambulanten Geburt müssen auch Kleidung und Autositz für das Kind mitgebracht werden.

Für die Zeit auf der Wochenstation brauchen Sie neben den üblichen Wasch- und Kosmetik-Utensilien

- Nachthemden oder Schlafanzüge, die vorn aufzuknöpfen sind
- Still-BHs
- Möglichst große Unterhosen (wasch- und kochbar, keine Kunstfasern)
- Schreibzeug
- Telefonkarte
- Kleingeld

Medizinische Betreuung

Vom achten Monatan an werden die Betreuungsabstände kürzer: Die Vorsorgeuntersuchungen finden jetzt im zweiwöchentlichen Turnus statt. Falls Sie es nicht schon getan haben, sollten Sie noch einmal zur Kontrolle zu Ihrem Zahnarzt gehen – nach der Geburt kommen Sie vermutlich nicht mehr dazu.

Vergessen Sie nicht, zum Zahnarzt zu gehen.

Die dritte Ultraschall-Untersuchung

Die dritte und letzte Ultraschall-Untersuchung ist für die Zeit zwischen 29. und 32. Schwangerschaftswoche vorgesehen, also für den achten Monat. Dabei geht es vor allem um folgende Fragen:

- Sind Gewicht und Größe des Ungeborenen im Toleranzbereich?
- Wie ist seine Lage? Hat es sich bereits gedreht oder sitzt es mit dem Gesäß voran in der Gebärmutter?
- Wo sitzt die Plazenta? Falls sie vor dem Muttermund liegt, muß das Kind durch Kaiserschnitt entbunden werden. Nur in ganz wenigen Fällen kommt es vor, daß die Plazenta ihre Position noch einmal ändert und das Kind doch vaginal geboren werden kann.

Die Entwicklung Ihres Babys

In den letzten Schwangerschaftsmonaten legt Ihr Baby vor allem an Gewicht und Umfang zu, noch fehlt das schützende Fettpolster. Gegen Ende des achten Monats wiegt es bereits knapp zwei Kilogramm. Seine ungefähre Länge beträgt jetzt 40 cm. In der 27. Woche öffnen sich seine Augen wieder. Es ist zwar recht dämmerig im Mutterleib, doch wenn Sie in die Sonne gehen, wird es auch in Ihrem Bauch etwas heller und Ihr Kind muß unwillkürlich blinzeln, wie entsprechende Versuche gezeigt haben. Andere Untersuchungen haben ergeben, daß der Fetus bereits Schmerzen verspürt, daß er schmecken und riechen kann. Bei bitteren oder sauren Nahrungsangeboten verzieht er sein Gesicht und wendet sich eindeutig ab.

Möglicherweise hat Ihr Kind jetzt schon seine endgültige Geburtsposition eingenommen, das muß aber nicht sein. Bis zur 36. Schwangerschaftswoche hat es immer noch Platz genug, um sich zu drehen. Machen Sie sich also keine Sorgen, wenn Ihr Kind noch falsch liegt. Sie sollten sich allerdings überlegen, ob es einen Grund dafür gibt, daß Ihr Kind die gewünschte Geburtsposition noch nicht eingenommen hat. Manche Babys zwingen ihre Mütter auf diesem Wege, sich mit ihnen auseinanderzusetzen und ein paar Gänge »zurückzuschalten«.

Irgendwann zwischen der 30. und der 36. Woche begeben sich die meisten Kinder in ihre endgültige Geburtsposition.

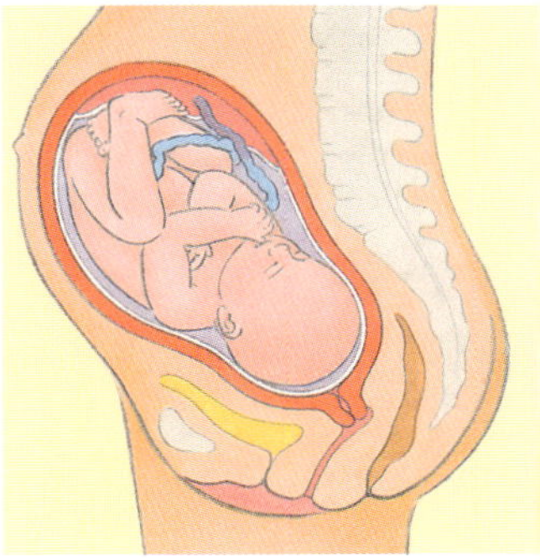

Neunter Monat (33.–36. Woche)

Der Mutterschutz beginnt

Sechs Wochen vor dem errechneten Geburtstermin beginnt der Mutterschutz, offiziell »Schutzfrist« genannt. Wenn Sie berufstätig sind, brauchen Sie von diesem Zeitpunkt an nicht mehr zu arbeiten. Jetzt haben Sie endlich Zeit für sich und Ihr Kind. Der Klinikkoffer steht gepackt in der Ecke und das Kinderzimmer ist vermutlich auch schon fertig eingerichtet oder Sie sind mit den letzten Besorgungen dafür beschäftigt. Bereiten Sie sich nun in aller Ruhe auf die bevorstehende Geburt und die ersten Wochen mit Ihrem Baby vor.

Was Sie jetzt noch tun können

- Falls Sie es noch nicht geschafft haben, einen Kurs zur Geburtsvorbereitung zu besuchen oder keinen Platz mehr bekommen haben, erkundigen Sie sich, ob es vielleicht in Ihrer Nähe einen Wochenend-Kurs gibt.
- Selbst wenn Sie keine Lust mehr auf Fahrradfahren, ausgedehnte Spaziergänge oder ähnliches haben, müssen Sie jetzt nicht auf der faulen Haut liegen. Gehen Sie doch hin und wieder zum Schwimmen. Es gibt fast überall spezielle Schwimm-Stunden oder Kurse für Schwangere.
- Möchten Sie sich und Ihre Gebärmutter für die nahende Geburt stärken, so empfiehlt sich Himbeerblättertee (erhältlich in Apotheken und Naturkostläden). Trinken Sie die letzten sechs Wochen jeden Tag eine Tasse.
- Durch regelmäßige Massagen können Sie Ihren Damm – den Bereich zwischen Scheide und After, der bei der Geburt besonders beansprucht wird – ein wenig nachgiebiger machen. Verwenden Sie dazu Weizenkeimöl oder andere Vitamin-E-haltige Öle.

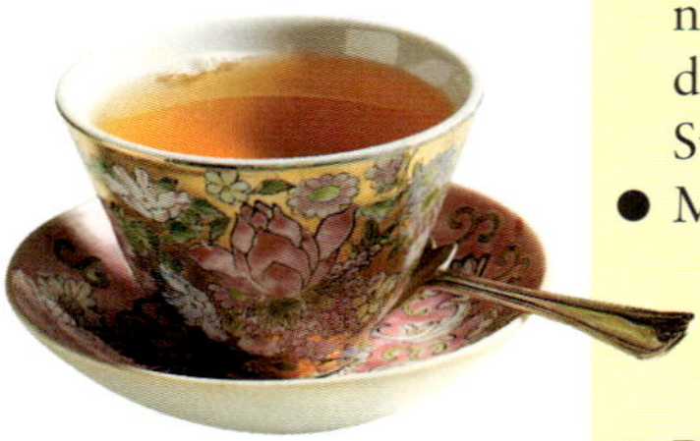

Daran sollten Sie jeden Tag denken

- Vergessen Sie Ihren Beckenboden nicht: Beckenbodenmuskulatur regelmäßig an- und entspannen und in verschiedenen Haltungen und Situationen spüren

Beckenboden

- Atmen Sie bewußt: Wann verändert sich Ihr Atem? Atmen Sie richtig aus?
  Wenn Sie das Gefühl haben, nicht genug Luft zu bekommen und immer kurzatmiger werden, so versuchen Sie vor allem bewußt (bei Anstrengung durch den Mund) auszuatmen. Es hat wenig Sinn, immer heftiger und schneller einzuatmen, wenn Sie vorher nicht ausreichend Platz geschaffen haben. Je öfter Sie das richtige Atmen in Ihrem Alltag üben, desto besser wird es auch bei der Geburt klappen.

Bewußt ausatmen

- Verrichten Sie möglichst viele Arbeiten in der Hocke. Wenn Ihnen diese Position schwerfällt, weil Sie beispielsweise zu Krampfadern neigen, so setzen Sie sich zur Unterstützung auf einen Hocker, ein paar Bücher oder ein Polster.

Regelmäßig in die Hocke gehen

- Auch Beckenkreisen ist eine wichtige Vorbereitung auf die Geburt. Versuchen Sie mehrmals täglich daran zu denken. Vielleicht lassen Sie Ihr Becken automatisch kreisen, wenn Sie Musik hören. Sonst nehmen Sie sich bewußt die Zeit dazu.

Beckenkreisen nicht vergessen

- Entspannung/Anspannung: Achten Sie immer wieder darauf, welche Körperteile Sie in bestimmten Situationen anspannen. Versuchen Sie bewußt loszulassen, mit dem Ausatmen die Spannung weichen zu lassen. Auch wenn Sie allein sind, können Sie Ihre Schultern oder Ihren Rücken mit einem kleineren Ball an einer Wand stehend massieren.

Entspannungsübungen

- Genießen Sie ausgiebiges Räkeln, beispielsweise nach dem Aufstehen, wenn Sie angespannt sind oder wenn Sie lange in der gleichen Position zugebracht haben. Danach werden Sie sich wieder frisch und fit fühlen und auch wieder besser atmen können.

Räkeln

Vorbereitung auf das Stillen

Für die körperliche Vorbereitung auf das Stillen müssen Sie nicht viel tun. Es reicht, wenn Sie Ihre Brust regelmäßig kalt abwaschen oder abduschen und sie im Sommer hin und wieder der Sonne aussetzen – allerdings immer nur kurz. Beides bedeutet eine gewisse Abhärtung. Mit einer Bürste oder dergleichen sollten Sie Ihre Brustwarzen nicht behandeln. Auch Cremen oder Einölen ist nicht ratsam, da die Brustwarzen sonst zu weich werden und den Belastungen durch das saugende Baby nicht standhalten.

Zur Vorbereitung auf das Stillen kann es sinnvoll sein, mit anderen Frauen über deren Erfahrungen zu sprechen. Lassen Sie sich durch negative Berichte nicht einschüchtern, sondern hören Sie sich lieber die vielen positiven Erfahrungen stillender Mütter an. Die wichtigste Voraussetzung für ein erfolgreiches Stillen ist nämlich Ihre positive Grundeinstellung.

Das wichtigste ist eine positive Grundeinstellung.

Es gibt fast überall Stillgruppen und Stilltreffs: Gehen Sie bereits jetzt dorthin und lassen Sie sich Tips geben. Fragen Sie beispielsweise, welche Stilleinlagen sich am besten bewährt haben. Vermutlich wird man Ihnen empfehlen, keine teuren Wegwerf-Einlagen zu verwenden, sondern luftdurchlässige Materialien wie Wolle oder Seide. Sie können in einer Stillgruppe aber auch erfahren, wie Sie mit kleinen oder größeren Anfangsschwierigkeiten umgehen können. Vor allem aber werden Sie Babys jeden Alters sehen, die voll gestillt viele Monate lang bestens gedeihen und deren Mütter das Stillen genießen.

Nehmen Sie frühzeitig Kontakt zu einem Stilltreff auf.

Ist alles bereit für das Baby?

Werdenden Eltern macht es meist großen Spaß, die vielen kleinen und größeren Anschaffungen für ihr Baby zu tätigen. Das kann ziemlich kostspielig sein. Wenn Sie nicht so viel ausgeben wollen oder können, sollten Sie genau überlegen, was Sie wirklich brauchen und was nicht. Viele Babysachen erweisen sich nach dem Kauf als unpraktisch und werden daher selten benutzt. Babykleidung sieht süß aus, so daß viele Eltern sich dazu verleiten lassen, Unmengen kleiner Strampler zu kaufen. Leider wachsen die Kinder sehr schnell heraus und Sie benötigen auch nur wenige. Wenn Sie die Sachen gebraucht kaufen oder sich von einer Freundin ausleihen, sparen Sie Geld und haben den Vorteil, daß die Kleidung schon mehrfach gewaschen ist. Ein Großteil der Schadstoffe, mit denen die meisten neuen Textilien behandelt werden, sind auf diese Weise bereits entfernt. Neue Kleidung sollten Sie vor dem ersten Gebrauch mehrmals waschen! Vorsicht mit stark färbenden Textilien, sie enthalten häufig gesundheitsgefährdende Farbstoffe.

Die Erstausstattung muß nicht teuer sein.

Das müssen Sie wirklich anschaffen

- Vier bis sechs Hemdchen in den Größen 56, 62 und 68 aus Baumwolle (aus Wolle oder Seide lediglich drei)
- Vier bis sechs Jäckchen in den Größen 62 und 68 (aus Wolle oder Seide drei)
- Vier bis sechs Strampler in den Größen 56, 62 und 68 (aus Wolle oder Seide drei)
- Eventuell drei bis vier einteilige Schlafanzüge in den Größen 62 und 68 (aus Wolle oder Seide zwei bis drei)
- Für draußen: Warme Jacke oder Pullover, warme Socken und Mütze, eventuell im Winter einen gestrickten Wollsack (keine Kunststoff-Schneeanzüge) und Handschuhe (obwohl die Babys sie nie anbehalten)
- Tragetuch oder Tragesack
- Schaffell
- Altersgerechter Autositz
- Kinderwagen (nicht zu klein, gut gefedert)
- Wiege oder Stubenwagen mit entsprechenden Kissen und Wäsche
- Wickelunterlage
- Windeleimer mit Deckel
- Badethermometer
- Eventuell eine weiche Haarbürste

Fast alles, was Sie sonst noch brauchen, findet sich ohnehin in Ihrem Haushalt: Handtücher, Waschlappen und dergleichen. Eine Babybadewanne müssen Sie nicht unbedingt anschaffen. Am Anfang tut es das Waschbecken und später baden alle Babys lieber mit ihren Eltern in der großen Wanne. Wärmelampe, Babyphon, Babywippe oder ähnliches sind ebenfalls nicht unbedingt notwendig oder können bei Bedarf ausgeliehen werden.

Auch zur Babypflege müssen Sie keine speziellen Produkte kaufen. Babyhaut verträgt nur Wasser, allerdings nicht zu häufig. Zum Po-Saubermachen reicht Leitungswasser, wenn Sie Öl verwenden wollen, sollten Sie zu einfachem Speiseöl greifen. Falls Sie Pröbchen von Babypflegeprodukten bekommen, nehmen Sie diese für sich selbst oder heben Sie sie für später auf. Badezusätze und Shampoo braucht ein Neugeborenes noch nicht.

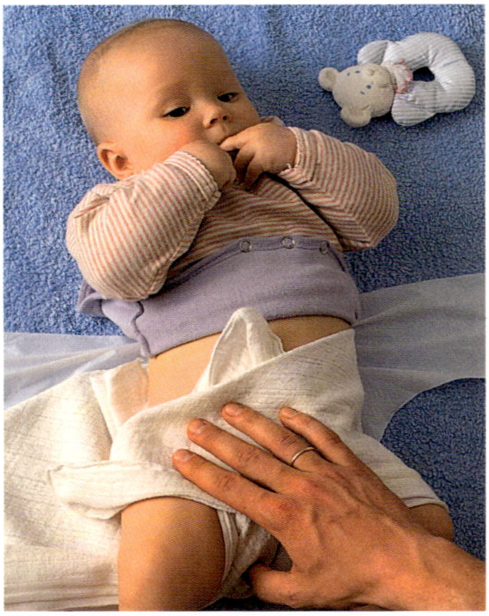

Wiederentdeckt: Die Vorzüge der guten alten Stoffwindel

Welche Windeln sind die besten?

Wegwerfwindeln sind praktisch aber teuer, und sie belasten die Umwelt allein in Deutschland mit 400 000 Tonnen Müll pro Jahr. Umwelt- und hautfreundlicher sind dagegen Stoffwindeln. Immer mehr umweltbewußte Eltern kommen auf diese altbewährte Wickelmethode zurück. Wer die Arbeit scheut, kann Windeldienste in Anspruch nehmen, die es schon fast überall gibt. In der Erstanschaffung sind Stoffwindeln zwar relativ teuer, langfristig gesehen sparen Sie jedoch eine Menge Geld – vor allem dann, wenn Sie mehr als ein Kind möchten. Da Sie vorher nicht wissen können, ob Sie mit dem von Ihnen ausgesuchten System zurechtkommen, sollten Sie versuchen, sich zunächst einige Windeln zu leihen oder gebraucht zu kaufen, bevor Sie den gesamten Windelbestand erstehen. Gebrauchte Stoffwindeln werden in Second-Hand-Läden, über Aushänge in Mütterzentren oder Familienbildungsstätten und natürlich über Zeitungsannoncen angeboten.

Vorbereitung auf die ersten Wochen mit dem Baby

Am besten jetzt noch alles erledigen, was in den nächsten Wochen und Monaten anfällt.

Nutzen Sie die noch verbleibende Zeit für Erledigungen, Behördengänge und dergleichen – nach der Geburt sind Sie froh, wenn Sie sich um möglichst wenig kümmern müssen. Räumen Sie auf, was sich im Laufe der letzten Wochen und Monate in Ihrer Wohnung an Unordnung angesammelt hat und erledigen Sie liegengebliebene und längst überfällige Schreibarbeiten. Vielleicht wollten Sie immer schon einmal Ihren Kleiderschrank durchsortieren – jetzt ist eine gute Gelegenheit dazu. Und überlegen Sie, was Sie schon im voraus machen können: Vorkochen und Einfrieren, größere Vorräte anlegen, Beschriften der Umschläge für die Geburtsanzeige, Papiere für die Anmeldung Ihres Kindes vorbereiten und vieles mehr. Aber vergessen Sie nicht, sich bei aller Arbeit auch etwas zu schonen und es sich gutge-

hen zu lassen. Denken Sie daran: Sie brauchen Ihre Kraftreserven für die bevorstehende Geburt und die Zeit danach.
Zu den Vorbereitungen auf die erste Zeit nach der Geburt gehört auch, mit Freunden und Verwandten abzusprechen, wer wann zu Besuch kommt. Sorgen Sie dafür, daß Sie in der ersten Zeit nicht zu sehr belagert werden. Sie werden das jetzt vielleicht für übertrieben halten, doch wenn Sie junge Eltern nach deren Erfahrungen fragen, werden Sie hören, daß gerade die liebgemeinten Besuche zu den größten Belastungen der ersten Wochen gehören.
Wenn Sie danach gefragt werden, was Sie sich wünschen und jetzt bereits wissen, daß Ihre Strampler reichen und Sie auch nicht noch einen weiteren Holzbeißring oder dergleichen brauchen, so bitten Sie doch einfach um Geschenkgutscheine für bestimmte Hilfsdienste: zum Beispiel für einmal Babysitten, eine gekochte Mahlzeit, einen selbstgebackenen Kuchen oder ähnliches. Wenn das Kind erst einmal da ist, werden Sie froh und dankbar sein für jede Entlastung. Günstig wäre es, wenn Ihr Partner in der ersten Zeit nach der Geburt Urlaub nehmen könnte, damit er sich ausschließlich um seine Familie kümmern kann.

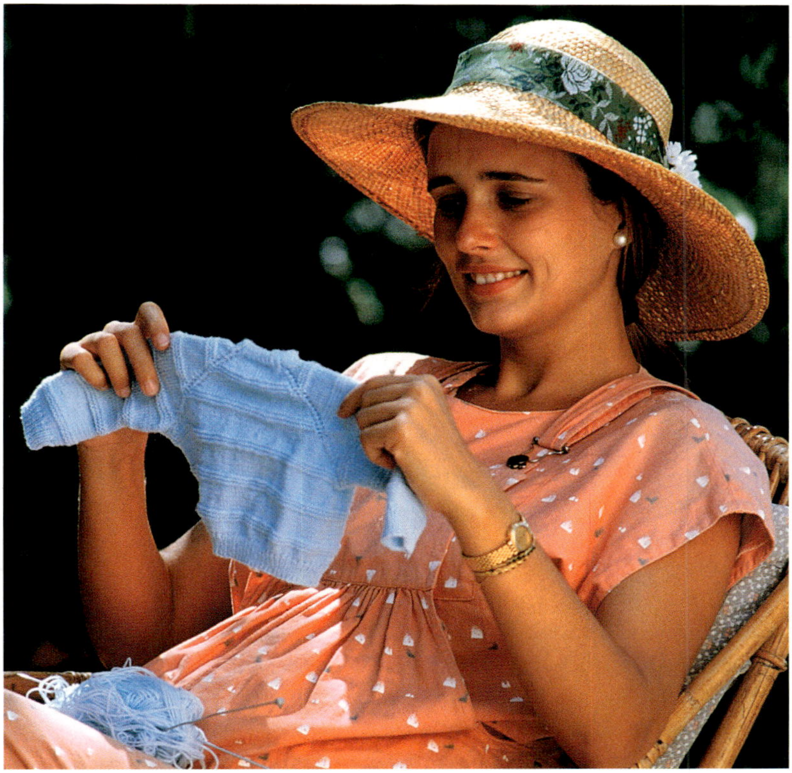

Genießen Sie die letzten Wochen vor dem großen Ereignis. Ruhen Sie sich aus, schlafen Sie viel, machen sie kleinere Spaziergänge und kümmern sie sich ausschließlich um sich und Ihr Kind.

Beschwerden am Ende der Schwangerschaft

Schlafprobleme

Fast jede Frau klagt gegen Ende der Schwangerschaft über Schlafprobleme. Jedes Umdrehen ist beschwerlich. Kissen und Rollen zum Abpolstern müssen jedesmal neu drapiert werden. Betrachten Sie es als Vorbereitung auf die Zeit nach der Geburt: Wenn Ihr Kind da ist, werden Sie für eine ganze Weile nicht durchschlafen können. Nutzen Sie die nächtlichen Wachphasen zum Entspannen und bewußten Atmen. So kommen Sie zur Ruhe und können wieder einschlafen.

Rezept

Das hilft bei Einschlafproblemen

- Nehmen Sie ein Bad in Melisse- oder Baldrianöl.
- Kochen Sie sich einen Kräutertee aus: 40 g Baldrian, je 20 g Melisse, Hopfen, Passionsblume und Anis sowie 15 g Pomeranzenblüten (erhältlich in der Apotheke). Der Tee riecht schrecklich – aber er hilft!

Sodbrennen

Vorbeugen

Um Sodbrennen möglichst zu vermeiden, sollten Sie öfter kleinere Mahlzeiten zu sich nehmen. Verzichten Sie auf stark gebratene und scharf gewürzte Speisen und trinken Sie nicht zuviel Kaffee.

Hilfreich bei Sodbrennen

- Haselnüsse oder trockene Haferflocken gut zerkauen und langsam hinunterschlucken
- Heilerde in (gesüßtem) Kamillentee aufgelöst trinken
- Vitamin-B-Komplex-Präparate (Bierhefe)
- Milch hilft oft, manchmal bewirkt sie aber auch das Gegenteil
- Teemischungen aus Melissen- und Pfefferminzblättern oder aus Kamillen- und Malvenblüten (erhältlich in der Apotheke)

Hämorrhoiden

Vorbeugen

Um Schmerzen beim Stuhlgang vorzubeugen, sollten Sie ausreichend trinken und sich möglichst ballaststoffreich ernähren. Essen Sie viel Vollkornprodukte, Obst und Gemüse. Entspannen Sie beim Stuhlgang Ihren Beckenboden, atmen Sie mit offenem Mund aus und geben Sie dem Drang nach unten zu schieben nach, ohne dabei zu pressen. Das ist zugleich eine gute Übung für die letzte Geburtsphase.

Wenn Sie unter Hämorrhoiden leiden

- Roßkastanien-Zäpfchen oder -salbe (erhältlich in der Apotheke) wirken schmerzlindernd.
- Nehmen Sie Kamille-Sitzbäder: 100 g Kamillenblüten (erhältlich in der Apotheke) auf zwei Liter kochendes Wasser, zehn Minuten ziehen lassen und durch ein Sieb ins Badewasser gießen.
- Machen Sie Umschläge mit Ringelblumensalbe (erhältlich in der Apotheke oder in Naturkostläden).
- Eispackungen helfen bei starkem Juckreiz: Wasser in einen Joghurtbecher oder Plastikhandschuh geben, einfrieren und in einem Waschhandschuh auf die betroffene Stelle legen.
- Ist die Haut eingerissen hilft Pfingstrosensalbe oder eine Creme aus Zaubernuß (erhältlich in der Apotheke).

Die Entwicklung Ihres Babys

Die Haut Ihres Babys ist jetzt rosig und glatt. Sein ganzer Körper ist weich und rundlich geworden.

Es hat relativ kurze Wach- und Schlafphasen von ungefähr 40 Minuten, die es auch nach der Geburt noch eine Weile beibehält. Aus diesem Grund ist ein Neugeborenes auch noch nicht in der Lage, nachts durchzuschlafen. Wenn Ihr Baby jetzt schläft, hat es bereits eine Lieblingsstellung, die auch später zu seinen bevorzugten Schlafpositionen zählen wird. Untersuchungen zur Folge träumen Kinder bereits im Mutterleib. Ihre Träume unterscheiden sich jedoch vermutlich sehr von unseren – sie leben ja auch in einer völlig anderen Umgebung und machen ganz andere Erfahrungen als wir. Am Ende des neunten Monats ist Ihr Baby 45 cm lang und wiegt etwa 2500 g, damit ist es neunmal so groß wie im dritten Monat, als alle seine Organe gebildet wurden. Das Gewicht des Ungeborenen hat sich sogar sechshundertfach vergrößert.

Zehnter Monat (37.–40. Woche)

Die Spannung vor dem großen Ereignis

Die letzten Wochen werden oft lang: Selbst Frauen, die ihre Schwangerschaft genossen haben, warten zum Schluß sehnsüchtig auf den Geburtsbeginn. Wenn der errechnete Termin verstrichen ist und sich immer noch nichts tut, kann das eine ziemliche Geduldsprobe für alle Beteiligten werden. Versuchen Sie, sich die Zeit so angenehm wie möglich zu vertreiben: mit den letzten Vorbereitungen, mit Kino- und Theaterabenden – wenn Sie jetzt noch Lust dazu haben, oder mit Freunden, die vielleicht selbst Kinder haben und sich in Ihre Situation versetzen können. Vor allem genießen Sie die letzte Zeit zu zweit: Gehen Sie noch einmal schön essen, denn gemeinsame Aktivitäten ohne Kind werden in den nächsten Wochen und Monaten eher die Ausnahme sein.

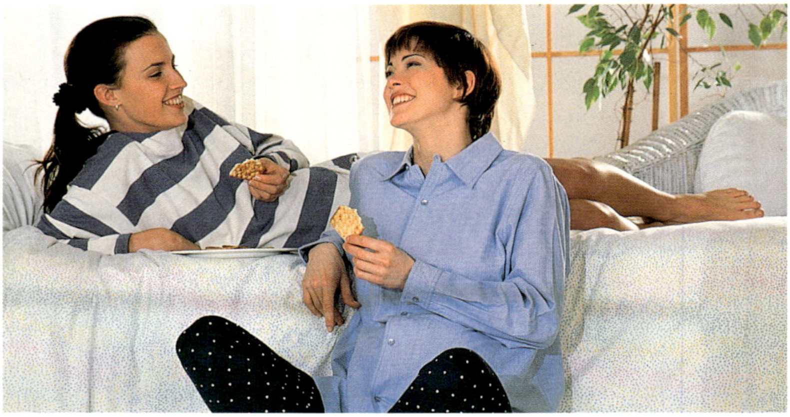

Nutzen Sie diese Zeit vor der Geburt: Jetzt können Sie noch ungestört mit einer Freundin beisammensitzen und plaudern, in den nächsten Monaten werden Sie dafür wenig Zeit haben.

Letzte Vorbereitungen

- Überprüfen Sie Ihren Klinikkoffer: Haben Sie nichts vergessen?
- Legen Sie sich alle Telefonnummern bereit, die Sie eventuell brauchen könnten: die Nummer Ihres Mannes, der Freundin, der Mutter, der Nachbarin, des Babysitters (für ältere Kinder), nicht zu vergessen die Telefonnummern von Taxizentrale, Krankenwagen,

Hebamme und Kreißsaal. Falls Ihr Mann viel unterwegs ist, wäre ein Handy oder City-Ruf vorübergehend hilfreich.

- Kennen Sie und Ihr Mann den Weg zum Geburts- oder zum Krankenhaus gut genug? Sind Sie ihn mindestens einmal abgefahren?
- Falls Sie die Babysachen noch nicht gewaschen haben, wird es jetzt höchste Zeit.

Ihr Kind hat sich nicht gedreht

Von der 36. Woche an wird eine freiwillige Drehung zunehmend unwahrscheinlicher. Befindet sich Ihr Kind noch immer nicht in der gewünschten Schädel- oder Kopflage, so wird es diese Position von sich aus wohl kaum mehr einnehmen. Es gibt jedoch verschiedene Methoden, mit denen Sie es auch jetzt noch zu einer späten Drehung motivieren können, so zum Beispiel die »Indische Brücke«, Akupunktur, Moxibustion oder Haptonomie. Erkundigen Sie sich, ob es an Ihrem Wohnort eine Hebamme gibt, die eine »Wendesprechstunde« anbietet. Sie müssen allerdings schnell handeln, denn der Platz in der Gebärmutter wird immer enger. Wenn es auf natürlichem Wege nicht klappt, besteht immer noch die Möglichkeit zu einer »äußeren Wendung«, bei der das Kind von außen in die Schädellage geschoben wird. Dazu müssen Sie allerdings in ein Krankenhaus, das Wendungen durchführt. Aber nicht alle Kinder lassen sich drehen. Wenn Ihr Kind trotz aller Bemühungen nicht bereit ist, die optimale Geburtsposition einzunehmen, müssen Sie überlegen, ob Sie es dennoch vaginal (durch die Scheide) oder, wie die meisten Ärzte vorschlagen, mit Kaiserschnitt gebären wollen. Erkundigen Sie sich in Schwangerschaftszentren oder bei Hebammen nach den verschiedenen Möglichkeiten.

Bei der »Indischen Brücke« muß das Becken möglichst hoch gelagert werden.

Mehr zur äußeren Wendung im Service-Teil **→ Seite 170**

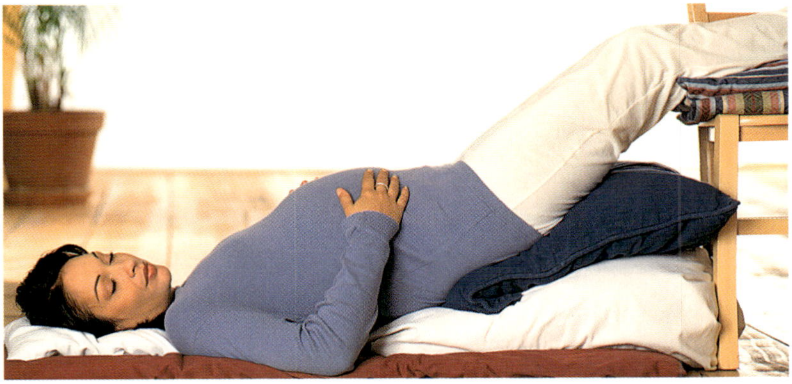

Die »Indische Brücke« sollten Sie zweimal täglich 10 bis 20 Minuten ausführen. Versuchen Sie dabei möglichst entspannt zu liegen, atmen Sie zu Ihrem Kind hin und reden Sie ihm gut zu.

Die Entwicklung Ihres Babys

Auch wenn Ihr Kind jetzt bereits geburtsreif ist: Jeder Tag, den es noch in der Gebärmutter verbringt, gibt ihm bessere Startchancen. Gerade in der letzten Zeit bekommt es noch viele wichtige Abwehrstoffe mit auf den Weg. Unmittelbar nach der Geburt hat es die gleichen Antikörper wie Sie.

Jetzt findet die letzte vorgeburtliche Reifung statt.

In den letzten Wochen bereitet es sich noch einmal besonders intensiv auf sein Leben außerhalb der Gebärmutter vor. Durch Daumenlutschen trainiert es seinen Saugreflex, durch das Schlucken von Fruchtwasser bereitet es Magen, Blase und Nieren auf ihr künftiges Aufgabenfeld vor. Bis zu drei Litern Fruchtwasser trinkt Ihr Kind jetzt und scheidet diese anschließend in Form von Urin wieder aus. Kurz vor der Geburt verliert es auch seine Wollbehaarung wieder. Bei manchen Kindern sind allerdings noch Reste davon vorhanden, wenn sie auf die Welt kommen. Zum Geburtstermin ist Ihr Kind ungefähr 50 cm groß und etwa 3500 g schwer.

Wann müssen Sie in die Klinik?

Wenn Ihre Wehen in regelmäßigen Abständen kommen, kontinuierlich an Stärke zunehmen und die Pausen zwischen den einzelnen Wehen immer kürzer werden, dann wird es allmählich Zeit, aufzubrechen. Ausschlaggebend ist jedoch in erster Linie Ihr Gefühl. Gerade beim ersten Kind können Sie meist noch eine ganze Weile zu Hause bleiben, auch wenn Sie bereits regelmäßige Wehen haben. Sind die Witterungsverhältnisse ungünstig oder ist gerade Hauptverkehrszeit, sollten Sie allerdings nicht zu lange warten.

Fahren Sie umgehend in die Klinik

- wenn Sie stärkere Blutungen bekommen
- bei sehr starken und anhaltenden Kopfschmerzen
- wenn Sie ein Flimmern vor den Augen feststellen
- wenn Sie undefinierbare Oberbauchschmerzen bekommen
- wenn Sie keine oder ganz wenig Kindsbewegungen spüren
- wenn Ihre Fruchtblase platzt und der Kopf des Kindes noch nicht fest im Becken sitzt.

Wenn der Geburtstermin verstrichen ist

Üben Sie sich in Geduld, Sie wissen ja, der errechnete Termin gibt lediglich einen bestimmten Zeitraum an, er ist also ziemlich ungenau. Alle guten Ratschläge zur Beschleunigung des Geburtsbeginns nützen nur etwas, wenn Sie und Ihr Kind wirklich geburtsbereit sind. Daher ist es meist vergeblich zu fasten, warm zu baden oder ähnliches, um die Geburt einzuleiten.

Jetzt heißt es Geduld haben.

Medizinische Betreuung

Von medizinischer Seite aus kommt bei einer Übertragung folgendes auf Sie zu: Gegen Ende der 40. Schwangerschaftswoche erfolgt bei normaler Fruchtwassermenge, unauffälligen Herztönen und normalen Kindsbewegungen eine neuerliche Kontrolle meist nach weiteren sieben Tagen. Ist auch dann noch alles in Ordnung, müssen Sie erst drei Tage später wiederkommen. Die Untersuchungen können allerdings auch häufiger sein. In der Regel führt der Arzt zu diesem Zeitpunkt einen Wehenbelastungstest durch. Dabei werden durch Stimulation der Brustwarzen oder mit Hilfe eines Wehenmitteltropfes Wehen erzeugt. Bleiben die Herztöne des Kindes unter Wehenbelastung unauffällig, hat es noch genug Reserven. Mit der Einleitung kann noch gewartet werden. Wird Ihr Kind durch die Plazenta nicht mehr ausreichend versorgt, so reagiert es unter Belastung mit auffälligen Herztönen. Das ist ein Zeichen dafür, daß es dem Kind außerhalb der Gebärmutter wahrscheinlich besser ginge. In solch einem Fall wird versucht, die Geburt einzuleiten.

Der Belastungstest entscheidet, wie es weitergeht.

Eine weitere Möglichkeit, herauszufinden, ob es dem Kind im Mutterleib noch gut geht, ist eine Amnioskopie (Fruchtwasserspiegelung), die allerdings wegen der Gefahr einer Infektion nur selten praktiziert wird. Dazu führt der Arzt ein schmales Rohr durch den leicht geöffnetem Muttermund an die Fruchtblase und überprüft die Farbe des Fruchtwassers. Ist es klar, droht keine Gefahr, hat es sich dagegen bereits grünlich verfärbt, muß gehandelt werden. Diese Untersuchung ist meist nicht schmerzhaft, kann aber Wehen auslösen – was ja erwünscht ist. Ein weiteres Kriterium, ob gehandelt werden muß oder nicht, ist die Fruchtwassermenge. Stellt der Arzt per Ultraschall fest, daß die Menge des Fruchtwassers bereits deutlich zurückgegangen ist, muß das Kind bald geboren werden.

Eine Amnioskopie wird heute nur noch selten gemacht.

Reduzierte Fruchtwassermenge deutet auf eine echte Übertragung hin.

Nach sieben, zehn oder vierzehn Tagen (die Ansichten darüber sind unterschiedlich) wird die Geburt künstlich eingeleitet: mit Prostaglandinscheidengel oder -zäpfchen oder dem Wehentropf.

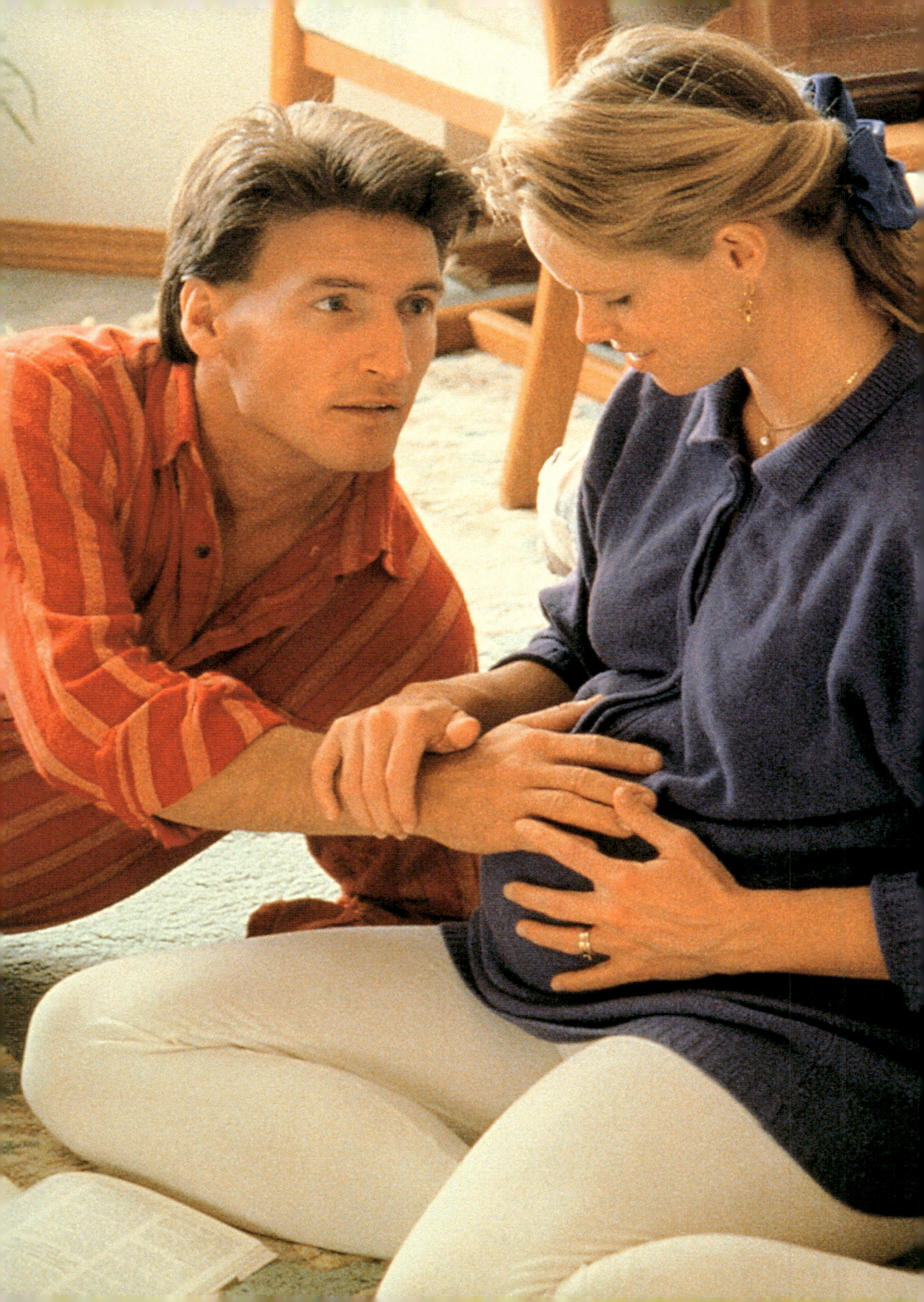

Das Abenteuer der Geburt

Die Geburt ist das Ziel und zugleich auch der Höhepunkt einer jeden Schwangerschaft. Je näher dieses Ereignis rückt, desto mehr Erwartungen, Hoffnungen und Wünsche, aber auch Ängste und Befürchtungen werden wach. Wird alles gutgehen? Werde ich es schaffen? Welche Schmerzen kommen auf mich zu?

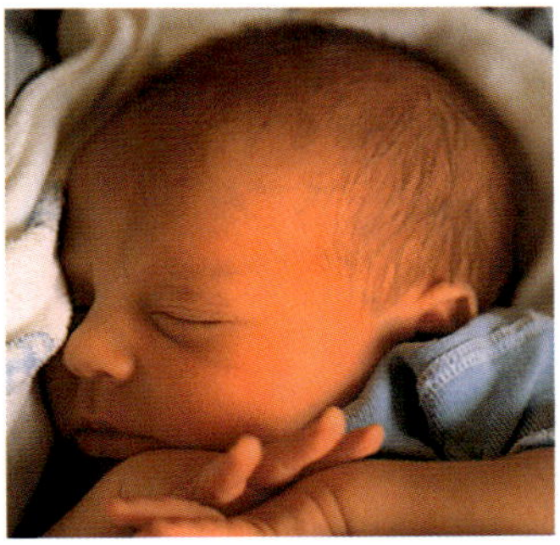

Die Geburt eines Kindes ist ein überwältigendes und elementares Ereignis, es versetzt Körper und Psyche in eine Extremsituation, auf die Sie sich nur bedingt vorbereiten können. Das Vertrauen in die eigene Gebärfähigkeit gehört mit zu den besten Voraussetzungen für ein positives Geburtserlebnis. Sie haben Ihr Kind neun Monate in sich wachsen lassen, Sie können es auch auf die Welt bringen. Ihr Körper ist mit allem ausgestattet, was nötig ist, um ein Kind zu gebären – Sie werden es erleben! Und bedenken Sie: Nicht nur Sie, auch Ihr Kind muß während dieser Stunden hart arbeiten. Die Wehen helfen ihm dabei – je kräftiger sie sind, desto eher werden Sie Ihr Baby in den Armen halten.

Beginn der Geburt

Wie wird es Ihnen ergehen?

Viele Frauen hoffen auf eine möglichst schnelle Geburt, das ist allerdings nicht unbedingt wünschenswert. Beckenboden und Gewebe müssen sich ganz langsam weiten, um dem Kind Platz zu machen, und Ihr Muttermund muß sich von null auf ungefähr zehn Zentimeter Durchmesser eröffnen, damit Sie das Baby hinausschieben können. Rein körperlich betrachtet, ist es durchaus sinnvoll, daß eine Geburt nicht zu schnell geht. Auch vom seelischen Standpunkt her ist eine gewisse Geburtsdauer von Vorteil. Sowohl Sie als auch Ihr Kind brauchen eine Übergangszeit zwischen Schwangerschaft und Geburt, um sich auf die neue Situation einstellen zu können. Manche Frauen berichten zwar stolz und zufrieden von ihren raschen Geburten, andererseits erinnern sich viele von ihnen aber auch, daß sie sich im ersten Moment von der plötzlichen Anwesenheit ihres Kindes geradezu überrumpelt gefühlt haben.

Wie es Ihnen ergehen wird, hängt ab von

- Ihrer Einstellung zur Geburt und Ihrer Fähigkeit, sich auf das Geschehen einlassen zu können.
- Ihrer Umgebung und den Menschen, die Sie betreuen. Sind sie bereit, Sie zu unterstützen und Ihnen den Raum und die Zeit zu geben, die Sie brauchen, ohne ständig einzu-greifen?
- Ihrem Kind. Arbeitet es mit oder »legt es sich quer«?

Die Schmerzen haben ihren Sinn. Mehr dazu im Service-Teil **→ Seite 171**

Neben der Geburtsdauer spielen auch die Schmerzen eine wichtige Rolle. Hätten Sie keine schmerzhaften Wehen, so käme Ihr Kind völlig unvermittelt und ohne jegliche Vorbereitung auf die Welt. Auch für das Kind haben die Wehen eine ganz wichtige Funktion: Es braucht sie zur Anpassung an die Außenwelt. Kaiserschnitt-Kinder, die ohne Wehen geboren werden, haben häufig Probleme mit dem Atmen, sie leiden an einem Kaiserschnitt-Schock-Syndrom. Die Wehen, die langsame Eröffnung des Muttermundes und die kontinuierliche Dehnung des Gewebes beim Hinausschieben des Kindes – das alles hat seine Bedeutung. Nach neun Monaten Schwangerschaft ist eine Geburt von zwölf Stunden oder mehr keine zu lange Zeit. Wünschen Sie sich also nicht unbedingt eine rasche Geburt, sondern seien Sie offen für das, was kommt. Sie können ohnehin nicht vorhersagen, wie Ihre Geburt verlaufen wird. Selbst wenn Sie schon ein oder zwei Kinder geboren haben: Jede Geburt ist anders.

Offen sein für alles, was kommt

Geburten können an den verschiedensten Orten stattfinden. Bei uns gebären die meisten Frauen in einem Krankenhaus, jede fünfte durch Kaiserschnitt. Einige Frauen gebären in Geburtshäusern, wenige zu Hause. Bis vor 50 Jahren war es genau umgekehrt: Der überwiegende Teil der Frauen gebar mit Unterstützung einer Hebamme in den eigenen vier Wänden.

Heute haben schwangere Frauen die freie Wahl, wie, wo und mit wem sie gebären möchten. Frauen mit einem stark ausgeprägten Sicherheitsbedürfnis können in eine Universitätsklinik oder in ein Krankenhaus der Maximalversorgung gehen. Andere, die in erster Linie der eigenen Gebärfähigkeit vertrauen und sich nicht den Gepflogenheiten einer Klinik unterordnen wollen, können zur Geburt zu Hause bleiben oder sich in einem Geburtshaus anmelden.

Eine unerwartete und ungeplante Hausgeburt – auch das kommt vor – stellt für stark sicherheitsorientierte Frauen eine immense Bedrohung dar: Sie bekommen Angst, verspannen und verkrampfen sich. Ähnliche Reaktionen ruft eine unerwartete Klinikentbindung bei jenen Frauen hervor, die eigentlich eine Hausgeburt geplant hatten. Auch wenn diese Extreme relativ selten vorkommen, ist es doch wichtig, offen für alle Eventualitäten zu sein. Diese Flexiblität hilft Ihnen, im Ernstfall mit unvorhergesehenen Situation fertigzuwerden.

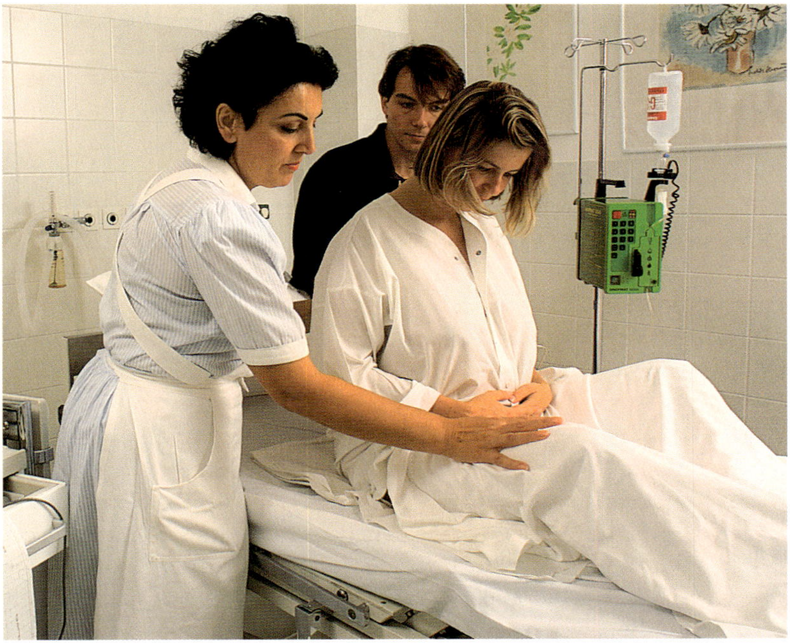

Versuchen Sie, sich möglichst unabhängig von den äußeren Gegebenheiten zu machen, konzentrieren Sie sich auf Ihren Körper und lassen Sie sich nicht aus der Ruhe bringen.

Daran merken Sie, daß es losgeht

Zeichnen

Ein häufiges Anzeichen für den Geburtsbeginn ist das »Zeichnen«. Damit ist der Abgang des Schleimpfropfes gemeint, der während der gesamten Schwangerschaft schützend vor Ihrem Muttermund liegt. Meist ist er mit Blut vermischt. Schleimabgang allein ist allerdings noch kein Grund, in die Klinik aufzubrechen oder die Hebamme zu rufen. Es kann noch einige Tage dauern, bis die Geburt losgeht. Umgekehrt können Wehen einsetzen, ohne daß der Schleimpfropf vorher abgegangen ist.

Wehen

Der deutlichste Hinweis für die unmittelbar bevorstehende Geburt ist das Einsetzen von Wehen. Doch nicht immer sind die beginnenden Geburtswehen eindeutig von den bereits bekannten Schwangerschaftswehen zu unterscheiden. Gerade am Anfang sind sie oft noch recht unregelmäßig. Es kann durchaus sein, daß Sie die ersten Wehen lediglich als Härterwerden Ihres Bauches oder als ein Ziehen im Rücken wahrnehmen. Falls Sie nachts durch Wehen aufwachen und diese noch nicht besonders stark sind, sollten Sie auf jeden Fall versuchen, wieder einzuschlafen. Sie werden diese Ruhe- und Kraftreserve noch gut brauchen können. Wenn Sie gleich aufstehen, die Geburt aber erst in der darauffolgenden Nacht oder am übernächsten Tag richtig in Gang kommt, wird Ihnen der fehlende Schlaf abgehen. Sie brauchen keine Angst zu haben, daß Sie die Geburt verschlafen: Wenn es wirklich »losgeht«, sind Sie ohnehin hellwach.
Haben Sie das Gefühl, daß Ihre Wehen in regelmäßigen Abständen kommen, ständig an Stärke zunehmen und die Pausen immer kürzer werden, dann ist es Zeit in die Klinik oder ins Geburtshaus aufzubrechen beziehungsweise die Hausgeburtshebamme zu informieren. Eine erfahrene Geburtshelferin kann sich meist schon am Telefon ein Bild davon machen, wie weit die Geburt vorangeschritten ist und wie schnell sie gebraucht wird.

Blasensprung

Ungefähr jede zehnte Geburt beginnt mit einem Blasensprung. Der Abgang von Fruchtwasser erfolgt meist ohne Vorankündigung und läßt sich im Gegensatz zum Urin nicht aufhalten. Das Fruchtwasser ist meist deutlich heller als der Urin, das muß allerdings nicht sein.
Die Befürchtung bei einem Blasensprung ist die Möglichkeit eines

Nabelschnurvorfalls. Wenn sich der Kopf des Kindes noch zu weit oben im mütterlichen Becken befindet und nicht vollständig abdichtet, besteht die Gefahr, daß die Nabelschnur zwischen Kopf und Muttermund rutscht. Durch den ständigen Druck, den das Köpfchen auf die Nabelschnur ausübt, kann die Versorgung des Kindes unterbrochen werden. Deshalb raten viele Ärzte Frauen mit Blasensprung, sich sofort hinzulegen. Durch die waagerechte Haltung wird der Druck nach unten deutlich reduziert.

Mehr zum Thema Blasensprung im Service-Teil → Seite 171

Was tun bei einem Blasensprung?

Fragen Sie bei den letzten Untersuchungen, ob sich der Kopf Ihres Kindes bereits im Becken befindet. Wenn das so ist, brauchen Sie sich auch im Falle eines Blasensprungs keine Sorgen zu machen. Sie müssen weder liegen, wenn Ihnen das unangenehm ist, noch mit Blaulicht und Martinshorn in die Klinik gebracht werden. Packen Sie Ihre Sachen, und brechen Sie dann ohne Hektik auf.

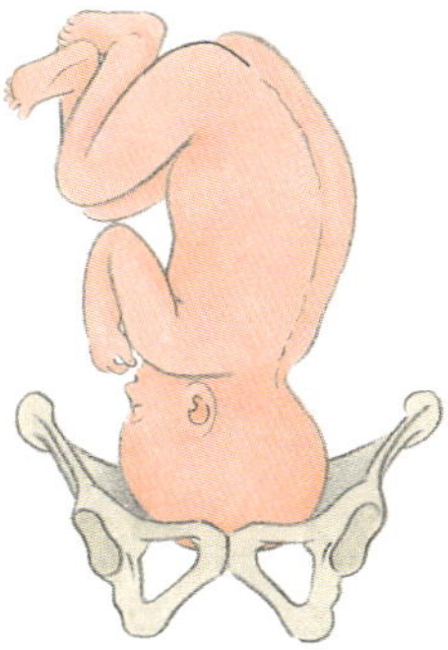

Der Kopf des Kindes sitzt bereits tief im mütterlichen Becken: er »dichtet ab«.

Beim ersten Kind gibt es selten Probleme mit einem vorzeitigem Blasensprung: Der Kopf ist meist schon gegen Ende der Schwangerschaft tief im Becken und dichtet gut ab, so daß ein Verrutschen der Nabelschnur vor den Kopf des Kindes kaum noch möglich ist. Hat eine Frau bereits mehrere Kinder geboren, steht der Kopf meist etwas höher. Das gleiche gilt für einen sehr frühen Blasensprung: Kopf oder Po sind unter Umständen noch nicht groß genug, um den unteren Beckenbereich komplett abzudichten.

! Bitte beachten Sie

Wenn Sie einen Blasensprung haben und der Kopf Ihres Kindes noch nicht vollständig abdichtet oder Fruchtwasser in großen Mengen und schwallartig abgeht, müssen Sie sich sofort hinlegen. Lassen Sie sich unverzüglich mit dem Krankenwagen liegend in die Klinik bringen. Falls Sie allein zu Hause sind, können Sie sich auf allen Vieren zum Telefon bewegen, dann sind Sie ebenfalls waagerecht. Auch die Krankenwagenfahrer sollten Sie in diesem Fall liegend transportieren und Sie nicht mehr herumlaufen lassen. Wenn Ihnen die Rückenlage zu unbequem ist, können Sie sich auch leicht schräg auf die linke Seite legen.

Was geschieht im Krankenhaus nach einem Blasensprung?

Manche Kliniken beginnen sofort mit der Einleitung von Wehen. Dazu gibt es verschiedene Möglichkeiten:

Schulmedizinisch

- Oxytocin: Wehenmittel, mit den körpereigenen Wehenhormonen identisch. Es wird meist als Dauertropfinfusion gegeben oder aber in Tablettenform und als Nasentropfen. Oxytocin wird in der Regel erst bei leicht geöffnetem Muttermund verordnet.
  Vorteil: Der Tropf kann bei zu starken Wehen niedriger dosiert werden.
  Nachteil: Stark eingeschränkte Bewegungsfreiheit
- Prostaglandine (Hormon zur Geburtseinleitung) in Form von Scheidentabletten oder als Gel. Sie werden bei noch geschlossenem Muttermund gegeben.
  Vorteil: Bei der Gabe von Prostaglandintabletten ist die Bewegungsfreiheit nicht eingeschränkt.
  Nachteil: Manchmal treten starke, kräftige Wehen auf, die nicht reguliert werden können und die Gabe eines wehenhemmenden Mittels erforderlich machen.

Vor der Einleitung sollte noch einmal überprüft werden, ob der Termin richtig berechnet wurde: War der Zyklus verlängert? Wann war die Empfängnis? Mit einer Geburtseinleitung gehen Sie ein erhöhtes Kaiserschnitt-Risiko ein.

Alternativ

- Brustwarzenstimulation (durch leichtes Massieren der Brustwarzen unter CTG-Kontrolle soll die Produktion des körpereigenen Wehenhormons in Gang gesetzt werden)
- Akupunktur
- Homöopathische Mittel

Andere Kliniken warten den Wehenbeginn zunächst einmal ab: sechs, zwölf oder 24 Stunden. Ausschlaggebend ist die Anzahl der vorangegangenen Geburten sowie der Muttermundbefund. Hatten Sie beispielsweise einen Blasensprung bei noch teilweise erhaltenem Gebärmutterhals, kann die Einlage von Prostaglandin bewirken, daß der Reifungsprozeß Ihres Gebärmutterhalses etwas beschleunigt wird, was ja durchaus erwünscht wäre. Andererseits können zu frühe Einleitungsversuche auch genau das Gegenteil bewirken: Eine Verspannung und Verkrampfung des Muttermundes (Dystokie), die einen Kaiserschnitt nach sich ziehen können. Ein Blasensprung sollte zwar nicht auf die leichte Schulter genommen werden, wirkliche Gefahr für Sie und Ihr Kind besteht allerdings erst, wenn die Fruchtblase zu lange eröffnet ist. Wie lang, das hängt vom Einzelfall ab.

Welche Gefahren birgt ein Blasensprung ohne Wehen?

Wenn die Fruchtblase geplatzt ist, entsteht eine offene Verbindung zwischen Scheide und Gebärmutter. Je länger sie besteht und je öfter vaginal untersucht wird, desto größer ist die Gefahr einer möglichen Entzündung der Gebärmutterhöhle durch aufsteigende Keime, die auch auf den kindlichen Organismus übergehen kann. In diesem Fall bildet sich ein sogenanntes Amnioninfektionssyndrom, das eventuell einen Kaiserschnitt und die anschließende Behandlung des Neugeborenen mit einem Antibiotikum erforderlich macht. Um eventuelle Anzeichen einer Entzündung möglichst frühzeitig erkennen zu können, werden bestimmte Untersuchungen nach einem Blasensprung routinemäßig durchgeführt, dazu zählen Fiebermessen und einige wichtige Blutuntersuchungen. Da Flüssigkeitsmangel die Körpertemperatur erhöhen kann, müssen Sie nach einem Blasensprung ausreichend trinken – manche Kliniken geben auch eine Infusion mit Kochsalzlösung.

Nach einem Blasensprung sollten Sie viel trinken.

! Bitte beachten Sie

Wenn die Fruchtblase geplatzt ist, müssen Sie auf besondere Hygiene und Sauberkeit achten. Werden häufig vaginale Untersuchungen gemacht, fragen Sie bitte nach, ob diese auch wirklich notwendig sind. Während das Fruchtwasser austritt ist ein Aufsteigen infektiöser Keime kaum möglich, doch jede Untersuchung unterbricht diesen natürlichen Vorgang und die Keime bekommen »freie Fahrt«. Achten Sie zudem darauf, daß Ihr Scheidenbereich nicht mit unsauberen Stoffen oder verschmutzten Gegenständen in Berührung kommt.

Sie brauchen nicht zu befürchten, daß Sie automatisch mit Kaiserschnitt entbinden müssen, wenn Sie einen Blasensprung haben. Bei den meisten Frauen setzen die Wehen innerhalb weniger Stunden nach dem Platzen der Fruchtblase ein.

Blasensprung heißt nicht automatisch Kaiserschnitt.

Die verschiedenen Geburtsphasen

Eine Geburt läuft in verschiedenen Phasen ab. Man unterscheidet zwischen der Eröffnungs-, der Übergangs-, der Austreibungs- und der Nachgeburtsphase.

Die Eröffnungsphase

Die Eröffnung des Muttermundes kann vor allem beim ersten Kind viele Stunden dauern.

Die erste Phase der Geburt ist zugleich auch die längste. Sie beinhaltet die allmähliche Eröffnung des Muttermundes von null bis auf ungefähr zehn Zentimeter Durchmesser. Dieser Vorgang kann gerade beim ersten Kind recht lange dauern. Um den Muttermund vollständig auseinanderziehen zu können, muß die Gebärmuttermuskulatur zunächst den Gebärmutterhals (Zervix) hochziehen. Dadurch werden die Muskeln im unteren Teil der Gebärmutter immer dünner, im oberen Teil entsteht dagegen eine dicke Muskelschicht, die mithilft, Ihr Kind hinauszuschieben.

Hatten Sie gegen Ende der Schwangerschaft bereits kräftige Wehen, ist Ihr Gebärmutterhals schon »verstrichen« und der Muttermund leicht geöffnet, so wird die Eröffnungsphase vermutlich nicht allzulange dauern. Gehen Sie allerdings mit vollständig verschlossenem Muttermund in die Geburt, können viele Stunden bis zur Ankunft Ihres Kindes vergehen. Verlieren Sie nicht die Geduld und versuchen Sie, Ihren individuellen Rhythmus zu finden.

Der Vorteil einer nicht zu schnellen Geburt ist auch, daß die Wehen meist langsam beginnen und sich erst ganz allmählich steigern. So haben Sie die Möglichkeit, sich nach und nach an die Schmerzen zu gewöhnen und in Ihrem Rhythmus zu bleiben.

Versuchen Sie, sich dem Geschehen hinzugeben und Ihren Kopf auszuschalten.

Vertrauen Sie Ihrem Körper, er ist für die Geburt bestens ausgerüstet und scheuen Sie sich nicht, ganz impulsiv zu reagieren. Lassen Sie dem Geschehen seinen Lauf und versuchen Sie, Ihren Kopf so gut es geht auszuschalten. Wenn Sie Ihren Körper unterstützen, wird er genau das Richtige tun und die Geburt schreitet unaufhörlich voran. Gebremst wird der Geburtsverlauf oft gerade dadurch, daß wir dem Körpergeschehen ausweichen, ihm etwas entgegensetzen. Das hilft Ihnen aber nicht weiter, denn Sie und Ihr Kind brauchen regelmäßige und starke Wehen. Darum sollten Sie versuchen, sich dem Geschehen hinzugeben und mitzuschwingen. Je besser Ihnen dies gelingt, desto problemloser verläuft die Geburt.

Was unterstützt den Geburtsvorgang?

Eine Geburt wird gesteuert durch die Ausschüttung bestimmter Hormone. Wenn die Hormonproduktion ungestört verläuft, sind die Bedingungen für einen positiven Geburtsverlauf günstig. Sie kann allerdings leicht durcheinandergebracht werden: durch eigene Ängste, unpassende Bemerkungen (des Partners, des ärztlichen Personals oder der Hebamme), durch eine unangenehme Atmosphäre, einen Hebammenwechsel und vieles mehr.

Obwohl Sie sich dem Geburtsgeschehen hingeben sollten, ist eine Geburt kein ausschließlich passiver Vorgang. Ihre Bewegungen und Haltungen unterstützen die Eröffnung des Muttermundes und das Tiefertreten Ihres Kindes. Die Möglichkeit zum Umhergehen – im Klinikgarten oder über Flure und Treppen – sollten Sie nutzen. Wenn Sie zu den Frauen gehören, die nur sitzen, knien oder liegen möchten, ist das auch Ordnung; so lange die Geburt voranschreitet. Öffnet sich der Muttermund allerdings nicht recht, sollten Sie sich überwinden, auch einmal aufzustehen und umherzugehen. Der Druck auf den Muttermund verstärkt sich, wird zentrierter und konstanter, wenn Sie eine aufrechte Position einnehmen. Zudem empfinden fast alle Frauen ihre Wehen in dieser Stellung als angenehmer und weniger schmerzhaft. Hinzu kommt, daß Sie in einer aufrechten Position eher das Gefühl haben, die Aktive zu sein. So sind Sie dem Geschehen nicht hilflos ausgeliefert, sondern tragen mit Ihren Bewegungen, wie dem Beckenkreisen, Ihrer Haltung und Ihrer Atmung zum Fortschritt der Geburt bei.

Bleiben Sie in Bewegung, auch wenn Ihnen der Haltungswechsel schwerfällt.

Was kann Ihr Partner tun?

Gerade bei der Bewältigung der Wehen kann Ihr Partner oder eine andere Begleitperson sehr hilfreich sein. Sie brauchen jemanden, auf den Sie sich beim Umhergehen stützen können, wenn Sie eine Wehe beatmen. Dafür sollten Sie beide zu Hause oder im Geburtsvorbereitungskurs verschiedene Positionen ausprobieren. Es ist wichtig, daß Sie sagen, was Sie brauchen, daß Sie sich sicher gehalten fühlen und daß Ihr Partner es in der jeweiligen Stellung eine Wehe lang aushält. Wenn Sie sich wirklich fallenlassen und mit Ihrem ganzen Gewicht an ihm hängen, werden Sie sehr schwer sein.

Blockaden verhindern, daß die Geburt vorangeht. Aus diesem Grund liegt der Schwerpunkt vieler Geburtsvorbereitungskurse auf den beiden Bereichen Entspannung und Körperwahrnehmung. Zur Entspannung eignen sich Berührungsübungen und Massagen. Wahrscheinlich haben Sie in Ihrem Geburtsvorbereitungskurs bereits verschiedene Möglichkeiten der Berührungsentspannung und einige Massagetechniken kennengelernt. Diese können auch während der Geburt sehr

hilfreich sein. Es sei denn, Sie gehören zu jenen Frauen, die während der Geburt nicht angefaßt werden wollen. Auch das gibt es.
Die Druckmassage des Kreuz-/Steißbeinbereiches wird von den meisten Frauen als besonders angenehm und schmerzlindernd empfunden. Dieser Druck – es sollte keine richtige Massage sein, sonst wird der Bereich schnell wund – bringt am meisten, wenn er sehr intensiv ausgeübt wird. Darum sollte Ihr Partner möglichst mit seinem ganzen Gewicht drücken.

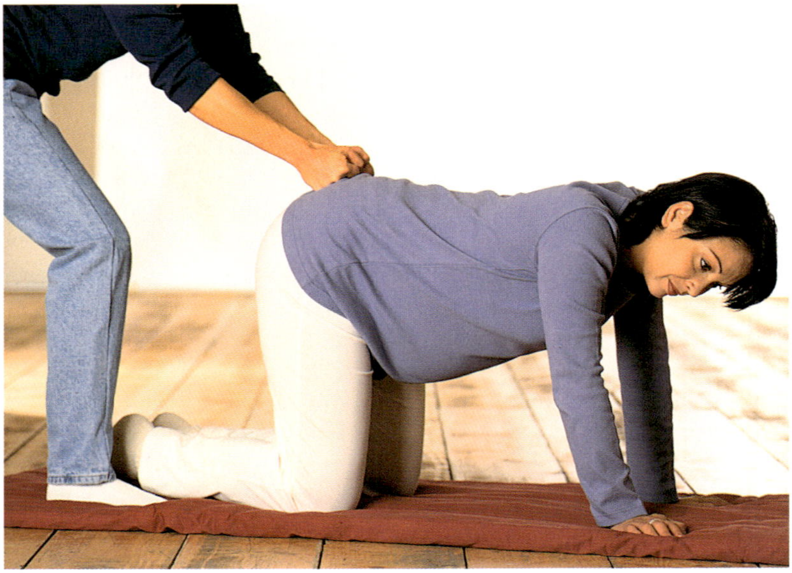

Druckmassagen lindern den Wehenschmerz.

Versuchen Sie gemeinsam herauszufinden, was Ihnen jetzt guttut.

Gesichtsmassagen, Ausstreichen der Schultern und des Rückens, Kneten des Pos sowie das Ausstreichen der Oberschenkelinnenseiten zusammen mit dem Ausatmen können ebenfalls angenehm sein. Nutzen Sie die lange Zeit der Eröffnunghsphase, um herauszufinden, was Ihnen gut tut. Günstig ist, die erste Phase der Geburt möglichst abwechslungsreich zu gestalten.

Die Übergangsphase

Die letzten Zentimeter, manchmal sogar nur Millimeter der Eröffnungsphase erleben viele Frauen besonders intensiv. Es ist der Zeitraum, in dem sie mit ihren Wehen oft nur noch schwer zurechtkommen. Das liegt im wesentlichen daran, daß die Gebärmuttermuskulatur ihre Arbeit langsam umstellt, was die Wehen unberechenbarer werden läßt. Während sie bisher den Charakter einer Welle hatten, langsam begannen, kontinuierlich anstiegen und nach dem Höhepunkt allmählich wieder abflachten, kann es jetzt sein, daß eine Wehe mehrere Höhepunkte hat oder sogar gleichbleibend intensiv erlebt wird. Hinzukommt, daß die erholsamen Wehenpausen plötzlich deutlich kürzer werden. Viele Frauen haben in dieser Phase das Gefühl, daß es gar keine Pausen mehr zwischen den einzelnen Wehen gibt. Unter diesen Umständen ist es nicht ganz leicht, den Atemrhythmus beizubehalten. Frauen, die bisher gut mit dem Beatmen ihrer Wehen zurechtgekommen sind, äußern jetzt immer wieder die Befürchtung, daß sie es nicht schaffen. Aussagen wie: »Ich kann nicht mehr«, »Ich schaffe es nicht« und vor allem »Ich will nicht mehr, ich will nach Hause« sind typisch für die Übergangsphase. Wenn Sie in diesem Stadium nach einem Schmerzmittel verlangen, werden Hebamme oder Arzt Ihnen wahrscheinlich mitteilen, daß es jetzt keinen Sinn mehr hat und daß Sie es bald geschafft haben. Darüber werden Sie sich vermutlich ärgern. Es besteht jedoch kein Grund dazu, denn nun steht die letzte Geburtsphase unmittelbar bevor – dazu brauchen Sie alle Ihre Sinne. Auch für Ihr Kind ist es besser, wenn es »unbetäubt« geboren wird.

Das Ende der Eröffnungsphase naht. Den längsten Teil der Geburt haben Sie bereits geschafft!

Möglicherweise verspüren Sie bereits in der Übergangsphase einen starken Druck nach unten und das Bedürfnis mitzuschieben, zu pressen. Ihre Hebamme wird Sie aber vermutlich davon abhalten und Ihnen raten, damit noch etwas zu warten. Sie wird Ihnen empfehlen, flach und oberflächlich zu atmen oder ganz laut zu stöhnen, um dem Preßdrang noch nicht nachzugeben, bis Ihr Muttermund vollständig eröffnet ist. Andernfalls vergeuden Sie Kräfte, die Sie für die nächste Phase noch benötigen.

Geben Sie dem Preßdrang jetzt noch nicht vollständig nach.

Das hilft Ihnen und Ihrem Kind

In der Geburtsvorbereitung haben Sie und Ihr Partner sicher gelernt, welche Atemformen jetzt besonders sinnvoll sein können, zum Beispiel wenn Sie dazu neigen, die Luft anzuhalten oder vorzeitig zu pressen. Die Übergangsphase dauert selten länger als eine halbe Stunde, manchmal sogar nur wenige Minuten. Um diese zwar kurze aber unangenehme Phase gut zu überstehen, kann es sehr hilfreich sein, wenn Ihr Partner bei jeder Wehe laut mitatmet. Auch wenn Sie zu nichts mehr Lust haben, nur noch im Bett liegen, jammern oder schimpfen wollen, sollten Sie sich aufraffen, wenn Ihnen die Hebamme vorschlägt, aufzustehen oder eine andere Position einzunehmen. Viele Frauen gehen in dieser Phase gern in den Vierfüßler-Stand. Der Druck auf den Muttermund wird etwas reduziert und es fällt Ihnen wieder leichter, mit den Wehen zu atmen und zu tönen. Stöhnen Sie Ihren Ärger heraus oder singen Sie mit den Wehen, wenn Ihnen das mehr liegt.

Die Austreibungsphase

Von der Eröffnung bis zur Austreibung: Das schraubenförmige Abwärtsgleiten Ihres Kindes können Sie unterstützen, indem Sie sich im Stehen oder Hocken an einem Tuch oder Seil festhalten und Ihr Becken langsam kreisen lassen.

Wenn der Muttermund vollständig eröffnet ist, dürfen Sie pressen. Diesen Moment empfinden viele Frauen als große Erleichterung: Nun können sie endlich aktiv mithelfen, ihr Kind hinauszuschieben. Auch wenn die Eröffnung sehr lange gedauert hat, werden Sie in der Lage sein, genügend Kraft und Energie für die eigentliche Geburt aufzubringen. Sie schaffen es, Sie haben die Fähigkeit, Ihr Kind aus eigener Kraft zu gebären.

Auch wenn Ihr Kind zu Beginn der Austreibungsphase bereits sehr tief in das Becken eingetreten ist, hat es noch ein gutes Stück Arbeit vor sich. Mit den stärker werdenden Wehen schiebt, beugt und dreht sich sein Kopf immer weiter nach unten. Der Weg durch den Geburtskanal ist kurvenreich und erfordert eine bestimmte Einstellung seines Köpfchens. Da der Beckeneingang queroval ist, wendet das Kind seinen Kopf zunächst zur Seite, dreht ihn in der Beckenmitte noch einmal und kommt schließlich mit dem Gesicht nach hinten, seltener auch nach vorne gewandt, im längsovalen Beckenausgang an. Es macht eine regelrechte Schraubbewegung.

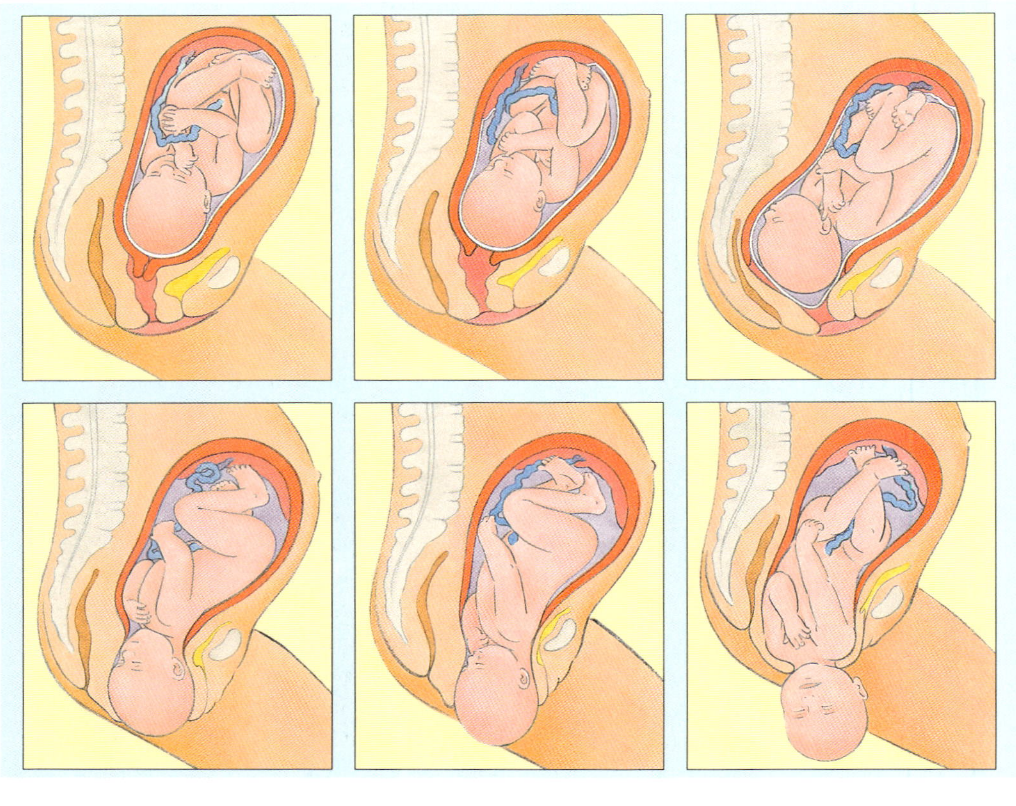

Eine aufrechte Position in der Austreibungsphase macht es Ihnen wahrscheinlich leichter, Ihr Kind zu gebären. Im Liegen müßten Sie es, entgegen der Schwerkraft, immer erst ein Stück nach oben schieben und würden dabei nur unnötig Kraft vergeuden. Auch wird sich das Kind in der liegenden Position immer wieder zurückbewegen. Diese Schaukelbewegung, die wichtig ist für die langsame Dehnung Ihres Gewebes, macht das Baby zwar auch in aufrechten Positionen, doch es kommt dabei besser voran.

Sie und Ihr Kind passen sich den Anforderungen der Geburt an

Sowohl Ihr Körper als auch der Ihres Babys sind durchaus in der Lage, sich den Erfordernissen der letzten Geburtsphase anzupassen: Die Schädelknochen des Babys können sich noch etwas verformen und gegeneinander verschieben und bei Ihnen geben die bindegewebigen Verbindungen der Beckenknochen nach. Sie haben sich bereits im Laufe der Schwangerschaft durch entsprechende Hormoneinwirkungen gelockert. Das bedeutet, daß der Durchmesser Ihres Beckens um rund zwei Zentimeter variieren kann. Nutzen Sie diese Möglichkeit, indem Sie sich bewegen, hinhocken, aufstehen, umhergehen und Ihr Becken kreisen lassen. Auf diese Weise erleichtern Sie Ihrem Kind den Weg nach draußen. Bewegen Sie sich ganz instinktiv, Sie spüren am besten, wie es weitergeht. Falls Sie zum Liegen, womöglich auf dem Rücken, aufgefordert werden und Ihnen diese Position unangenehm ist, wehren Sie sich dagegen und beharren Sie auf der Haltung, die Ihnen am angenehmsten ist, außer es gibt einen triftigen Grund für die vorübergehende Rückenlage (eine bestimmte Untersuchung, eine Blasensprengung und die rasche Geburtsbeendigung durch Saugglocke oder Zange).

Was ist ein Vena-Cava-Kompressions-Syndrom?

Wenn Sie in der Schwangerschaft oder während der Geburt viel auf dem Rücken liegen, besteht die Gefahr, daß Ihre Gebärmutter auf die große Hohlvene (Vena cava) drückt. Dieser Druck bewirkt, daß weniger Blut zu Ihrem Herzen zurückfließen kann und sich nach unten staut. Die Folge: Ihnen und Ihrem Kind wird übel. Das Ungeborene bekommt nicht mehr genug Sauerstoff, seine Herztöne werden unregelmäßiger.
Zur Vermeidung dieser Problematik sollten Sie sowohl in der fortgeschrittenen Schwangerschaft als auch während der Geburt möglichst wenig auf dem Rücken liegen – auch nicht am CTG.

Am Ende der Schwangerschaft und während der Geburt sollten Sie die Rückenlage wenn möglich meiden.

So kommen Sie gut durch die letzte Geburtsphase

Ein Positionswechsel wirkt manchmal Wunder.

In Geburtshäusern und mittlerweile auch in vielen Geburtskliniken gibt es heute Gebärhocker, die Ihnen für die letzte Phase der Geburt angeboten werden – wenn nicht, fragen Sie danach. Auf einem Gebärhocker haben Sie fast eine hockende, zumindest aber eine geburtsgünstige, aufrechte Position. Diese wird Ihnen beim Hinausschieben des Kindes helfen. Falls die Geburt kurz vor Ende stagniert, sollten Sie es mit einem Positionswechsel versuchen: Stehen Sie auf, hängen Sie sich an Ihren Partner, ein Seil oder ein Tuch und kreisen Sie ganz nach Ihrem Empfinden mit dem Becken. Wenn Sie bislang gestanden haben, dann probieren Sie es doch einmal im Liegen. Das bedeutet nicht zwangsläufig Rückenlage, Sie können es auch auf der Seite oder halbsitzend versuchen.

Öffnen Sie sich und schieben Sie Ihr Kind hinaus! **Mehr zum Thema »Pressen« im Service-Teil** **→ Seite 171**

Ihr Kind wird in erster Linie von der Gebärmuttermuskulatur hinausgeschoben. Das würde auch ohne Ihr aktives Mitschieben geschehen. Viel wichtiger als das Pressen ist es daher, sich nach unten zu öffnen, weit und weich zu werden. Der Preßdrang ist aber meist so intensiv, daß Sie gar nicht anders können, als entsprechend mitzuschieben. Versuchen Sie dabei aber immer an das Öffnen, das Herauslassen des Kindes zu denken. Wenn Sie Ihren Beckenbodenbereich anspannen, weil Sie Angst vor einem Riß oder Schnitt haben, erschweren Sie sich und Ihrem Kind die Geburt beträchtlich. Die Gefahr eines Dammrisses ist zudem um so größer, je mehr Sie sich verkrampfen.

Der Dammschnitt

Ein Dammschnitt, auch Episiotomie genannt, wird gemacht, um die Scheidenöffnung kurz vor dem »Durchtritt« des kindlichen Kopfes zu vergrößern und damit die Austreibungsphase zu verkürzen und zu vermeiden, daß der Damm zum After hin ausreißt. Geschnitten wird meist während einer Wehe, dann ist das Gewebe durch den Druck des kindlichen Kopfes am unempfindlichsten. Bis vor wenigen Jahren wurde der Dammschnitt routinemäßig bei fast allen Klinikgeburten durchgeführt.

Das Nähen eines Dammschnittes oder -risses erfordert besondere Sorgfalt.

Auch wenn die Dammschnittrate in den letzten Jahren zurückgegangen ist, wird unserer Meinung nach immer noch zuviel geschnitten. Wenn keine zwingenden Gründe vorliegen, sollte möglichst auf einen Dammschnitt verzichtet werden. Das Reißen Ihres Dammgewebes brauchen Sie nicht zu fürchten, in der Regel heilt ein Riß besser als ein Schnitt. Er ist je nach Lage und Ausdehnung zwar aufwendiger zu nähen, dafür haben Sie hinterher weniger Beschwerden. Genäht wird immer mit Betäubung – falls eine PDA liegt, kann nachgespritzt werden.

Ein Dammschnitt ist erforderlich
- wenn das Kind aufgrund schlechter Herztöne möglichst schnell geboren werden muß.
- wenn der Kopf des Kindes sehr groß ist.
- im Falle einer Frühgeburt.
- bei operativen Entbindungen, wie Zangengeburten.

Der Dammschnitt kann in drei verschiedene Richtungen vorgenommen werden:

- Lateral (sollte möglichst nie geschnitten werden)
- Median (immer wenn es so möglich ist)
- Mediolateral (wenn es notwendig ist, beispielsweise um ein Weiterreißen des Dammes in den Afterschließmuskel zu vermeiden.)

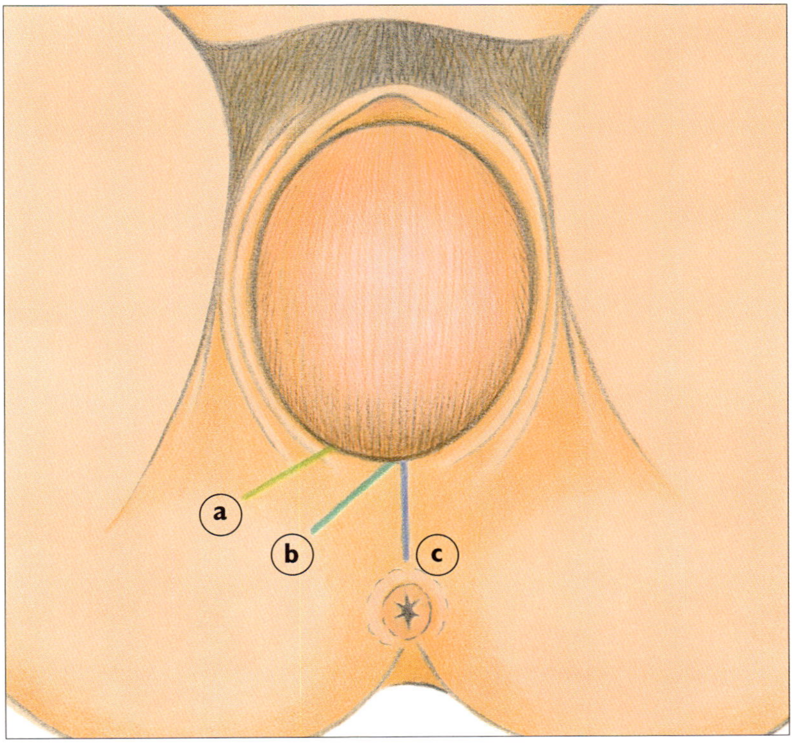

Dammschnitte:
a) Lateral
b) Mediolateral
c) Median

Ihr Kind wird geboren!

Jetzt kommt es auf den Dammschutz an.

Ist Ihr Kind am Beckenboden angelangt, können Sie und Ihr Partner bereits seine Haare sehen und fühlen. Fassen Sie ruhig hin, so spüren Sie, daß sich die harte Arbeit lohnt. Auch ein Spiegel kann manchmal hilfreich sein, um den Erfolg der Bemühungen mit eigenen Augen zu sehen und dadurch neue Kraft für den Endspurt zu schöpfen. Der endgültige »Durchtritt« des Köpfchens muß sehr langsam erfolgen, deshalb bremst die Hebamme mit der Hand etwas ab. Sie sollten jetzt auch nicht mehr ganz so intensiv schieben. Ihr Beckenboden und das Dammgewebe brauchen Zeit, um sich zu dehnen und nachzugeben. Wenn der Kopf geboren ist, muß er sich noch einmal drehen, um die günstigste Position für das Durchtreten der Schultern zu haben. Diese kommen nacheinander, was Sie sicher noch einmal deutlich spüren werden. Anschließend wird der Körper Ihres Babys schnell herausgleiten. Ihr Kind ist geboren! Alles ist überstanden, nach neun langen Monaten des Wartens, Hoffens und Bangens können Sie Ihr Baby nun endlich mit eigenen Augen sehen und in Ihre Arme schließen – ein berauschendes Erlebnis!

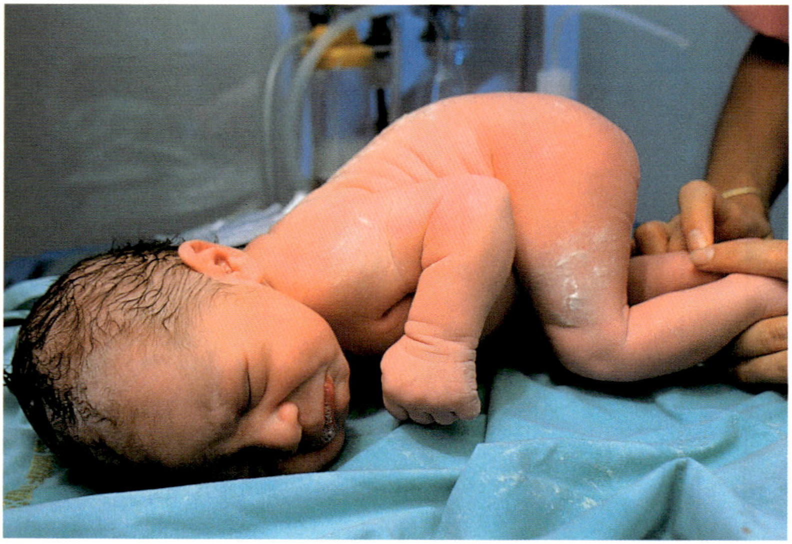

Nach der anstrengenden Geburt ist das Baby erst einmal völlig erschöpft.

Ihr Kind ist da – der erste Kontakt

Zu dem Gefühl der großen Erleichterung gesellt sich nach und nach ein bisher nie gekanntes, riesiges Glücksgefühl. Die ersten Minuten, ja die erste Stunde nach der Geburt ist nicht zu beschreiben. Besonders dann, wenn Sie diese bedeutende Phase ungestört erleben können. Falls Ärzte oder Hebammen darauf dringen, Ihr Kind untersuchen, wiegen, baden oder anziehen zu wollen, Ihren Dammschnitt nähen oder aufräumen möchten, bitten Sie darum, damit noch zu warten. Diese erste Stunde sollte nur Ihnen gehören: Für Sie ist es der Moment, in dem die Liebe zu Ihrem Kind alle anderen Empfindungen verdrängt und für Ihr Kind ist es der Augenblick, in dem es aus seiner bisherigen Welt in eine neue, noch unbekannte hineinkatapultiert wird. Mehr als alles andere braucht es jetzt Ihre Nähe, Ihre Berührungen, Ihre Stimme und Ihre Brust. Beobachten Sie Ihr Kind: Sobald es sucht (zu erkennen an leckenden Zungenbewegungen) legen Sie es an. Falls Sie noch unsicher sind, lassen Sie sich beim ersten Anlegen von der Hebamme helfen.

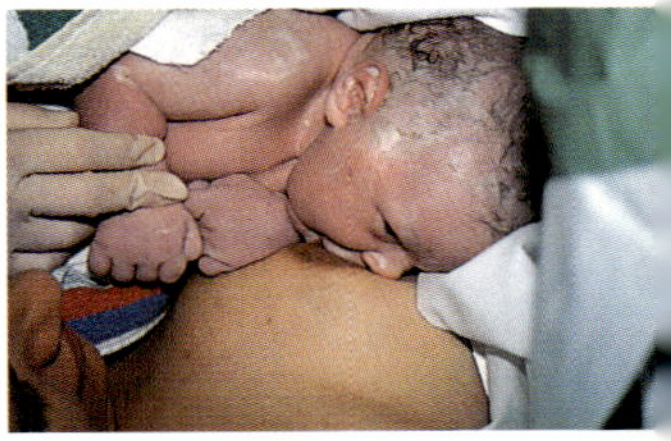

Ungefähr eine halbe Stunde nach der Geburt ist der Sauginstinkt am stärksten.

Wo gehört ein Kind nach der Geburt hin?

Ein Neugeborenes gehört zu seiner Mutter: in warme Tücher gehüllt, auf ihren Bauch gelegt oder an ihre Brust. Der Hautkontakt und die körperliche Nähe sind unendlich wichtig für alle Babys. Hier fühlen sie sich sicher und geborgen.

So ergeht es dem Neugeborenen unmittelbar nach der Geburt.

Versuchen Sie sich einmal in die Lage eines Neugeborenen zu versetzen: 280 Tage in der Gebärmutter. Es kennt seine Welt: das Fruchtwasser, das Pulsieren der Nabelschnur, die Geräusche von draußen, Stimmen und Musik, die Darmgeräusche und den Herzschlag seiner Mutter, das Dröhnen ihrer Schlagadern. Dann die Wehen, der Druck, die Enge und plötzlich nie vorher gespürte Luft, der erste Kontakt mit fremden Händen, Stoff, Licht, unbekannten Stimmen und Geräuschen. Es ist wichtig, die grellen Lichter und Strahler wegzunehmen. Zu oft kommt es vor, daß eine Frau ihr Kind hinausschiebt und die OP-Lampe ist genau auf die Scheide gerichtet. Das grelle Licht blendet die empfindlichen Augen des Kindes, die bisher nur sanfte, abgedunkelte Farben gewöhnt waren. Es gibt in der Regel keinen Grund für grelles Licht. Es gibt auch keinen Grund, laut zu reden. Und es gibt keinen Grund, dem Neugeborenen einen Plastikschlauch bis tief in den Rachen zu schieben. Absaugen ist nur dann erforderlich, wenn das Fruchtwasser eine grünliche Verfärbung zeigt, weil das Kind in der Gebärmutter Stuhl (Kindspech) abgesetzt hat, oder wenn es deutliche Zeichen von Atemnot zeigt.

Mit dem Abnabeln hat es keine Eile

Mit dem Durchtrennen der Nabelschnur sollte man sich Zeit lassen. Über den richtigen Zeitpunkt und die Art und Weise des Abnabelns gibt es unterschiedliche Vorstellungen. Bei gesunden Kindern besteht allerdings kein Grund, sofort nach der Geburt abzunabeln. Es kann in Ruhe gewartet werden bis die Nabelschnur auspulsiert ist. Oft werden Vater oder Mutter gefragt, ob sie die Nabelschnur mit einer Schere durchtrennen möchten. Keine Angst, das tut dem Baby nicht weh.

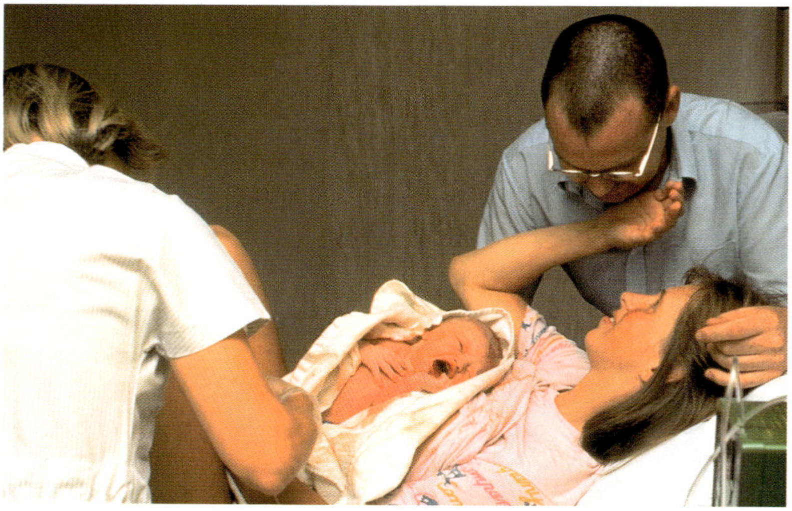

Die ersten Untersuchungen sollten am Körper der Mutter durchgeführt werden, um den Mutter-Kind-Kontakt nicht zu stören.

Erster Gesundheitscheck

Die Neugeborenen-Erstuntersuchung findet unmittelbar nach der Geburt statt.

Unmittelbar nach der Geburt wird Ihr Baby einem ersten medizinischen Check unterzogen, der Neugeborenen-Erstuntersuchung, kurz U1 genannt. Mit dem »Apgar-Test«, benannt nach der amerikanischen Ärztin Virginia Apgar, kontrollieren Arzt oder Hebamme den Zustand des Neugeborenen eine, fünf und zehn Minuten nach der Geburt. Beurteilt werden Atmung, Herzfrequenz, Muskeltonus, Reflexverhalten und Hautfarbe. Eine Minute nach der Geburt sollte ein gesundes Neugeborenes einen Apgar-Wert zwischen sieben und zehn haben. Wenn Sie in der Klinik geboren haben, wird zusätzlich der ph-Wert Ihres Kindes bestimmt. Dazu entnehmen Arzt oder Hebamme eine kleine Blutprobe aus der Nabelschnur und untersuchen sie in Bezug auf das Gleichgewicht der sauren und basischen Blutgase zueinander. Das Ergebnis liegt binnen weniger Minuten vor und gibt Aufschluß über die Sauerstoffversorgung Ihres Kindes. Beide Untersuchungsergebnisse werden in das gelbe Kinder-Untersuchungsheft eingetragen, daß Ihnen bei der Entlassung aus der Klinik ausgehändigt wird. Dieses Heft erhalten Sie auch, wenn Sie zu Hause oder im Geburtshaus gebären.

Vorsorge gegen Vitamin K-Mangel

Vitamin K wird von den Darmbakterien gebildet und dient der Blutgerinnung. Neugeborene sind noch nicht in der Lage, dieses lebensnotwendige Vitamin in ausreichender Menge in ihrem Darm zu produzieren und weisen daher einen Vitamin K-Mangel auf. Um Gerinnungsstörungen vorzubeugen und damit der Gefahr einer inneren Blutung entgegenzuwirken, wird die Vitamin K-Prophylaxe beim Neugeborenen allgemein empfohlen. Sie ist freiwillig und darf nur in Rücksprache mit den Eltern durchgeführt werden. Dazu bekommt der Säugling unmittelbar nach der Geburt zwei Tropfen einer öligen Flüssigkeit. Die Gabe wird noch zweimal wiederholt – bei der U2 und der U3.

Umstritten ist die Gabe von Augentropfen mit Silbernitrat zur Vorbeugung einer schwere Augenentzündung, die in Folge einer Gonorrhoe (Tripperinfektion) der Mutter ausgelöst werden kann und im schlimmsten Fall zum Erblinden führt. Silbernitrat brennt in den Augen und kann unangenehme Reizreaktionen beim Neugeborenen hervorrufen. Da die Häufigkeit solcher Infektionen in den letzten Jahren stark zurückgegangen ist, ist es nicht unbedingt erforderlich, eine routinemäßige Prophylaxe mit Silbernitrat durchzuführen. Wichtig ist nur, daß Sie eine mögliche Ansteckung mit dem Gonorrhoe-Erreger ausschließen können.

! Bitte beachten Sie

Wann immer Untersuchungen durchgeführt oder Entscheidungen getroffen werden, die Sie nicht verstehen, fragen Sie nach! Viele Dinge entwickeln sich langsam und es ist meist genügend Zeit vorhanden, um mit Hebamme oder Arzt zu sprechen. Fühlten Sie sich durch plötzliche Eingriffe überrumpelt, sollten Sie auch im Wochenbett noch danach fragen. Lassen Sie sich erklären, was Ihnen unklar ist. Auch wenn Sie erst zu Hause feststellen, daß Ihnen bestimmte Vorgänge nicht aus dem Kopf gehen, schreiben Sie einen Brief. Für die Geburtshelferinnen ist es wichtig, zu erfahren, wie ihre Arbeit bei den werdenden Eltern ankommt. Nur durch solche Rückmeldungen sind Verhaltensänderungen des geburtshilflichen Personals möglich.

Die Nachgeburtsphase

Mit der Ankunft Ihres Kindes ist die Geburt noch nicht vorbei. Neben dem Glück und der Dankbarkeit über das freudige Ereignis gilt das Augenmerk von Arzt und Hebamme der Lösung der Plazenta und eventuell stärkeren Blutungen, die von der Gebärmutter herrühren können oder aber von einem Riß oder Schnitt. Häufig wird in Kliniken ein Nachwehenmittel (Oxytocin) gespritzt, damit die Nachgeburt sich schnell ablöst. Bei schwachen Geburtswehen, einem großen Kind und Mehrlingsgeburten ist das auch notwendig, um stärkere Nachblutungen zu vermeiden.

Nach der Geburt des Kindes und der Abnabelung zieht sich die Gebärmutter noch einmal krampfartig zusammen, die Plazenta löst sich und wird ausgestoßen. Sie hat in etwa die Größe eines Kuchentellers und ist zwei bis drei Zentimeter dick. Wenn die Plazenta geboren ist wird sie von der Hebamme auf Vollständigkeit geprüft. Es dürfen keine Reste der Plazenta in der Gebärmutter zurückbleiben. Erschrecken Sie nicht, wenn Sie nach der Geburt stark bluten, ein Blutverlust von 250–500 ml ist nichts Außergewöhnliches. Die Nachwehen sorgen dafür, daß sich die Gefäße in der Gebärmutter verengen und die Blutung zum Stillstand kommt.

Wenn sich die Plazenta nicht löst

Wird die Plazenta nicht binnen einer halben bis einer Stunde geboren, gibt es verschiedene Möglichkeiten:

- In die Hocke gehen
- Mit offenem Mund blasen, husten oder niesen
- Die Blase entleeren
- Das Anlegen des Kindes, falls es dazu schon bereit ist
- Eine Eisblase auf den Bauch legen
- Die Verabreichung eines Wehenmittels (als Nasenspray oder Spritze)
- Die Gabe eines homöopathischen Mittels

Löst sich die Plazenta trotz dieser Maßnahmen nicht oder nur unvollständig, muß sie unter Betäubung geholt werden.

Medizinische Geburtsüberwachung

Cardiotokogramm (CTG)

Den Herzton-Wehen-Schreiber, kurz CTG genannt, kennen die meisten von Ihnen bereits aus der Schwangerschaft. Mit ihm werden, die kindlichen Herztöne unter Wehenbelastung aufgezeichnet und überprüft. Die Daueranwendung des CTG empfiehlt sich nur bei Risikogeburten oder bei Gebärenden, die ein Wehenmittel wie zum Beispiel Oxytocin bekommen. Verläuft die Geburt normal, sind regelmäßige Kontrollen von jeweils 15 bis 20 Minuten völlig ausreichend. Das CTG wird meist äußerlich aufgezeichnet.

Das CTG besteht aus zwei Gürteln, die Ihnen um den Bauch geschnallt werden, einem Druckabnehmer für die Wehenschreibung sowie einem Ultraschallkopf für die Ableitung der Herztöne.

Nur in seltenen Fällen wird eine direkte Ableitung der kindlichen Herztöne über eine Kopfschwartenelektrode durchgeführt. Dazu muß die Fruchtblase entweder schon gesprungen sein oder geöffnet werden. Ein feiner Draht mit einem Häkchen am Ende wird an der Kopfhaut (Kopfschwarte) des Kindes befestigt und nach der Geburt wieder entfernt. Diese innere Ableitung wird heute nur noch vorgenommen, wenn eine äußerliche Aufzeichnung der Herztöne beispielsweise aufgrund ungünstiger Kindslage nicht möglich ist. Durch die Herztonüberwachung können Gefahrenzustände des Kindes, wie zum Beispiel ein drohender Sauerstoffmangel, frühzeitig erkannt werden. Der Nachteil: Es wird häufig blinder Alarm gegeben, ohne daß ein tatsächlicher Gefahrenzustand vorliegt. In der Konsequenz kann das Kaiserschnitt, Saugglocke oder einen vorzeitigen Dammschnitt bedeuten. Im Zweifelsfall wird immer zu Gunsten des Kindes entschieden.

Die Bewertung der kindlichen Herztöne erfordert ein hohes Maß an Kenntnis und Erfahrung.

MBU, Pulsoxymetrie

Sowohl die Mikro-Blut-Untersuchung (MBU) als auch die Pulsoxymetrie dienen dazu, Ursache und Bedeutung auffälliger Herztöne zu klären. Ist eine rasche Geburtsbeendigung notwendig oder kann damit noch gewartet werden? Bei der MBU wird etwas Blut aus der Kopfhaut des Ungeborenen entnommen und auf den Sauerstoffgehalt untersucht. Zur Durchführung der Pulsoxymetrie schiebt der Arzt eine Sonde durch Scheide und Muttermund und befestigt sie am Kopf des Kindes. Auch bei dieser Methode wird der Sauerstoffgehalt des kindlichen Blutes ermittelt, allerdings ohne Blutabnahme – mittels Durchleuchtung unmittelbar über die Kopfhaut.

Routine-Maßnahmen während der Geburt

Venenverweilkanüle

In vielen Kliniken wird routinemäßig bei Geburtsbeginn ein Venenzugang in den Handrücken oder die Armbeuge gelegt, eine Braunüle. Dabei handelt es sich um einen dünnen Plastikschlauch, der in der Venen verbleibt. Hand oder Arm können nach Belieben bewegt werden. Die Begründung des Klinikpersonals dafür lautet: Falls unter der Geburt eine Medikamentengabe notwenig wird, ist der venöse Zugang bereits vorhanden.

Mehr zum Thema PDA → Seite 131

Andere Kliniken verzichten darauf und legen die Kanüle erst, wenn der Zugang auch tatsächlich gebraucht wird beziehungsweise bei Risikogeburten, Weheneinleitungen, häufigeren Blutentnahmen oder bei einer PDA (Periduralänästhesie).

Einlauf und Rasur

Einläufe werden von den meisten Hebammen zu Beginn der Geburt angeboten. Ein leerer Darm schafft zusätzlichen Platz und der Darminhalt stört viele Frauen beim Pressen. Notwendig ist es allerdings nicht – Sie können selbst entscheiden, ob Sie einen Einlauf möchten oder lieber nicht.

Rasiert wird heute fast gar nicht mehr. Es ist nicht auch erforderlich. Wenn überhaupt, dann werden die Haare im Dammbereich entfernt, damit sie beim Nähen eines Risses oder Schnittes nicht stören.

Essen und Trinken

Während der Geburt können Sie zwar essen, wenn Ihnen danach ist, die wenigsten Frauen haben allerdings das Bedürfnis danach. Trinken sollten Sie allerdings ausreichend, denn das Beatmen der Wehen trocknet den Mund aus.

Das hilft gegen trockenen Mund

- Wasser oder Tee, in kleinen Schlucken getrunken
- Ein feuchter Lappen zum Auslutschen
- Eine Sprayflasche mit Wasser

Die Geburtshormone (Adrenalin, Endorphine und Corticoide) und die Anstrengung bewirken, daß Sie stark schwitzen. Verlangen Sie in den Wehenpausen nach Wasser und lassen Sie sich etwas davon ins

Gesicht spritzen oder tupfen, das wird Ihnen gut tun. Scheuen Sie sich nicht, Ihre Bedürfnisse zu artikulieren. Sie arbeiten, Sie bringen das Kind zur Welt, Sie stehen jetzt im Mittelpunkt – alle anderen sind nur zum Helfen da.

Das verraten Routine-Maßnahmen über die Einstellung des Klinikpersonals zur Geburt

Routine-Maßnahmen, egal ob es sich um das generelle Legen einer Venenverweilkanüle, das Dauer-CTG oder ein grundsätzliches Eß- und Trinkverbot handelt, sagen viel über die Grundeinstellung des Klinikpersonals zur Geburt aus. Meist überwiegt in einem solchen Fall die Ansicht, daß es sich bei der Entbindung in erster Linie um ein medizinisches Ereignis handelt, das ständig zu entgleiten droht und deshalb unter Kontrolle gehalten werden muß. Info-Abende, die von allen Kliniken angeboten werden, sind eine gute Gelegenheit, nach den jeweiligen Routine-Maßnahmen zu fragen.

Der Einsatz von Medikamenten während der Geburt

Eine normale Geburt erfordert keinerlei routinemäßigen Einsatz von Medikamenten. Jede gesunde Frau hat die Fähigkeit, aus eigener Kraft zu gebären, ihr Körper sorgt durch entsprechende Hormonproduktion für den optimalen Geburtsverlauf. Jede zusätzliche Maßnahme kann zu unerwünschten Nebenwirkungen führen und sollte deshalb genau überlegt werden. Bevor man mit Medikamenten in die Geburt eingreift, muß man sich wie vor jedem anderen Eingriff fragen: »Was will ich damit erreichen?« »Welche unerwünschten Folgen könnten eventuell auftreten?«

Schmerzmittel

Für die Verabreichung von Schmerzmitteln während der Geburt gibt es im wesentlichen zwei Gründe: der persönliche Umgang mit Schmerzen (frühere Erfahrungen, Angst) und ein langwieriger, erschöpfender Geburtsverlauf.
Normalerweise aktiviert der Körper während der Geburt selbst Schmerzmittel, die Endorphine (körpereigene Morphine). Als gebärende Frau befinden Sie sich in einer völlig veränderten Bewußtseinslage, Sie schweben, und alle rationalen Gedanken verschwinden. Streßhormone werden ausgeschüttet: Corticoide und Adrenaline, die

helfen, die Geburt zu ertragen. Voraussetzung für einen harmonischen Verlauf ist allerdings, daß alle unnötigen Störungen von außen unterlassen werden. Die Herstellung und der Schutz der Privatsphäre für die gebärende Frau sollte »Schmerzmittel« Nummer eins sein. Fühlen Sie sich sicher und geborgen, so kann Ihr Körper die erforderliche Geburtsarbeit leisten. Die richtige Wahl des Geburtsortes spielt dabei eine ganz entscheidende Rolle.
Medizinische Sicherheit allein genügt nicht: Ihr Wohlbefinden trägt ganz wesentlich zu einem komplikationsarmen Geburtsverlauf bei.

Mehr zum Thema natürliche Schmerzlinderung → Seite 132 f.

Bedenken Sie, daß auch Ihr Kind von der Wirkung pharmakologischer Medikamente betroffen ist. Sie haben unter anderem Auswirkungen auf seine Aufnahmefähigkeit unmittelbar nach der Geburt und eventuell auch auf das Stillen. Wenn Sie glauben, die Schmerzen wirklich nicht mehr aushalten zu können, versuchen Sie es doch mit alternativen Möglichkeiten der Schmerzlinderung. Und denken Sie daran, daß jede starke Wehe Sie Ihrem Kind ein Stück näher bringt.

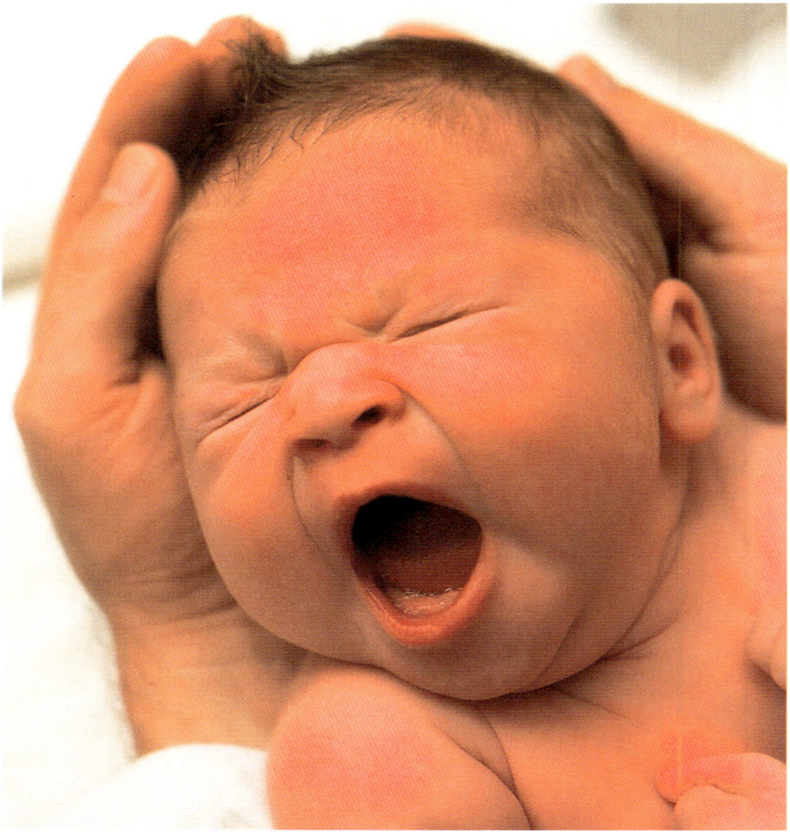

Auch Ihr Kind muß eine Menge leisten, um geboren zu werden.

Schulmedizinische Schmerzmittel

Schmerz-mittel	Geburts-phase	Verab-reichung	Indikation	Wirkungs-dauer	Mögliche Nebenwir-kungen
Spasmolytika	Eröffnung	Zäpfchen, Infusion, Spritze	Muttermund öffnet sich nicht, Schmerzen	1–2 Stunden	trockener Mund, Herzrasen
Opiate	Eröffnung	Spritze, Zäpfchen	Muttermund öffnet sich nicht, Schmerzen	2–3 Stunden	Übelkeit, Erbrechen, Blutdruckabfall Kind: schlechte Atmung
Beruhigungs-mittel	Eröffnung	Tropfen, Spritze, Zäpfchen, Tabletten	Verspannung, Angst, Schmerzen	Mehrere Stunden	Verwirrung
Lachgas	Austreibung	Gas über Maske	Schmerzen	Einige Minuten	Erbrechen, bei Überdosierung Bewußtseinsverlust
Periduralanästhesie (PDA)	Eröffnung	Dauerkatheder, Spritze in den Periduralraum (zwischen Rückenmark und -wirbel)	Geburtsstillstand, Schmerzen, Bluthochdruck, Beckenendlage, Mehrlinge, Kaiserschnitt	2 Stunden (mit Lokalanästhetikum) bis zu 5 Stunden (mit Morphium)	verlängerte Preßphase, Saugglocken- oder Zangengeburt, da Preßdrang fehlt, Blutdruckabfall, Kopfschmerzen, bis zu 24 Stunden liegen
Spinalanästhesie (SPA)	Austreibung	Spritze in den Spinalraum (zwischen Rückenmark und -wirbel)	Geburtsstillstand, Saugglocken-Zangengeburt, Kaiserschnitt	2 Stunden	Blutdruckabfall, Kopfschmerzen, bis zu 24 Stunden liegen
Lokalanästhesie	Austreibung	Pudendusblock (Spritze in den Vaginalbereich) Damminfiltration (Spritze in den Dammbereich)	Dammschnitt, schmerzhafte Preßphase, Saugglocken-Zangengeburt	1 Stunde	Entzündung

Es geht auch ohne Medikamente

Es gibt viele Alternativen zu den herkömmlichen schulmedizinischen Schmerzmitteln. Erkundigen Sie sich danach.

Atmen und Singen

Bewußtes Atmen hilft Ihnen, selbst mit unangenehmsten Wehen zurechtzukommen. Auch bestimmte gesungene Silben können hilfreich sein: Aus dem Wehenatmen wird ein Wehensingen, das »Leboyer-Singen«. Manche Frauen atmen in rhythmischen Sprüchen, wie »Liebes-Ba-by-komm!« oder »Ich schaff's – ich schaff's« und »Ja, Ja, Ja«. Diese positiven Sprüche werden Ihnen eher weiterhelfen, als ein »Nein« oder »Ich kann nicht mehr«.

Warmes Wasser

Das warme Wasser wirkt sehr entspannend. In der Badewanne lassen sich auch starke Wehen leichter ertragen. Sie können in der Wanne bleiben, so lange Sie sich dort wohlfühlen und die Geburt vorangeht.

Homöopathische Mittel

Wenn Sie ohnehin in homöopathischer Behandlung sind, können Sie vor der Geburt nachfragen, welche Mittel für Sie in welcher Situation geeignet sind. Hebammen und Ärzte, die homöopathische Mittel zur Erleichterung der Geburt einsetzen, haben meist bestimmte Standard-Mittel, mit denen sie gute Erfahrungen gemacht haben.

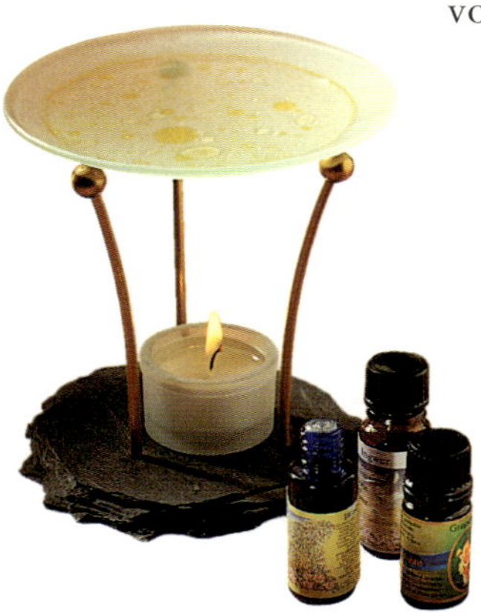

Aromatherapie

Bei Anwendung der Aromatherapie werden die Duftstoffe spezieller Aromaöle eingeatmet. Dazu gibt es drei Möglichkeiten:

- über die Aromalampe
- als Badezusatz
- direkt auf die Haut

! Bitte beachten Sie

Verwenden Sie nur 100% reines, natürliches ätherisches Öl (erhältlich in Naturkostläden oder Apotheken).

So wirken die Aromaöle

Muskatellersalbei – krampflösend, hilft, Barrieren zu überwinden

Jasmin – krampflösend, hilft, sich fallenzulassen und sich dem Geburtsgeschehen hinzugeben

Melisse – beruhigend, krampflösend, stärkend, erfrischt und wärmt

Lavendel – krampflösend, schmerzstillend, hilft gegen Schlaflosigkeit und Bluthochdruck

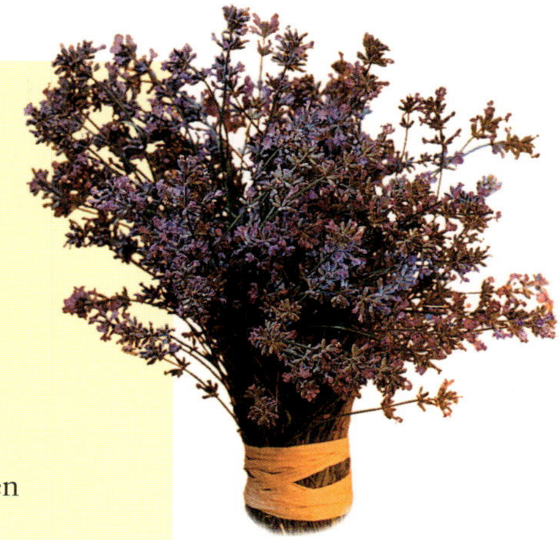

- Für ein Vollbad etwa zehn Tropfen Öl mit einem Emulgator (Milch, Sahne oder Honig) vermischen.
- Für ein Massageöl mischen Sie 20 Tropfen ätherisches Öl mit 50 ml Oliven-, Mandel- oder Weizenkeimöl.

Rezept

Akupunktur

Einige Kliniken bieten Akupunktur zur Schmerzlinderung an. Das kann eine gute Alternative zu herkömmlichen Schmerzmitteln sein. Der Nachteil ist, daß die Nadeln relativ früh gesetzt werden sollten, da sie über Endorphin-Ausschüttung (»Glückshormon«) wirken, was eine Weile dauern kann. Viele Frauen fühlen sich durch die Nadeln in ihrer Bewegungsfreiheit eingeschränkt.

Akupressur

Vielleicht haben Sie im Geburtsvorbereitungskurs einige Griffe gelernt oder Ihre Hebamme kann Akupressur anwenden. Akupressur wirkt wie Akupunktur, wird aber ohne Nadeln, nur mit dem Druck der Finger ausgeübt.

Druckmassage → Seite 116

Massage und Berührungsentspannung

In Angst- und Schmerzsituationen neigen wir dazu, uns zu verkrampfen und bestimmte Körperteile anzuspannen. So auch während der Geburt. Um die Schmerzen im Bereich des Erträglichen zu halten, ist es wichtig, sich nicht zu verspannen. Im Geburtsvorbereitungskurs haben Sie wahrscheinlich Massagegriffe und Berührungsentspannungen gelernt, mit denen Ihr Partner zu Ihrer Entspannung beitragen kann.

Mehr zum Thema Kaiserschnitt im Service-Teil → Seite 169

Besondere Geburten

Geburt durch Kaiserschnitt

In Deutschland wird fast jedes fünfte Kind per Kaiserschnitt entbunden – die Sectiorate liegt bei über 18 Prozent. Auch wenn Sie sich verständlicherweise auf eine normale Geburt vorbereiten, sollten Sie die Möglichkeit einer Kaiserschnittgeburt zumindest in Erwägung ziehen. Viele Frauen verdrängen den Gedanken an eine operative Entbindung und fühlen sich total überrumpelt, wenn ein solcher Eingriff notwendig wird.

Falls Sie zu den Frauen gehören, bei denen ein Kaiserschnitt von vornherein feststeht, sollten Sie wissen, daß es auch hier gravierende Unterschiede zwischen den einzelnen Kliniken gibt. Folgende Punkte sollten Sie klären, bevor Sie sich endgültig für ein Krankenhaus entscheiden:

- Welche Narkoseform wird angewandt? Vollnarkose oder Teilnarkose, wie PDA (Periduralanästhesie) oder SPA (Spinalanästhesie)
- Darf der werdende Vater bei der Operation dabeisein?
- Ist ein Mutter-Kind-Kontakt während des Eingriffs möglich?
- Kann das Kind unmittelbar nach der Geburt angelegt werden?
- Besteht die Möglichkeit eines stationären Wochenbett-Aufenthaltes für die ganze Familie? Ihr Partner kann Ihnen zur Hand gehen und gleichzeitig das Neugeborene versorgen: Eine gute Gelegenheit den Vater-Kind-Kontakt zu fördern.

Die Entscheidung für einen geplanten Kaiserschnitt fällt bereits während der Schwangerschaft.

Gründe für einen geplanten Kaiserschnitt

- Der häufigste Grund ist die Beckenendlage: Das Kind liegt mit dem Gesäß (Steißlage) oder den Füßen voran in der Gebärmutter. Es gibt allerdings auch Kliniken, die eine Beckenendlage spontan entwickeln (vaginal entbinden). Erkundigen Sie sich danach!
- Liegt das Kind quer in der Gebärmutter (Querlage), ist ein Kaiserschnitt unvermeidbar.
- Das gleiche gilt für eine »Plazenta praevia«. Die Plazenta befindet sich vor dem Muttermund und versperrt dem Kind den Ausgang.
- Bestimmte Vorerkrankungen, wie große Myome (gutartige Geschwülste), die den Muttermund blockieren.
- Frühgeburten vor der 32. Woche werden heute fast ausnahmslos durch Kaiserschnitt entbunden.

Bestimmte Notsituationen unter der Geburt können einen Kaiserschnitt erforderlich machen.

Gründe für einen Kaiserschnitt während der Geburt

- Gleichbleibend schlechte Herztöne des Kindes
- Blutungen durch vorzeitige Ablösung der Plazenta
- Ein Mißverhältnis zwischen Kopf und Becken
- Bestimmte »falsche« Kopfeinstellungen des Kindes: wenn es beispielsweise statt mit dem Hinterkopf mit dem Gesicht voran kommt.
- Sehr lange Geburten, bei denen kein Ende absehbar ist, die Mutter keine Kraft mehr hat und es dem Baby auch nicht mehr gut geht.
- Außerdem gibt es noch eine Reihe von Besonderheiten, die eine Entscheidung zum Kaiserschnitt erforderlich machen, wie zum Beispiel plötzlicher, nicht einstellbarer Bluthochdruck oder hohes Fieber.

Das kommt auf Sie zu

Zunächst wird eine Kanüle in die Armvene gelegt und ein Blasenkatheder eingeführt. Dann wird ein Teil des Schamhaares abrasiert – der Querschnitt erfolgt unterhalb der Schamhaargrenze, so daß die Narbe fast vollständig unter den Haaren verschwindet. Wenn die Narkose Ihre vollständige Wirkung zeigt, beginnt die Operation. Ungefähr zehn Minuten später ist das Kind geboren und kann von seinem Vater in Empfang genommen werden.

Welche Narkoseform ist die richtige?

Bei einem Kaiserschnitt können Sie zwischen Voll- und Teilnarkose wählen.

Bei geplanten Kaiserschnitten, manchmal auch bei ungeplanten, können Sie selbst entscheiden, welche Narkoseform Sie wollen: eine Voll- oder eine Teilnarkose. Letztere hat den großen Vorteil, daß Sie Ihr Kind bei vollem Bewußtsein zur Welt bringen. Auch wenn Sie sich jetzt schwer vorstellen können, wie es ist, eine Operation bewußt mitzuerleben, sollten Sie genau abwägen, welche der beiden Möglichkeiten für Sie in Betracht kommt. Frauen, die sich für eine Vollnarkose entschieden haben, klagen häufig darüber, daß sie den entscheidenden Moment der Geburt nicht miterleben konnten. Sie sagen fast immer: »Sie hätten mir jedes Kind zeigen können, ich wüßte nicht, ob es wirklich meines ist.« Frauen, die eine Teil-Betäubung wählen, wie beispielsweise die PDA, können ihr Kind sofort nach der Geburt sehen, es berühren und unter Umständen sogar schon stillen.
Wollten oder mußten Sie sich für eine Vollnarkose entscheiden, sollten Sie bereits im Vorfeld klären, ob Ihr Partner das Kind nach der Geburt versorgen kann. Auch er kann den ersten wichtigen Kontakt, das Streicheln, Berühren und Massieren, übernehmen. Allerdings

sollte er dazu seinen Oberkörper freimachen, damit das Kind direkten Hautkontakt bekommt. Gerade Babys, die keine Wehen gespürt haben, müssen besonders intensiv gestreichelt und massiert werden, damit ihre vitalen Körperfunktionen in Gang kommen.

Ein Kaiserschnitt ist eine große Operation

Es gibt immer wieder Frauen, die sich einen Kaiserschnitt wünschen, um auf diese Weise die Geburtsschmerzen zu umgehen. Dabei vergessen viele nur allzugern, daß ein Kaiserschnitt eine Bauchoperation mit allen Risiken ist. Während Sie nach einer Spontangeburt relativ schnell wieder fit sind, brauchen Sie nach einem Kaiserschnitt deutlich länger, bis Sie wieder »auf die Beine kommen«. Sie haben in den ersten Tagen alle Unannehmlichkeiten einer Operation, können Ihr Kind nicht allein zum Stillen hochnehmen oder in sein Bettchen zurücklegen. Sie brauchen viel Hilfe durch die Schwestern. Eine gute Möglichkeit ist es daher, wenn der Vater mit auf der Wochenstation aufgenommen werden kann und Ihnen beisteht.

Nach einem Kaiserschnitt in Teilnarkose können Sie Ihr Kind bereits kurz nach der Geburt in den Arm nehmen.

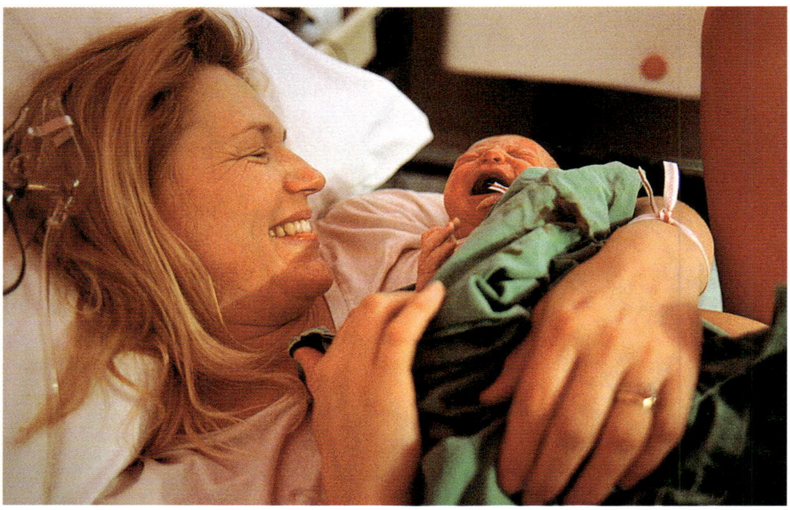

Saugglocken- oder Zangengeburt

Ob die Wahl auf eine Saugglocke oder Zange fällt, hängt von der jeweiligen Situation und der Ausbildung Ihrer Geburtshelfer ab. In deutschen Kliniken wird zumeist die Saugglocke benutzt, seltener die Zange. In den USA ist es genau umgekehrt, dort kommt hauptsächlich die Geburtszange zum Einsatz.

Die Saugglocke kann helfen, einen Kaiserschnitt zu vermeiden.

Es gibt im wesentlichen zwei Gründe für eine Geburt mit Saugglocke oder Zange:

- Das Kind ist fast geboren, der Muttermund vollständig eröffnet und die Fruchtblase geplatzt. Aber trotz Pressen, wiederholtem Lagewechsel, Hocken, Stehen und Wehentropf geht nichts vorwärts: Das Kind steckt im Geburtskanal und die Mutter ist erschöpft.
- Das Kind ist durch die lange Geburt erschöpft und seine Herztöne verschlechtern sich deutlich. In diesem Fall werden Hebamme oder Arzt mit Ihnen besprechen, ob eine Saugglocke oder Zange eingesetzt werden soll.

Falls jetzt, wie so oft in der Austreibungsphase, geschäftiges Treiben einsetzt, schließen Sie einfach die Augen und versuchen Sie, bei sich und Ihren körperlichen Empfindungen zu bleiben. Scheuen Sie sich nicht, um Ruhe zu bitten, wenn Sie sich gestört fühlen.

Manchmal ist wenig Zeit für Erklärungen. Dann ist es wichtig, Vertrauen in das geburtshilfliche Personal zu haben. Sie können die ganze Situation später im Wochenbett noch einmal mit Hebamme oder Arzt durchsprechen, wenn Ihnen das ein Bedürfnis ist. Keiner will Ihnen oder Ihrem Baby etwas Böses. Doch manchmal eilt es und in diesem Fall zählt jede Minute.

Manche Saugglocken-Kinder sehen nach der Geburt etwas mitgenommen aus. Durch den Unterdruck, mit dem das Kind aus dem Geburtskanal »gesaugt« wird, kann eine Geburtsgeschwulst am Hinterkopf des Neugeborenen entstehen, ein Hämatom. Dieser kreisrunde, etwa sechs Zentimeter große blaue Fleck verschwindet jedoch nach kurzer Zeit und bald wird Ihr Kind wie jedes andere Neugeborene aussehen. Es besteht also kein Grund zur Beunruhigung.

Für das Kind stellt die rasche Geburtsbeendigung durch Saugglocke oder Zange eine zusätzliche Belastung dar, möglicherweise leidet es nach der Geburt unter Kopfschmerzen. Gehen Sie deshalb in den ersten Tagen besonders sorgsam mit dem empfindlichen Köpfchen um.

Es kann durchaus vorkommen, daß sich Arzt oder Hebamme auch jetzt noch für einen Kaiserschnitt entscheiden. Es gibt Fälle, in denen der kindliche Kopf so hoch steht, daß eine Saugglocken- oder Zangengeburt nicht möglich ist oder ein zu großes Risiko für Sie und Ihr Kind darstellen würde. Viele Frauen sind dann enttäuscht: Eine lange Geburt, Schmerzen, Betäubungsmittel, eventuell eine Periduralanästhesie und zuletzt doch noch der gefürchtete Kaiserschnitt. Lassen Sie sich dadurch nicht frustrieren. Jeder Versuch einer spontanen Geburt ist wertvoll. Ein Kind, das unter Wehen geboren wird – auch wenn die Geburt operativ beendet werden muß – hat bessere Startchancen, als eines, das nie Wehen erlebt hat. Und denken Sie auch an die nächste Geburt: War der Muttermund schon einmal offen, wird es beim nächsten Mal schneller und reibungsloser gehen.

Einmal Kaiserschnitt heißt nicht immer Kaiserschnitt. → Seite 169

Es gibt mitunter Frauen, die nach einer solch traumatischen Geburtserfahrung von vornherein nach einem Kaiserschnitt verlangen. In diesem Fall sollte zumindest ein »befristeter Geburtsversuch« unternommen werden, bei dem einige Stunden Wehen abgewartet werden. Öffnet sich der Muttermund, ist es gut; wenn nicht, kann der Kaiserschnitt in Ruhe vorbereitet werden.

Wassergeburt

Die Zahl der Wassergeburten hat in den letzten Jahren stark zugenommen. Das ist auch kein Wunder, denn warmes Wasser hat eine wunderbar entspannende Wirkung. Vom wohltemperierten Wasser umgeben und getragen finden viele werdende Mütter leichter in ihren individuellen Geburtsrhythmus. Sie können sich besser entspannen und dem Geburtsgeschehen hingeben. Der gefürchtete Teufelskreis aus Angst, Spannung und Schmerz entsteht so gar nicht erst.

Eine Wassergeburt ist auch zu Hause möglich.

Für eine Wassergeburt benötigen Sie nichts Besonderes. Eine große Wanne für verschiedene Gebärhaltungen ist zwar schön, aber nicht unbedingt erforderlich – eine ganz normale Badewanne tut es auch. Ob Sie sich nur zur Eröffnung ins Wasser legen oder während der gesamten Geburt dort bleiben, sollten Sie in Absprache mit Ihrer Hebamme spontan entscheiden. Am sinnvollsten ist es, erst in der heftigen Geburtsphase – ab fünf Zentimeter Muttermunderöffnung – in die Badewanne zu steigen. Treten keine besonderen Probleme auf, spricht nichts gegen eine Geburt in der Wanne. Das Wasser sollte eine Temperatur von 37 Grad allerdings nicht überschreiten. Um Ihr Kind brauchen Sie sich keine Sorgen zu machen: Es ist das Wasser gewöhnt. Mit dem Atmen beginnt es erst, wenn sein Körper mit der Luft in Berührung kommt. Bis dahin wird es über die Nabelschnur mit Sauerstoff versorgt. Das Wasser ist normalerweise keimarm – es herrschen strenge Wasseraufbereitungsvorschriften. Gegen die Keime der Mutter ist das Kind immun, das Wasser muß daher nicht gewechselt werden. Falls ein Dammschnitt nötig wird, ist dieser auch im Wasser

Das Pressen fällt im Wasser meist leichter und kostet weniger Kraft.

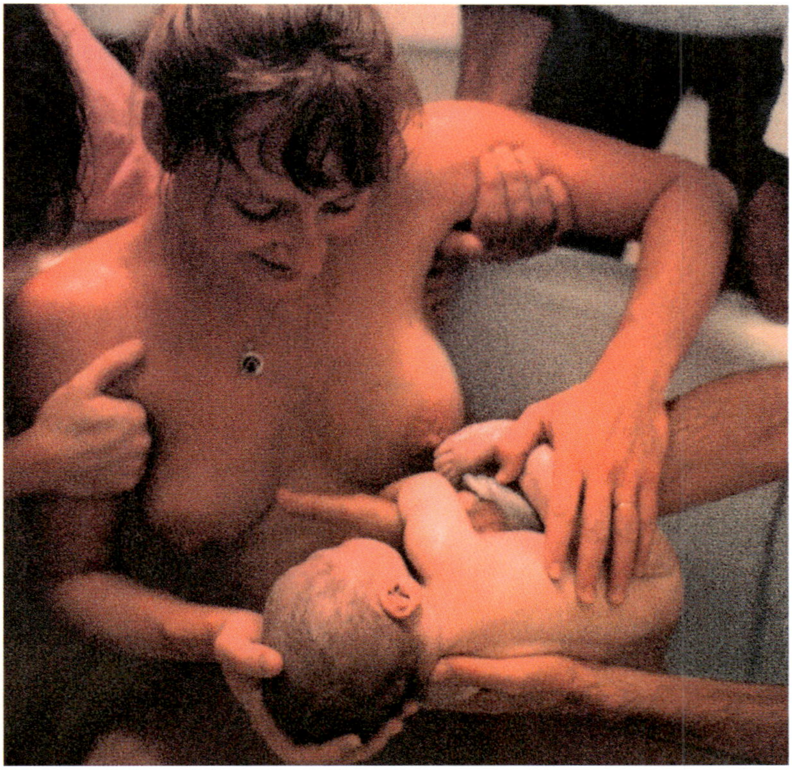

Das Baby erlebt die Geburt im Wasser als besonders sanften Übergang in seine neue Welt.

möglich. Das CTG kann ebensogut in der Wanne abgeleitet werden. Wenn Sie vorhaben, in der Wanne zu gebären, sollten Sie sich genau informieren, ob dieses Ansinnen von der ausgewählten Klinik, dem Geburtshaus oder der Hausgeburtshebamme auch unterstützt wird. Oftmals versprechen gerade Kliniken im Rahmen ihrer Info-Abende, daß die Frauen alles haben können, was sie sich nur wünschen, doch in der Realität sieht es häufig anders aus – je nachdem, welche Hebamme oder welcher Arzt zur Geburt kommt. Auf der anderen Seite sollten Sie sich nicht zu sehr festlegen, es kann gut sein, daß es Sie in der aktuellen Geburtssituation gar nicht mehr in die Wanne zieht.

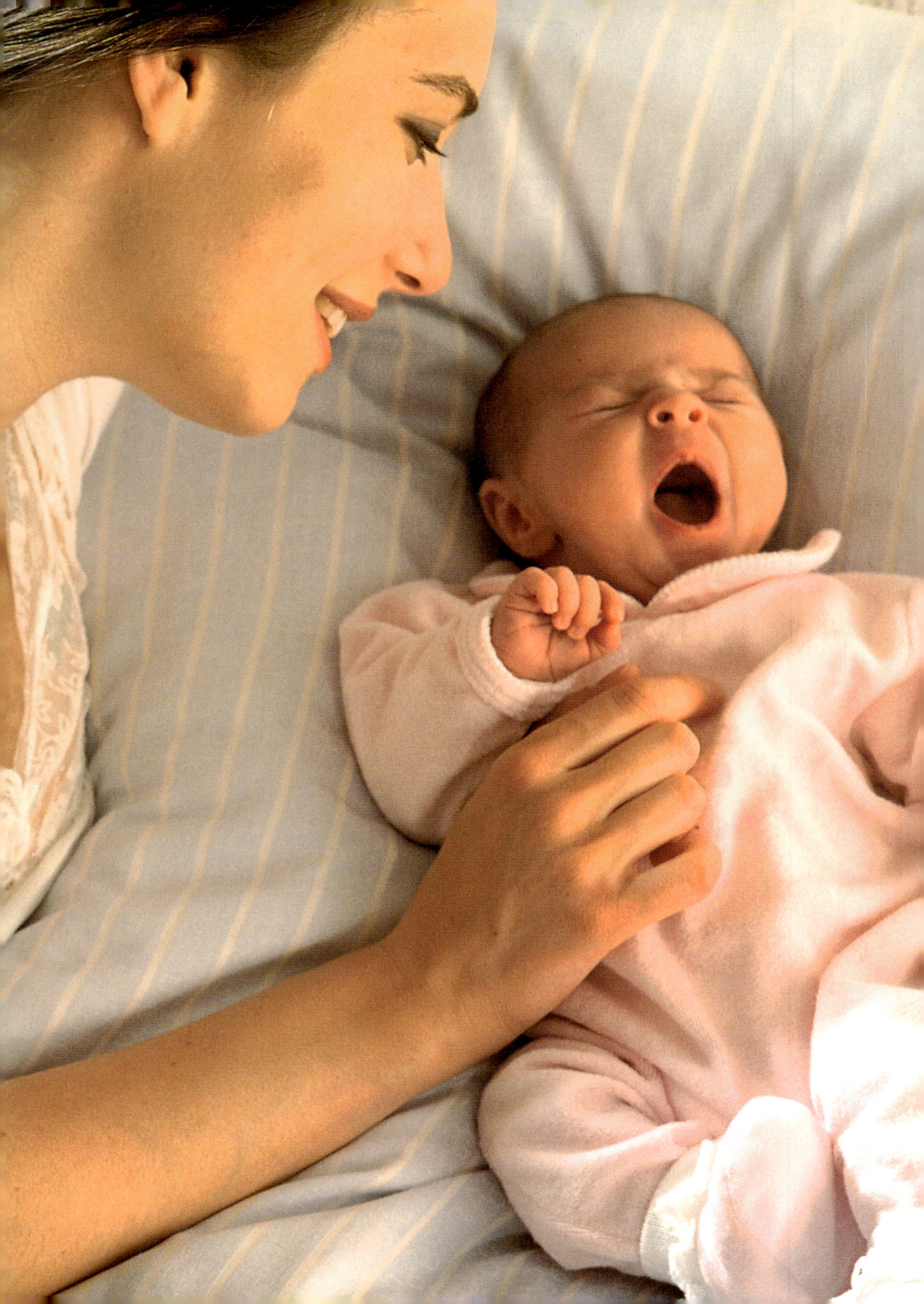

Die erste Zeit mit Kind …

Ihr Kind ist geboren! Eine aufregende und zugleich anstrengende Zeit beginnt. Doch nicht nur Ihr Kind bedarf der liebevollen Zuwendung, sondern auch Ihr Körper und Ihre Psyche wollen gehegt und gepflegt werden. Beide haben in den vergangenen Monaten viel geleistet: zuerst neun Monate Schwangerschaft und schließlich die stundenlange Geburt.

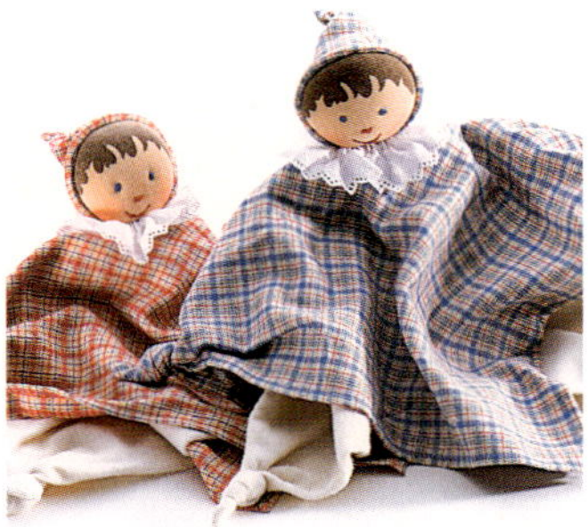

Ein altes Sprichwort sagt: »Neun Monate kommt das Kind und neun Monate geht es!« Seien Sie also nicht zu ungeduldig, wenn Ihr Körper nicht sofort wieder so funktioniert wie vor der Schwangerschaft oder Sie Ihre alte Figur nicht gleich wiedererlangen. Alles braucht seine Zeit. Seien Sie nett zu sich und Ihrem Körper und vernachlässigen Sie sich nicht zu sehr. Mutter und Kind, beide müssen zu ihrem Recht kommen. Nehmen Sie sich ausreichend Zeit für die Rückbildung – Ihr Körper und Ihre Seele werden es Ihnen danken.

Die ersten Stunden

In der Klinik

Mehr zu den Routinemaßnahmen nach der Geburt im Service-Teil → Seite 171 f.

Die ersten Stunden mit Ihrem Baby werden Sie sicher Ihr ganzes Leben nicht vergessen. Es ist etwas ganz Besonderes und Zauberhaftes, sein eigenes Kind nach neun Monaten des Wartens erstmals zu sehen, zu streicheln, zu bestaunen und im Arm zu halten. Genießen Sie die erste Zeit zu zweit und lassen Sie sich auch durch den »klinischen Betrieb« nicht stören. Im Krankenhaus ist diese erste intensive Zeit leider sehr begrenzt. Ungefähr zwei Stunden nach der Geburt müssen Sie den Kreißsaal verlassen und werden auf die Wochenstation verlegt. Ihr Kind muß vorher noch untersucht, gewogen, gewaschen und angezogen werden. Für die Väter ist das meist der Augenblick des Abschiednehmens – zumindest nachts. Mutter und Kind alleinzulassen, das fällt fast allen Vätern schwer.

Ein Neugeborenes gehört zu seiner Mutter!

Falls es in Ihrer Klinik nicht üblich ist, versuchen Sie durchzusetzen, Ihr Kind rund um die Uhr versorgen zu können. Die Kinderschwestern der Wochenstation nehmen Neugeborenene gern erst einmal unter ihre Fittiche. Das ist aber nicht notwendig. Es ist Ihr Kind und sollte deshalb Tag und Nacht bei Ihnen bleiben. Sie sind die beste Betreuerin für Ihr Kind. Als Mutter werden Sie nur einen sehr oberflächlichen Schlaf haben und alle Veränderungen Ihres Kindes sofort wahrnehmen. Außerdem finden die meisten Mütter (und auch viele Väter) in der ersten Nacht ohnehin keinen Schlaf. Alle Beteiligten sind durch die Geburt und die Ankunft des Kindes meist sehr aufgewühlt; an Schlaf ist da kaum zu denken. Zögern Sie nicht, das Kind in Ihr Bett zu holen, wenn Sie das Bedürfnis dazu haben. Auf der anderen Seite brauchen Sie aber kein schlechtes Gewissen zu haben, Ihr Kind auch einmal abzugeben, um ein paar Stunden ungestört zu schlafen. Vertrauen Sie Ihrem Gefühl und tun Sie das, was Sie für richtig halten.

Zu Hause

Genießen Sie die ersten Stunden zu dritt!

Beschaulicher und familiärer geht es zu, wenn Ihr Kind zu Hause geboren wurde oder Sie nach einer ambulanten Geburt das Wochenbett in den eigenen vier Wänden verbringen. Vater, Mutter und Kind bleiben vom ersten Augenblick an zusammen und die Eltern übernehmen gemeinsam die Pflege ihres Kindes. Sie können schlafen, wachen und aufstehen wann Sie wollen und Ihr Baby ist immer an Ihrer Seite. Sie und Ihr Partner sollten aber dafür sorgen, daß Sie in dieser ersten Zeit auch wirklich ungestört sind und nicht schon nach wenigen Stunden Freunde oder Verwandte in der Türe stehen. Genießen Sie den Zauber dieser Stunden ganz für sich allein.

Die ersten Tage

In der Klinik

Auf der Wochenstation eines Krankenhauses ist immer etwas los: Türen gehen auf und zu, Ihre Bettnachbarin bekommt Besuch, es wird saubergemacht, Fieber gemessen, der Arzt kommt zur Visite und, und, und. Trotz solchen Durcheinanders finden viele Frauen diese wenigen Tage in der Klinik durchaus erholsam. Sie brauchen sich um nichts zu kümmern, bekommen das Essen ans Bett gebracht und haben rund um die Uhr Fachleute zur Verfügung, die ihnen über die ersten Unsicherheiten hinweghelfen. Wenn Sie es wünschen, können Sie bis zu fünf Tagen im Krankenhaus bleiben. Viele Kliniken haben auf der Wochenstation nicht mehr so strenge Sitten wie auf den anderen Stationen. Es wird später oder gar nicht geweckt und viele Häuser haben variable Essenszeiten oder Bufetts eingeführt: Für stillende Mütter ein großer Vorteil.
Falls Sie sich durch die Besucher Ihrer Bettnachbarin gestört fühlen, sagen Sie es oder bitten Sie die Schwestern, daß sie für Ruhe sorgen. Für Besucher gibt es spezielle Aufentshaltsräume oder eine Cafeteria. Außerdem haben viele Wochenstationen ein separates Stillzimmer: Dort haben Sie auf jeden Fall Ihre Ruhe.
Wundern Sie sich nicht, wenn die Schwestern Ihr Baby nicht täglich baden. Das Baden ist nicht so wichtig, es sollte Ihnen allerdings einmal gezeigt werden, damit Sie wissen, worauf es ankommt. Probieren Sie auch das Wickeln in aller Ruhe aus. Man kann nicht viel falsch machen. Schwestern oder Hebammen kennen allerdings oft kleine Tricks, von denen Sie profitieren können. Immer mehr Krankenhäuser benutzen heute Stoffwindeln, so daß Sie auch das Wickeln mit diesem Windeltyp üben können.
Das wichtigste auf der Wochenstation ist die Unterstützung beim Stillen. Manchmal ist die Station sehr voll und die Schwestern haben wenig Zeit. Statt immer wieder eine andere zu fragen, sollten Sie versuchen, eine Schwester zu finden, die sich einmal in Ruhe mit Ihrem Problem auseinandersetzt, so daß Sie in Zukunft allein zurechtkommen. Sie können natürlich auch in den Kreißsaal gehen und eine Hebamme um Rat bitten. Wenn alles nichts hilft und es keine spezielle

Lassen Sie sich helfen, wenn Sie mit dem Stillen nicht zurechtkommen.

Still- oder Laktationsberaterinnen in Ihrem Krankenhaus gibt, rufen Sie eine an, die in Ihrer Nähe wohnt. Gerade die Anfangsschwierigkeiten beim Stillen führen häufig dazu, daß viele Frauen vorzeitig aufgeben, obwohl mit entsprechender Unterstützung die Freude am Stillen erhalten bleiben könnte.
Nach den ersten euphorischen Tagen folgt oft eine niedergeschlagene Stimmung: Die Wochenbettdepression, im Volksmund »Heultage« genannt. Da es sich dabei nicht immer um eine Depression handelt, spricht man heute zunehmend vom Baby-Blues. Gönnen Sie sich Ihre Traurigkeit – den Abschied von Ihrem bisherigen Leben. Haben Sie kein schlechtes Gewissen, wenn Ihnen trotz der Freude über Ihr Kind hin und wieder die Tränen kommen. Spannende, pralle Brüste und wunde Brustwarzen tragen auch nicht gerade dazu bei, permanent in Hochstimmung zu sein. Ihr Kind wird Ihnen helfen, das vorübergehende Tief zu überwinden. Wenn es immer bei Ihnen ist, Sie in engem Hautkontakt zu ihm sind, es auf Ihrem Bauch oder an Ihrer Brust liegt, wird es Ihnen bald wieder besser gehen. Vielleicht erleben Sie diese Heultage auch nicht. Das gilt vor allem für Frauen, die ihr Wochenbett zu Hause verbringen.

Die Neugeborenen-Basisuntersuchung

Vor der Entlassung aus der Klinik wird das Neugeborene noch einmal komplett durchgecheckt.

Kurz vor der Entlassung aus der Klink wird Ihr Kind auf »Herz und Nieren« geprüft: Zwischen dem dritten und zehnten Lebenstag findet die Neugeborenen-Basisuntersuchung (U2) statt. Der Kinderarzt kontrolliert die körperliche Reife Ihres Kindes. Er prüft, ob es bei der Geburt verletzt wurde, ob die Neugeborenengelbsucht im Bereich des Normalen liegt, ob die Verdauung in Ordnung ist und ob die Reflexe funktionieren. Ferner untersucht er Herz, Lunge, Bauch- und Geschlechtsorgane, das Nerven- und Skelettsystem, das Knochensystem und – per Ultraschall – die Hüften. Eventuelle Schäden, wie eine Hüftgelenksstörung, können umso erfolgreicher behandelt werden, je früher man sie erkennt. In der Regel genügt das vorübergehende Tragen einer »Spreizhose«, in harmlosen Fällen auch das Breitwickeln (mit Stoffwindeln). Besonders wichtig ist diese Untersuchung nach einer vaginalen Beckenendlagen-Geburt oder bei erblicher Vorbelastung. Weibliche Säuglinge sind öfter betroffen als männliche. Ferner entnimmt der Arzt Ihrem Kind Blut, um es auf Stoffwechselstörungen, wie Schilddrüsenunterfunktion (TSH-Test) oder Milchunverträglichkeit zu testen (Guthrie-Test). Und er macht Sie auf die Möglichkeit einer Rachitis- und Kariesprophylaxe aufmerksam. Sie haben jetzt die Gelegenheit, den Kinderarzt alles zu fragen, was Ihnen im Zusammenhang mit der Gesundheit und der Entwicklung Ihres Kindes unklar ist. Vielleicht schreiben Sie sich eine Liste, damit Sie nichts vergessen.

! Bitte beachten Sie

Wenn Sie die Klinik vor dem fünften Tag verlassen oder das Wochenbett in den eigenen vier Wänden verbringen, sollten Sie sich rechtzeitig um einen Kinderarzt bemühen, der die zweite Neugeborenenuntersuchung (U2) bei Ihnen zu Hause durchführt. Andernfalls müssen Sie mit dem wenige Tage alten Säugling in eine Kinderarztpraxis fahren – das sollten Sie sich und Ihrem Baby ersparen.

Zu Hause

Was Sie und Ihr Kind jetzt brauchen, ist Ruhe, Ruhe und nochmals Ruhe. Die euphorische Stimmung der ersten Stunden hält meist noch einige Tage an, so daß viele Frauen sich für topfit halten und ihre Kräfte überschätzen. Egal, wie leicht oder schwer Ihre Geburt verlaufen ist, lassen Sie sich verwöhnen und rundum versorgen. Sie dürfen zwar hin und wieder aufstehen, die meiste Zeit sollten Sie es sich jedoch mit Ihrem Baby im gemeinsamen Bett bequem machen. Wenn der Vater dazukommt, umso besser. Halten Sie Besucher möglichst fern. Nach ein bis zwei Wochen ist immer noch Zeit genug, das Baby stolz zu präsentieren. Jetzt müssen Sie sich erst einmal an das neue Le-

Nicht zuviel Besuch in den ersten Tagen

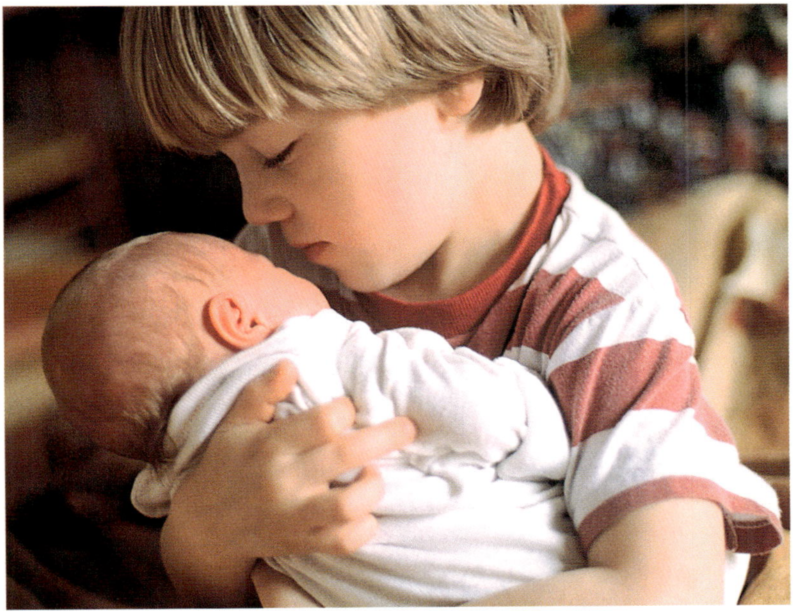

Schon bald sind sie ein Herz und eine Seele: der Große und sein kleines Geschwisterchen.

ben gewöhnen, sich erholen und die schönen Stunden mit Kind und Partner genießen. So schaffen Sie optimale Bedingungen für den Start in das Leben zu dritt und einen erfolgreichen Still-Beginn. Schön wäre es, wenn Sie einen »guten Geist« hätten, der für Sie kocht, wäscht und saubermacht, sich aber sonst im Hintergrund hält.
Wenn Sie bereits ältere Kinder haben, lassen Sie diese an Ihrem Glück teilhaben. Kinder, die in der ersten Zeit nach der Geburt des Geschwisterchens häufig weggeben werden, entwickeln schnell Eifersuchtsgefühle und empfinden den Familienzuwachs als Eindringling. Um das zu vermeiden, sollten die Erstgeborenen von Anfang an miteinbezogen werden. Je nach Alter können sie schon kleinere Handgriffe bei der Versorgung des Babys übernehmen. Auf diese Weise haben sie das Gefühl gebraucht zu werden und sind stolz darauf, die Älteren zu sein.

Die Hebammen-Nachsorge

Wenn Ihr Kind in einem Geburtshaus oder ambulant zur Welt kommen soll, haben Sie sich sicher schon vor einiger Zeit eine Hebamme zur Nachsorge bestellt. Frauen, die nach der Geburt noch drei, vier oder fünf Tage in der Klinik bleiben, denken oft nicht daran, sich rechtzeitig um eine Nachsorge-Hebamme zu bemühen. Jede Frau hat Anspruch auf zehn Tage Hebammennachsorge und diese sollten Sie auf jeden Fall nutzen. Denn auch nach einigen Tagen Klinik wird es noch viele offene Fragen und Unsicherheiten geben. Falls Sie vergessen haben, sich nach einer Nachsorge-Hebamme umzusehen, sollten Sie während Ihres Klinikaufenthaltes nach entsprechenden Angeboten fragen. Meistens machen die Klinikhebammen auch Nachsorge. Es ist natürlich schöner, wenn Sie die Hebamme vorher kennen. Fragen Sie auch andere Frauen nach deren Erfahrungen. Es gibt manchmal Hebammen, die viele Termine annehmen und dann wenig Zeit für Sie haben. Die Hebammen-Nachsorge hat aber gerade den großen Vorteil, zu Hause in aller Ruhe beisammenzusitzen und alle anstehenden Fragen zu erörtern. Manche Hebamme bieten zudem eine gezielte Wochenbett-Gymnastik an. Wenn es nötig ist, haben Sie auch nach den ersten zehn Tage noch Anspruch auf Hebammenhilfe. Bis zu einer Frist von zwölf Monaten nach der Geburt können Hebammen ihre Dienste mit den Krankenkassen abrechnen.

Als Wöchnerin haben Sie in den ersten zehn Tagen nach der Geburt Anspruch auf Hebammen-Nachsorge.

Wenn Sie eine ambulante Geburt gehabt haben, sollten Sie nach ungefähr einer Woche zur Nachuntersuchung zu Ihrer Frauenärztin oder Ihrem Frauenarzt gehen.

Was macht eine Nachsorge-Hebamme?

- Sie schaut nach der Dammnaht und gibt Ihnen entsprechende Pflegetips.
- Sie kontrolliert die Rückbildung der Gebärmutter.
- Sie schaut sich die Brüste an. Wenn sie schmerzen oder die Brustwarzen wund sind, hilft Sie mit gezielten Tips.
- Falls Sie Probleme mit dem Stillen haben, hilft sie Ihnen beim Anlegen.
- Sie zieht das Kind aus, wäscht oder badet und wickelt es, um seine Entwicklung zu überprüfen und zeigt Ihnen dabei die richtigen Handgriffe
- Sie gibt Ihnen Ratschläge zur Babypflege.
- Auf Nachfrage nennt sie Ihnen Adressen von Rückbildungs- oder Mutter-Kind-Kursen.

Rückbildung

Nachwehen

Nachwehen fördern die Rückbildung.

In den ersten Tagen nach der Geburt bildet sich Ihre Gebärmutter durch wiederholtes Zusammenziehen fast auf ihre ursprüngliche Größe zurück. Diese Kontraktionen bezeichnet man als Nachwehen. Nach der ersten Geburt sind sie meist noch recht schwach, aber mit jedem weiteren Kind werden sie stärker. Am deutlichsten spüren Sie die Nachwehen beim Stillen. Durch das Saugen des Kindes wird die Ausschüttung bestimmter Hormone angeregt, die die Wehentätigkeit begünstigen. Wenn Sie die Nachwehen als sehr unangenehm empfinden, dann setzen Sie Ihren Atem ein und versuchen Sie, sich bewußt zu entspannen. Mit jeder Stillmahlzeit werden die Schmerzen weniger und schon bald werden Sie nichts mehr davon spüren.

Wenn sich die Gebärmutter nicht richtig zurückbildet

Es kann passieren, daß sich die Gebärmutter nicht richtig zurückbildet. In der Klinik wird sehr darauf geachtet, daß die Rückbildung möglichst schnell erfolgt. Unter Umständen bekommen Sie wehenfördernde Medikamente. Das beste und zugleich auch natürlichste Mittel ist das häufige Anlegen Ihres Kindes. Es kann auch hilfreich sein, wenn Sie sich öfter einmal auf den Bauch legen oder Ihre Gebärmutter unterhalb des Nabels massieren.

Der Wochenfluß

In den ersten Tagen ist die Blutung meist noch sehr stark, läßt aber kontinuierlich nach.

Am Wochenfluß erkennt die Hebamme, ob die Nachgeburtsphase regelrecht verläuft. Wenn die Blutung zu stark ist, muß kontrolliert werden, ob vielleicht ein kleiner Plazentarest in der Gebärmutter verblieben ist. Das geschieht meist per Ultraschall. Bestätigt sich der Verdacht, wird ein Wehenmittel gegeben. Hilft auch das nichts, muß noch einmal »nachgetastet« werden, das heißt, Sie bekommen eine Ausschabung unter Narkose. Der Wochenfluß dauert einige Wochen: Nach wenigen Tagen ist er bereits recht schwach und erinnert an eine normale Regelblutung. Ungefähr drei Wochen nach der Geburt ist auch die Schmierblutung vorbei und zum Schluß haben Sie nur noch einen leichten Ausfluß. Sechs bis acht Wochen nach der Geburt erfolgt die Abschlußuntersuchung bei Ihrem Frauenarzt. Erst dann ist Ihre Wochenbett-Zeit zu Ende.

So heilt die schmerzende Dammnaht

- Zum Spülen nach dem Wasserlassen gibt es in den Kliniken meist »Duschen« in den Toiletten. Zu Hause können Sie einen Meßbecher oder ähnliches verwenden, um Ihren Dammbereich mit warmem Wasser abzuspülen.
- Bei Beschwerden helfen Sitzbäder in warmem Wasser mit einem Schuß Calendula-Essenz oder Eichenrindenextrakt.
- Beckenbodenübungen sollten Sie zunächst noch weglassen.
- Beim Sitzen kann ein Schwimmring hilfreich sein (bei Spannungsgefühl nicht zu stark aufblasen).

Was ist mit Ihrem Beckenboden?

Viele Frauen sind nach der Geburt schockiert. Sie stellen fest, daß Sie den Urin nicht mehr richtig halten können. Das kann in den ersten Stunden und Tagen nach der Geburt durchaus vorkommen. Auch Ihr Beckenboden braucht Zeit, um sich zurückzubilden und seine ursprüngliche Funktion wieder aufzunehmen. Belasten Sie ihn jetzt nicht zusätzlich durch das Heben Ihres Kindes in ungünstigen Positionen, laufen Sie nicht zuviel herum und pressen Sie möglichst nicht beim Stuhlgang.

Seien Sie anfangs noch vorsichtig mit Beckenbodenübungen.

Beckenbodenübungen werden jetzt wichtiger denn je. Am Anfang sollten Sie allerdings noch vorsichtig sein. Machen Sie keine intensiven Anspannungsübungen. Verlassen Sie sich auf Ihr Gefühl und spüren Sie nach, wann Sie wieder leicht anspannen können und in welcher Haltung es Ihnen am angenehmsten ist. Wenn Sie Ihren Beckenboden wieder spüren, sollten Sie darauf achten, daß Sie ihn immer anspannen, bevor Sie Ihr Baby hochnehmen.

Das leidige Verdauungsproblem

Einige Frauen haben nach der Geburt zunächst einen festen Stuhlgang. Das begünstigt die Bildung von Hämorrhoiden. Achten Sie darauf, daß Ihr Stuhl weich ist. Ernähren Sie sich möglichst ballaststoffreich und trinken Sie viel. Versuchen Sie auf jeden Fall beim Stuhlgang das Pressen zu vermeiden. Denken Sie an die Geburtsvorbereitung: sacht mit dem Ausatmen schieben, Po und Beckenboden locker lassen. Nehmen Sie keine Abführmittel, wenn Sie Ihr Kind stillen, da diese über die Muttermilch auf das Baby übergehen.

Gegen Hämorrhoiden können Sie etwas tun.
→ Seite 100 f.

Das Stillen und der Milcheinschuß

Stillen ist das selbstverständlichste, schönste und zugleich auch praktischste für Mutter und Kind. Wenn Sie die ersten Anfangsschwierigkeiten überwunden haben, werden Sie bald feststellen, wie bequem das Stillen ist. Lassen Sie sich also nicht entmutigen, wenn es nicht gleich auf Anhieb klappt und hören Sie genau hin, wenn andere Mütter über ihre positiven Erfahrungen berichten. Frauen, die mit dem Stillen nicht zurechtkommen, haben meist zuwenig positive Unterstützung erhalten. Viele Frauen sagen zwar, daß sie gerne stillen möchten, haben aber – oft unbewußt – irgendwelche Vorbehalte oder Bedenken. Diese, wenn auch unterschwellige, negative Einstellung führt dann häufig zu handfesten Stillschwierigkeiten, die ein rasches Abstillen rechtfertigen. Stillen ist also in erster Linie eine Sache der Einstellung – nicht nur der Ihrigen, sondern auch der Ihrer Mitmenschen.

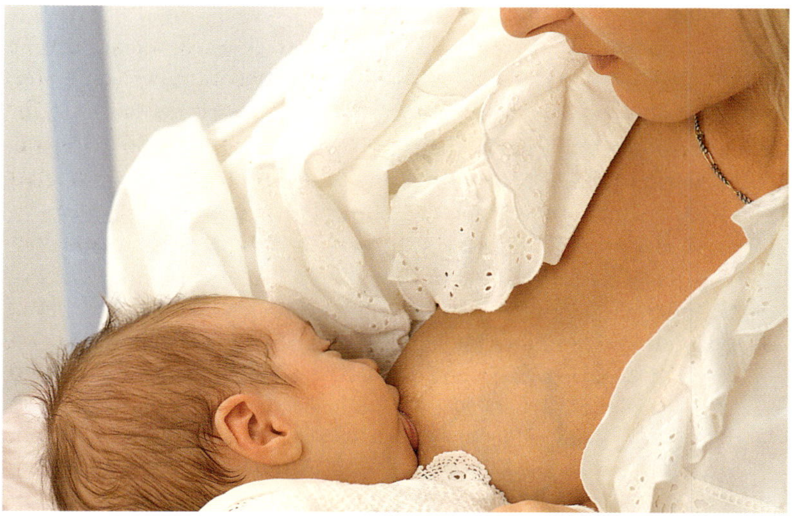

Mit der entsprechenden Unterstützung und etwas Geduld werden Sie bald die schönen Seiten des Stillens genießen können.

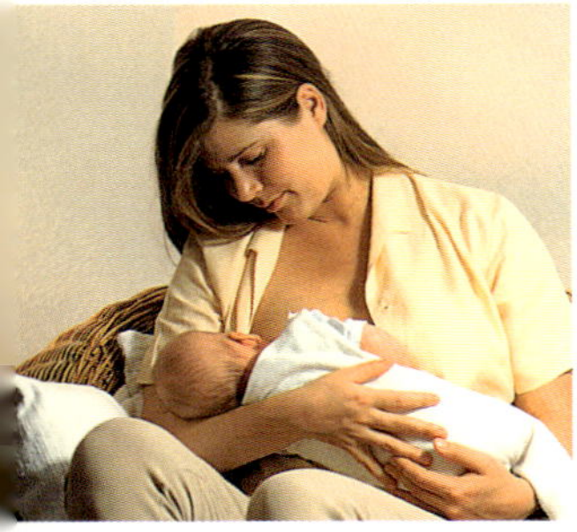

Stillen im Sitzen

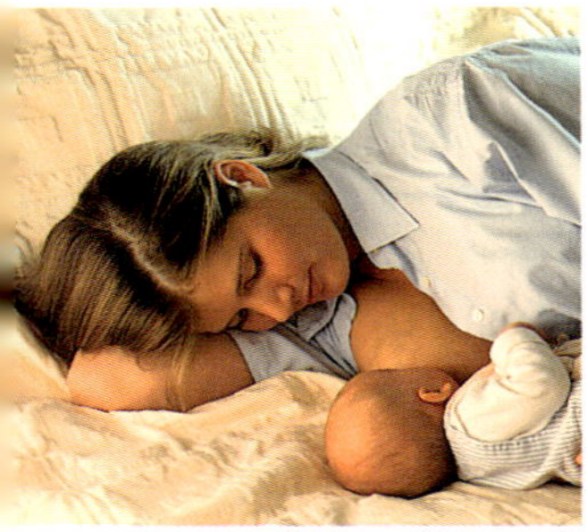

Stillen im Liegen

So legen Sie Ihr Kind richtig an

- Die wichtigste Voraussetzung zum Stillen sind Ruhe und Entspannung. Suchen Sie sich einen ruhigen Platz, nehmen Sie sich Zeit und machen Sie es sich bequem. Wenn Sie Ihr Kind im Sitzen stillen, setzen Sie sich möglichst aufrecht hin und unterstützen Ihren Arm mit einem Kissen, so daß Sie Ihr Kind ohne Anstrengung halten können. Das Kind liegt seitlich, Bauch an Bauch mit Ihnen, das Köpfchen in Ihrer Armbeuge und – ganz wichtig – mit dem Mund in Höhe der Brustwarze. Halten Sie die Brust mit Ihrer freien Hand so, daß Ihr Daumen auf der Brust liegt und die restlichen Finger die Brust von unten umfassen und leicht anheben. Berühren Sie mit der Brustwarze sanft die Unterlippe Ihres Kindes. Wenn es den Mund weit öffnet, schieben Sie die Brustwarze hinein. Achten Sie darauf, daß das Baby nicht nur die Warze zu fassen bekommt, sondern auch den umgebenden Warzenhof. So kann es die Milch aus dem vorderen Teil der Brust »massieren«, ohne Ihre Brustwarzen zu sehr zu strapazieren.
- Nachts empfiehlt sich das Stillen im Liegen in entspannter Seitenlage mit leicht angewinkelten Beinen und einem Kissen zur Unterstützung Ihres Kopfes. Das Kind liegt dabei auf der Seite, dicht an Ihrer Brust, mit dem Mund auf Brustwarzenhöhe. Halten Sie Ihren Arm so abgewinkelt, daß der kindliche Kopf frei liegt und Ihre Hand das Baby im Rücken stützt. Die obere Hand umfaßt und führt die Brust.

Muttermilch ist die ideale Nahrung für Ihr Kind.

Wenn Sie einmal verzweifelt sind, weil Ihre Brustwarzen schmerzen oder Ihr Baby nicht richtig trinken will, denken Sie immer daran, wie wertvoll die Muttermilch für Ihr Kind ist. Sie ist optimal auf die Bedürfnisse eines menschlichen Neugeborenen abgestimmt und durch nichts zu ersetzen. Falls es Probleme gibt, sollten Sie nicht gleich aufgeben, sondern sich erst einmal kompetente Beratung suchen. Am besten wenden Sie sich an Frauen mit Stillerfahrung, die Sie in Stillgruppen ansprechen können. Es gibt auch fast überall Still- und Laktationsberaterinnen, die Ihnen oft selbst in aussichtslos erscheinenden Situationen weiterhelfen können. Lassen Sie sich nicht einreden, es sei egal, ob Ihr Kind mit Muttermilch aufwächst oder nicht. Wenn es wirklich nicht klappt oder Sie partout nicht stillen wollen, können Sie das fehlende Stillen mit viel Körperkontakt und industriell hergestellter Säuglingsnahrung zwar ausgleichen, ein gleichwertiger Ersatz ist es allerdings nicht.

! Bitte beachten Sie

Ein Neugeborenes hat noch eine sehr empfindliche Nase. Es kennt und liebt den Körpergeruch seiner Mutter. Um Ihr Baby nicht zu irritieren, sollten Sie während der Stillzeit auf die Verwendung von Parfum verzichten.

Aller Anfang ist schwer ...

- In den ersten Tagen haben Sie vielleicht das Gefühl, daß die Vormilch, das Kolostrum, nicht ausreicht, um den Hunger Ihres Kindes zu stillen.
- Wenn nach etwa drei Tagen die Milch »einschießt«, ist plötzlich zuviel da. Die Brüste spannen, fühlen sich hart und heiß an, und Ihr Kind kommt nicht mit dem Trinken nach.
- Die Brustwarzen sind wund: Zum einen, weil sie noch nicht genügend abgehärtet sind und zum anderen, weil das Baby oft falsch angelegt wird.
- Das Baby will alle ein bis zwei Stunden an die Brust, da bleibt kaum Zeit für andere Dinge.

Tips für den Milcheinschuß

- Pumpen Sie nur ab, wenn Sie es gar nicht mehr aushalten, sonst wird immer mehr Milch produziert. Streichen Sie Ihre Brust aus, um sich Erleichterung zu verschaffen. Am besten, wenn Ihr Kind auf einer Seite trinkt oder Sie unter der Dusche stehen.
- Kühlen Sie Ihre Brust zwischen den Still-Mahlzeiten mit Eisbeuteln; legen Sie während des Stillens warme Tücher auf.

Tips bei Milchstau

- Versuchen Sie die harten, heißen Stellen auszustreichen.
- Quarkumschläge können vermeiden, daß der Milchstau zu einer Brustentzündung wird.
- Legen Sie Ihr Kind so oft wie möglich an und geben Sie ihm nichts anderes, auch keinen Tee.
- Fragen Sie erfahrene Stillfrauen nach ihren Erfahrungen.

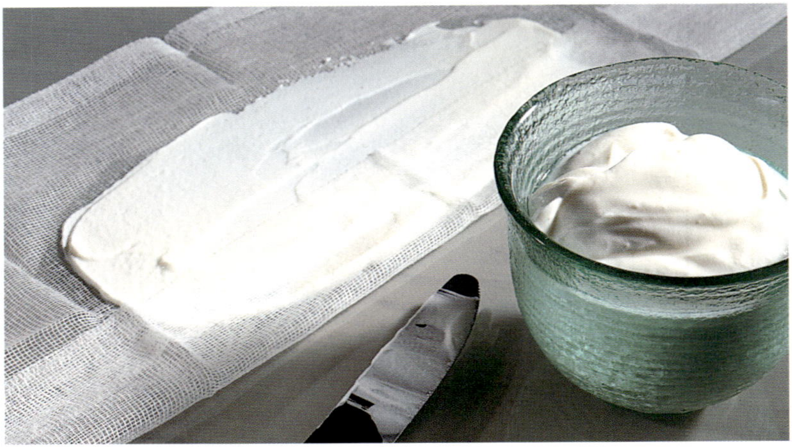

Auflagen mit gekühltem Quark beugen Entzündungen vor.

Ersatzweise tut es auch ein kalter Waschlappen.

Quarkumschlag

▶ *So wird's gemacht:*
Ein Leinentuch oder eine Windel fingerdick mit gekühltem Quark (am besten Magerquark) einstreichen und während der Stillpausen auf die verhärteten Stellen legen. Achten Sie darauf, daß der Quark nicht mit der Brustwarze in Berührung kommt. Entfernen Sie den Umschlag, wenn der Quark getrocknet ist.

Wenn eine Brustentzündung droht

Infektionen der Brust sind fast immer ein Zeichen von mangelnder Ruhe und Entspannung. Die erste »Schonzeit« ist vorüber, der Partner geht wieder seiner geregelten Arbeit nach und die Wöchnerin versucht, zur Tagesordnung überzugehen, so als ob nichts gewesen wäre. Denken Sie daran, auch wenn Sie wieder aufstehen dürfen und auch sollen, befinden Sie sich noch immer im Wochenbett. Ihr Körper und Ihre Psyche sind noch stark erholungsbedürftig. Übertreiben Sie es nicht mit der Hausarbeit, gönnen Sie sich ausreichend Pausen und erwarten Sie nicht zuviel von sich. Wenn Ihre Brust verhärtet ist, sich heiß anfühlt und schmerzt, sollten Sie zuallererst für Entspannung sorgen. Legen Sie sich hin, machen Sie in den Stillintervallen Quarkumschläge und lassen Sie Ihr Kind so oft wie möglich trinken. Häufiges Anlegen begünstigt die schnelle Heilung.

Stillen nach Bedarf

Stillen Sie Ihr Kind nach Bedarf – legen Sie es an, wann immer es nach der Brust verlangt. Das gelingt am besten, wenn Sie beide Tag und Nacht zusammen sein können. In den ersten Tagen und Wochen müssen Sie in der Regel zehn- bis zwölfmal rund um die Uhr stillen, im

Schnitt alle zwei Stunden. Die Trinkdauer ist sehr individuell, jedes Kind entwickelt seine eigenen Gewohnheiten.

! Bitte beachten Sie

Waschen Sie sich vor dem Stillen immer gründlich die Hände mit Seife und berühren Sie den Warzenhof nicht, bevor Sie Ihr Kind anlegen.

Während das Kolostrum cremig-gelblich ist, sieht die reife Milch eher wäßrig aus.

Bis die reife Muttermilch nach spätestens vier Tagen einschießt, bekommt das Baby die Vormilch, das Kolostrum. Sie ist zwar mengenmäßig nicht sehr viel, dafür aber besonders wertvoll. Die Vormilch enthält zahlreiche Abwehrstoffe, ist leicht verdaulich und erleichtert den Abgang des ersten Stuhlgangs, auch Kindspech oder Mekonium genannt.

Besonders in der ersten Zeit sollten Sie Ihrem Kind immer beide Brüste geben, um die Milchbildung auf beiden Seiten optimal anzuregen. Wenn Sie merken, daß Ihr Baby die zuerst gereichte Brust leergetrunken hat und nur noch genüßlich nuckelt, können Sie es sanft von der Brust nehmen, indem Sie Ihren kleinen Finger vorsichtig in seinen Mundwinkel schieben. Auf diese Weise wird der Unterdruck im Mund des Kindes aufgehoben und Sie können die Brustwarze mühelos und schmerzfrei herausziehen. Probieren Sie aus, ob Ihr Baby zwischendurch aufstoßen möchte und geben Sie ihm dann die zweite Brust. Während dieser Zeit wird Ihr Kind satt und schläft möglicherweise ein. Es ist nicht erforderlich, daß Sie es zum Aufstoßen aufwecken. Es reicht, wenn Sie es auf die Seite legen, damit die überschüssige Milch aus dem Mund fließen kann, wenn das Baby zuviel getrunken hat.

Merken Sie sich, an welcher Brust Ihr Kind zuletzt getrunken hat – mit dieser fangen Sie beim nächsten Mal wieder an.

Sie werden sehen, bald sind Sie beide ein eingespieltes Team und das Stillen geht wie von alleine.

Tips bei wunden Brustwarzen

- Legen Sie Ihr Kind kürzer, dafür aber häufiger an.
- Bieten Sie ihm zuerst die weniger strapazierte Brustwarze an.
- Lassen Sie die Brustwarzen nach dem Stillen an der Luft trocknen und setzen Sie Ihre Brust auch zwischen den Stillmahlzeiten sooft als möglich der Luft aus.
- Halten Sie Ihre Brust immer warm und trocken.
- Verwenden Sie nur Stilleinlagen aus Naturfasern.

Die ersten Wochen

Die große Lebensumstellung

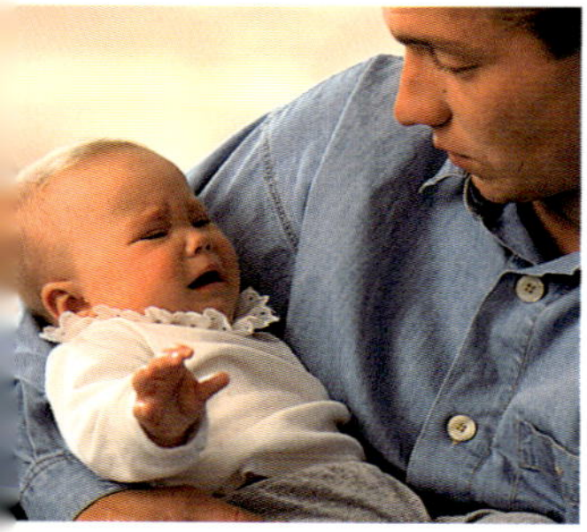

Junge Väter engagieren sich heute weit mehr in der Familie als früher.

Das Zusammenleben mit einem Neugeborenen stellt Ihr ganzes Leben ziemlich auf den Kopf: Die Beziehung zu Ihrem Partner, Ihr gesamter Tagesablauf, Ihre Schlafgewohnheiten ... Da die meisten jungen Eltern wenig praktische Hilfe von Verwandten oder Freunden bekommen, ist es kein Wunder, daß sich viele von ihnen erst einmal überfordert fühlen. Es ist schon eine große Herausforderung, sich rund um die Uhr nach den Bedürfnissen eines hilflosen, kleinen Wesens zu richten, das keinerlei Rücksicht auf die Wünsche und Lebensgewohnheiten seiner Eltern nimmt. Machen Sie sich klar, daß Sie in Ihrem ganzen weiteren Leben vermutlich keine vergleichbare Umbruchphase mehr erleben werden. Sie können folglich nicht erwarten, daß alles völlig reibungslos geht und Sie Ihr Leben sofort wieder im Griff haben – zu einschneidend ist die Umstellung! Das Zusammensein mit einem Neugeborenen verlangt zudem ganz neue Qualitäten von Ihnen. In Ihrem bisherigen Arbeitsleben mußten Sie pünktlich sein, vorausschauend planen können und möglichst rational reagieren. Jetzt müssen Sie vor allem flexibel sein und Ihre Pläne nach den Bedürfnissen Ihres Kindes richten. Sie können kaum noch planen – und wenn, werden Ihre Vorhaben oft genug über den Haufen geworfen. Die wichtigste Eigenschaft junger Eltern ist die Fähigkeit, intuitiv wahrzunehmen, was ihr Kind braucht. Das kann man nicht erlernen, Eltern bekommen diese Kompetenz zusammen mit ihrem Kind in die Wiege gelegt.

Was Ihr Baby jetzt braucht

Lassen Sie sich nicht einreden, Sie würden Ihr Kind verwöhnen.

In den vergangenen neun Monaten war Ihr Kind ständig mit Ihnen zusammen. Es hat Ihre Stimme gehört, Ihren Herzschlag gespürt und Ihr Leben mit Ihnen geteilt. Auch jetzt fühlt es sich am wohlsten, wenn es in Ihrer Nähe sein kann. Haben Sie keine Angst, Ihr Baby in den ersten Monaten zu verwöhnen, wenn Sie es viel herumtragen und zu sich ins Bett nehmen. Nur so erfährt das Kind, daß es angenommen wird, daß seine Gefühle beantwortet werden und daß es Menschen gibt, denen es vertrauen kann. Dieses Grundvertrauen ist die Voraussetzung für eine normale Entwicklung. Kinder, die kein Vertrauen haben, können später nur schwer selbständig werden. Nicht die Verweigerung ihrer elementarsten Bedürfnisse, sondern deren Erfüllung gibt ihnen Sicherheit.

Es ist für jedes Neugeborene lebensnotwendig,

- daß es zu essen bekommt, wenn es Hunger hat, also nach Bedarf gestillt wird.
- daß es Hautkontakt hat, berührt und gestreichelt wird – also mit im elterlichen Bett liegt und von Ihnen und Ihrem Partner möglichst viel am Körper getragen wird.
- daß es menschliche Stimmen um sich hat – also nicht allein im Kinderzimmer liegt.
- daß Sie es zu sich nehmen, schaukeln, trösten und ihm etwas vorsingen, wenn es nicht einschlafen kann.

So gewinnt es die Kraft und die Fähigkeit, sich später von seinen Eltern zu lösen. Alles was Sie in den ersten Wochen und Monaten an Zeit und Energie investieren – sicherlich auf Kosten Ihrer eigenen Bedürfnisse – bekommen Sie später doppelt und dreifach zurück. Erziehen müssen Sie Ihr Kind noch früh genug. Dann wird es auch lernen, daß seine Bedürfnisse nicht immer sofort erfüllt werden können. Es wäre vermessen, das gleiche von einem Baby zu erwarten.

Sie und Ihr Kind erleben in den ersten Monaten das Abenteuer seiner rasanten Entwicklung.

Junge Eltern sind immer wieder verblüfft, wie spannend die ersten Monate mit einem Baby sein können und welch immense Entwicklungssprünge Kinder in diesem Alter machen. Vom ersten »dummen« Vierteljahr zu sprechen, wäre ein großer Irrtum. In den ersten Lebensmonaten werden millionenfach Verknüpfungen im Gehirn geschaltet. Nie wieder in seinem Leben wird Ihr Kind sich so rasch entwickeln. Dafür benötigt es viel Energie. Besonders wichtig ist das Erlernen des Urvertrauens. Ihr Baby muß wissen, daß es sich auf Sie verlassen kann und daß Sie immer da sind, wenn es Sie braucht. Darum sollten Sie sich von Ihren Mitmenschen nicht unter Druck setzen lassen. Haben Sie keine Angst, Fehler zu machen, sondern vertrauen Sie Ihrem Gefühl und Ihrem Instinkt.

Wichtige Hygienemaßnahmen in den ersten Wochen

Sie müssen Ihr Neugeborenes nicht vor häuslichen Keimen schützen. Scharfe Reinigungs- oder Desinfektionsmittel sind auf keinen Fall angebracht. Vorsicht ist allerdings bei Besuchern und Geschwisterkindern geboten, wenn diese ansteckende Krankheiten haben oder übertragen könnten. Falls eine Wöchnerin Herpes bekommt, muß sie gut darauf achten, daß diese Viren nicht über den Körperkontakt zum Kind gelangen. Besondere Beachtung sollten Sie Ihrem Wochenfluß widmen: Nach der Intimhygiene immer die Hände waschen und möglichst nicht baden, sondern nur duschen – im Genitalbereich nur mit klarem Wasser. Die erforderliche Nabelpflege für Ihr Kind wird Ihnen Ihre Hebamme bei der Nachsorge zeigen.

Auch die Väter sind gefordert

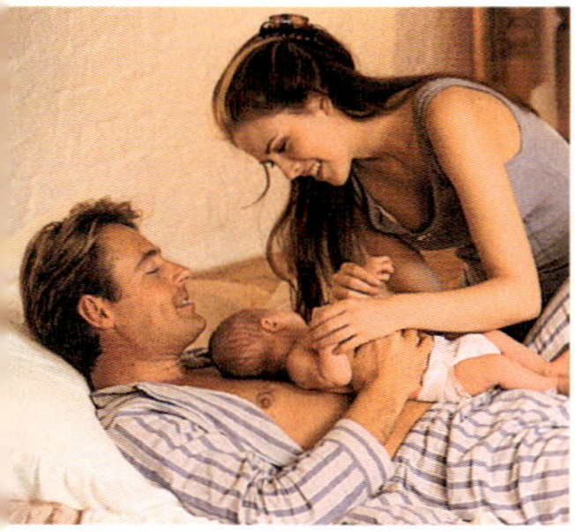

Lassen Sie sich Zeit, sich an Ihr neues Leben zu dritt zu gewöhnen.

Durch die enge Bindung von Mutter und Kind fühlen sich viele Väter überflüssig und ausgegrenzt. Die Folge sind leider nur zu oft belastende Unstimmigkeiten zwischen den jungen Eltern. Solche Partnerkonflikte nach der Geburt eines Kindes sind weit verbreitet. Sie hängen in erster Linie damit zusammen, daß die bisherige Zweisamkeit beendet ist und die neue Dreisamkeit sich noch nicht richtig eingespielt hat. Achten Sie darauf, daß Ihre Paarbeziehung auch jetzt nicht zu kurz kommt und versuchen Sie, die alltägliche Arbeit auf ein Minimum zu reduzieren. Das gilt sowohl für die tägliche Hausarbeit als auch für die berufliche Tätigkeit der Väter. Auch wenn Sie als Mann jetzt verstärkt das Gefühl haben, für Ihre Familie sorgen zu müssen – die finanzielle Absicherung ist sicher wichtig – sollten Sie versuchen, möglichst viel mit Ihrer Familie zusammenzusein. Nur so können Sie eine intensive Beziehung zu Ihrem Kind aufbauen und Ihre Partnerin bei der Kinderbetreuung unterstützen. Je mehr Sie gemeinsam unternehmen, desto schneller werden Sie sich an Ihr neues Leben als Familienvater gewöhnt haben und es genießen können. Die Zeit in der Ihr Kind klein ist und Sie wirklich braucht, geht schneller vorbei als Ihnen lieb ist. Väter haben meist zu starre Arbeitszeiten, sind beruflich eingespannt und stehen ihrer Familie daher meistens nur begrenzt zur Verfügung. Das ist für beide Seiten bedauerlich und macht die Eingewöhnungsphase nicht eben leicht. Doch nur wenn auch Männer Erziehungsurlaub beantragen und für flexiblere Arbeitszeiten eintreten, wird sich an dieser Situation langfristig etwas ändern lassen.

Ihr Körper hat sich verändert

So wie Ihr Körper ganz allmählich an Umfang zugenommen hat, braucht er auch jetzt viele Monate für die Rückbildung.

Neun Monate lang haben Sie miterlebt, wie Ihr Körper ungeahnte Ausmaße angenommen hat. Am augenfälligsten haben sich Bauch und Brust verändert. Manche Frauen trauern diesen Rundungen der Schwangerschaft etwas nach. Andere können gar nicht schnell genug zu ihrer Idealfigur zurückkehren. Ihr Körper braucht allerdings seine Zeit. Und trotzdem wird er nie der gleiche sein wie vor der Schwangerschaft. Ihre Gebärmutter hat das erste Mal ihre Funktion erfüllt und ist dabei auf eine immense Größe angewachsen und anschließend wieder zusammengeschrumpft, Ihre Brustdrüsen haben sich auf das Stillen vorbereitet und Ihr gesamter Körper hat vermutlich »mütterliche« Formen angenommen. Warum sollten Sie verleugnen, daß Sie eine starke, potente Frau und Mutter sind? Warum sollten Sie eine knabenhafte Figur haben, wenn Sie für Ihre Gesundheit und das Wohlbefinden Ihres Kindes, fürs Kuscheln und Herumtragen, eigentlich »etwas Runderes« brauchen? Frauenkörper sind nicht knabenhaft, auch wenn Models uns das suggerieren. Breite Becken und gewisse Fettpolster sind für unsere »biologischen Aufgaben« durchaus von Vorteil, und diese unnachahmlichen Fähigkeiten der Fruchtbarkeit und der Gebärfähigkeit erfüllen wir seit Millionen von Jahren. Das Ideal der letzten Jahrzehnte, absolut schlank sein zu müssen, erreichen die meisten Frauen nur durch strengste Disziplin. Die Phasen der Schwangerschaft, Geburt und der Stillzeit sind jedoch keine Zeiten, in denen wir uns kasteien sollten. Es sind vielmehr Phasen, in denen wir zu unseren Urkräften und Urinstinkten zurückfinden können, die uns den Weg durch Geburt und Stillzeit weisen.

Darum sollten Sie in der Stillzeit keine Diäten machen

Über die Muttermilch werden Schadstoffe ausgeschwemmt, die sich jahrzehntelang in Ihren Fettzellen angesammelt haben. Nehmen Sie zusätzlich noch ab, erhöht sich die Konzentration der Schadstoffe in Ihrer Milch. Darüber hinaus braucht Ihr Körper in der Stillzeit viel Kraft und Energie. Schadstoffe in der Muttermilch sind jedoch kein Grund, nicht zu stillen. Die Vorteile der Muttermilch überwiegen bei weitem die Nachteile und Sie können gewisse Schadstoffe ohnehin nicht von Ihrem Kind fernhalten.

Auch wenn Ihnen eine schlanke Figur wichtig ist: Lassen Sie sich Zeit damit! Die meisten Frauen nehmen in den ersten Wochen nach der Geburt ohnehin erst einmal ab – auch ohne ihr Zutun. Das Gewicht des Kindes, der Plazenta und des Fruchtwassers verlieren Sie mit der Geburt, die Wassereinlagerungen Ihres Körpers allerdings erst nach und nach. Sie merken es daran, daß Sie viel schwitzen und nachts mitunter völlig durchnäßt aufwachen. So werden Sie auch ohne Diät Ihr Ursprungsgewicht annähernd wieder erreichen. Viele Frauen nehmen in der Stillzeit automatisch ab, andere legen erst einmal einige Kilo zu. Das liegt unter anderem daran, daß manche Menschen in Zeiten der Belastung und des Stresses mehr und unkontrollierter essen, andere dagegen weniger.

Die Ernährung in der Stillzeit

Der Energie- und Nährstoffbedarf einer stillenden Mutter ist höher als der einer Schwangeren.

Wenn Sie Ihr Kind voll stillen, verlieren Sie Nährstoffe, die Sie durch Ihre Ernährung unbedingt ersetzen müssen. Ein Mangel an Vitaminen oder essentiellen Fettsäuren kann die Qualität der Muttermilch vermindern. Nehmen Sie zu wenig Mineralstoffe oder Eiweiß zu sich, beeinträchtigen Sie damit Ihre eigene Gesundheit. Deshalb ist es ganz wichtig, daß Sie jetzt für eine ausgewogene Ernährung mit reichlich Obst und Gemüse sorgen.

Davon brauchen Sie jetzt mehr

Lebensmittel	Mehrbedarf pro Tag	Mengenbeispiel
Brot, Getreide	60 g	1 Scheibe Brot 40–50 g
Kartoffeln, Reis, Nudeln	40 g	1 kleine Kartoffel 40–50 g 1 EL Reis/Nudeln (gek.) 20 g
Gemüse	150 g	1 EL Gemüse (gek.) 30 g
Obst	100 g	1 kleiner Apfel 100 g 1 Banane ohne Schale 100 g 1 mittelgroßer Pfirsich 100 g
Milch, Milchprodukte	250 g (ml)	1 Tasse Milch 150 ml 1 Scheibe Schnittkäse 30 g
Fleisch, Wurst	40 g	1 kleines Schnitzel 30 g 1 Scheibe Frischwurst 30 g

Quelle: Forschungsinstitut für Kinderernährung, Dortmund

In der Stillzeit besteht ein durchschnittlicher Mehrbedarf von rund 530 Kilokalorien (kcal) pro Tag.

Trinken nicht vergessen!

- Mit der Muttermilch geben Sie auch Wasser an Ihr Kind ab, deswegen sollten Sie ein bis zwei Liter Flüssigkeit über den Tag verteilt zu sich nehmen. Am besten stellen Sie immer ein Glas Mineralwasser neben sich, wenn Sie Ihr Kind stillen, dann vergessen Sie das Trinken nicht. Empfehlenswert sind alle kalorienfreien Getränke, wie Wasser und ungesüßter Früchte- oder Kräutertee.

Für Alkohol, Kaffee und schwarzen Tee gilt: je weniger, desto besser!

- Gegen zwei bis drei Tassen Kaffee oder schwarzen Tee und geringe Mengen Alkohol ist grundsätzlich nichts einzuwenden. Sie sollten allerdings daran denken, daß Alkohol und Koffein in die Muttermilch übergehen und vom kindlichen Organismus verarbeitet werden müssen.

! Bitte beachten Sie

Nehmen Sie keine Medikamente ohne Rücksprache mit Ihrem Arzt. Bestimmte Wirkstoffe können Ihrem Kind schaden.

Vorsicht mit Nikotin!

- Wenn Sie während der Schwangerschaft auf Zigaretten verzichtet haben, sollten Sie es auch weiterhin tun, da Nikotin ebenfalls in die Muttermilch übergeht. Mindestens genauso schädlich ist für Ihr Kind passives Rauchen. Achten Sie darauf, daß in seiner Gegenwart nicht geraucht wird.

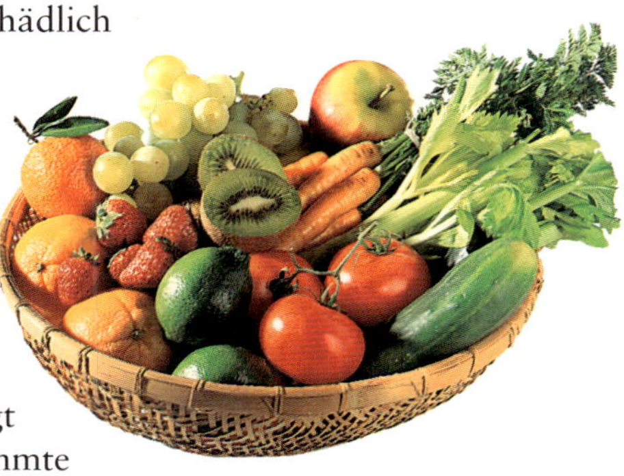

- Manche Mütter beobachten, daß ihr Kind zum Wundsein neigt, wenn sie stark säurehaltige Obst- oder Gemüsesorten verzehrt haben, wie beispielsweise Zitrusfrüchte oder Tomaten. Das kann im Einzelfall vorkommen, ist jedoch nicht die Regel. Probieren Sie aus, was Ihr Kind verträgt und was nicht. Ein genereller Verzicht auf bestimmte Obstsorten ist nicht sinnvoll. Auch Vitamin C wird in der Stillzeit dringend benötigt.

Ein genereller Verzicht auf Zitrusfrüchte, Kohl und Hülsenfrüchte ist nicht nötig.

Das gleiche gilt für bestimmte Gemüsesorten und Hülsenfrüchte, die im Verdacht stehen, bei Säuglingen Blähungen hervorzurufen. Das mag auf manche Kinder zutreffen, kann aber nicht verallgemeinert werden. Leidet Ihr Kind unter Blähungen, so kann ein Verzicht auf Kohl, Zwiebeln oder Hülsenfrüchte unter Umständen hilfreich sein.

Neufindung nach der Geburt

Bei der Rückbildung geht es nicht darum, wieder so zu werden, wie vor der Schwangerschaft, sondern sich und seinen Körper neu zu erspüren und anzunehmen. Die Rückbildung ist somit auch ein Prozeß der Neufindung nach der Geburt.
Gehen Sie sorgsam mit Ihrem Körper um und lassen Sie sich viel Zeit für die Rückbildung. Bei allen Übungen, die Sie jetzt machen, sollten Sie in sich hineinhorchen und sich fragen, ob Sie und Ihr Körper schon bereit dafür sind.
Das gilt auch für die Beckenboden-Übungen. Fangen Sie langsam und behutsam an. Wichtig ist, daß Sie an Ihren Beckenboden denken und ihn bewußt in Ihre täglichen Bewegungsabläufe einbeziehen. Spannen Sie die Beckenbodenmuskulatur an, wenn Sie etwas hochheben wollen. Das ist besonders wichtig, denn das Anheben eines Kinderwagenoberteils oder eines Autositzes mit Baby stellt eine ziemliche Belastung für Ihren Beckenboden dar.

Vermeiden Sie schwere Lasten!

Haben Sie einen Gymnastikball, dann wird er Ihnen jetzt gute Dienste leisten, besonders wenn Sie Ihr Kind auf dem Arm schaukeln wollen und zum Herumlaufen zu müde sind. Außerdem müssen Sie – gezwungenermaßen – auf dem Gymnastikball balancieren, und es ist eine der besten Übungen, den Körper im Gleichgewicht zu halten.

Übung 1: Körperwahrnehmung

▶ *So wird's gemacht:*
Auf dem Gymnastikball sitzend, die Füße hüftbreit auseinander in gutem Kontakt zum Boden, zunächst einmal der Körperhaltung nachspüren. Wie ruhen die Füße auf dem Boden, wie fühlen sich meine Kniegelenke an, wo habe ich Kontakt zum Ball, kann ich dort meine Sitzbeinhöcker spüren? Mit der Vorstellung, die Sitzbeinhöcker zu umkreisen, beginnen Sie, auf dem Ball leicht herumzurollen. Versuchen Sie dabei, die Veränderungen Ihres Beckens und Ihres Beckenbodens zu spüren.

Übung 2: Sanftes Beckenbodentraining

▶ *So wird's gemacht:*
Eine weitere Möglichkeit ist es, auf dem Ball zu wippen, sich vom leichten Schwung etwas abheben zu lassen und wieder auf dem Ball aufzukommen. Schaukeln Sie eine Weile auf dem Ball, indem Sie immer wieder so weit hochkommen, daß Ihr Gewicht einen Moment nicht auf dem Ball ruht. Spüren Sie, was beim Hochkommen ohne Ihr Zutun mit Ihrem Beckenboden geschieht? So können Sie etwas für Ihren Beckenboden tun – wenn Sie mögen, sogar mit Kind auf dem Arm. Unterstützen Sie dann sorgfältig seinen Kopf!

Übung 3: Bauchtanz

▶ *So wird's gemacht:*
Bauchtanz ist auch für die Rückbildung eine ideale Körperarbeit. Vielleicht haben Sie sich in der Schwangerschaft angewöhnt, beim Musikhören Ihr Becken kreisen zu lassen. Machen Sie das weiterhin – mit oder ohne Kind auf dem Arm.

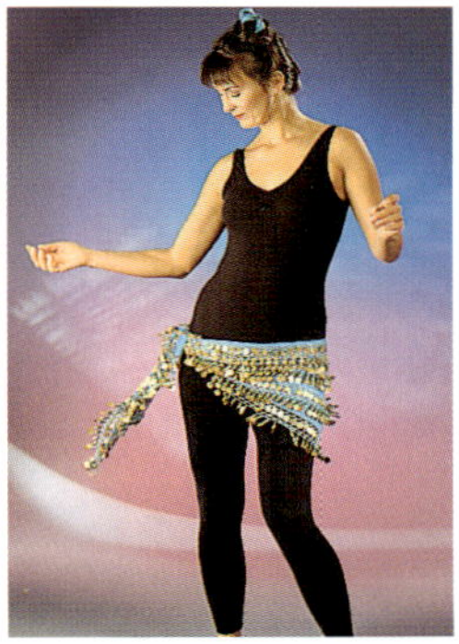

Das Bauchtanzen vermittelt Ihnen ein neues Körpergefühl.

Das sollten Sie in den ersten Wochen noch vermeiden:

- Machen Sie keine Übungen, die die geraden Bauchmuskeln beanspruchen, bevor die Muskulatur Ihres Bauches nicht wieder ihre ursprüngliche Form erreicht hat. Also weiterhin immer über die Seite hochkommen und alle gymnastischen Übungen seitwärts ausführen.
- Machen Sie auf keinen Fall Übungen für Bauch und Rücken, bei denen Druck auf den Beckenboden ausgeübt wird. Alle Übungen müssen mit Anspannung des Beckenbodens ausgeführt werden, sonst erhält er seine Spannung nicht wieder.
- Wichtiger als tägliche Gymnastik ist die richtige Haltung im Alltag. Wenn Sie sich trotzdem ab und zu Zeit nehmen für bestimmte Übungen, umso besser. Viele Übungen können Sie auch gemeinsam mit Ihrem Baby machen. Babys lieben Bewegung. Aber vergessen Sie die Atmung nicht!
- Seien Sie vorsichtig mit Programmen im Fitness-Center. Krafttraining ist anfangs keinesfalls sinnvoll. Wenn Sie ein Trainingsprogramm bekommen, überprüfen Sie, wie sehr Ihr Beckenboden dabei gefordert wird und ob nicht die gerade Bauchmuskulatur beansprucht wird.
- Zu Ihrem normalen Sporttraining können Sie gehen, wenn Sie sich fit fühlen. Das wird aus Zeitgründen in den ersten Monaten sicher nicht der Fall sein. Aber scheuen Sie sich nicht, Übungen die mit Sprüngen verbunden sind, zum Beispiel Trampolin oder bestimmte Aerobic-Übungen, wegzulassen. Tun Sie das Ihrem Beckenboden jetzt noch nicht an.
- Sie können übrigens nach der Wochenbettzeit wieder zum Schwimmen gehen, wenn Sie Lust dazu haben. Das Stillen ist kein Hindernis.

Schonen Sie Ihren Beckenboden.

Denken Sie an Ihre Haltung.

Jetzt noch kein Krafttraining!

Nun sind Sie Mutter und Vater

Ihre Liebe hat sich erheblich erweitert um ein kleines, hilfloses Wesen. Wenn Sie bereits Kinder haben, werden Sie sicher jedesmal verblüfft sein, »daß da immer noch mehr Liebe entsteht«. Liebe muß also nicht geteilt werden. Was aber weniger wird, ist Ihre Zeit. Diese Aufteilung empfinden viele junge Eltern als ungerecht und belastend, denn fast die gesamte Zeit geht für das Kind »drauf«. Aber ist es wirklich so, daß diese Zeit auf Kosten der Partnerschaft geht? Die Zeit, die Sie beide mit Ihrem Baby verbringen, ist doch auch Ihre gemeinsame Zeit. Wenn Sie zu dritt schmusen und kuscheln, muß Ihre Beziehung deswegen darunter leiden oder erleben Sie es nicht vielmehr als große Bereicherung?

Wenn Sie jetzt ein halbes Jahr oder auch ein Jahr nicht oder nur selten in ein Kino, ins Theater oder zum Tanzen gehen können, was ist das schon in Anbetracht der vielen Jahre, die Ihnen dafür noch bleiben. Ihr Baby ist nur ganz kurze Zeit so klein und abhängig, daß Sie auf gemeinsame Unternehmungen verzichten müssen. Später werden Sie, wie alle Eltern, bedauern, daß dieses erste aufregende Jahr so schnell vorbeigegangen ist.

Wenn es Ihnen gelingt, die Zeiten mit Ihrem Baby gemeinsam zu genießen und sich die Freude an der täglich neuen Entwicklung zu teilen, werden Sie wahrscheinlich nichts in Ihrer Beziehung vermissen.

Sexualität

Sehr viele Paare sind in den ersten Monaten nach der Geburt überrascht, daß einer von ihnen oder auch beide keine Lust haben, miteinander zu schlafen. Das ist völlig normal und kein Grund zur Sorge. Häufig sind es die Frauen, die kein Bedürfnis nach Sex haben. Ein Umstand, der für den Partner nicht immer leicht zu verstehen und zu akzeptieren ist. Es gibt jedoch gute Gründe dafür, daß Ihr Sexualleben in der ersten Zeit nach der Geburt erst einmal in den Hintergrund gerät. Während der Stillzeit produziert Ihr Körper bestimmte Hormone, die sich lusteinschränkend auswirken können. Manche Frauen fühlen sich nach der Geburt verletzt und brauchen erst einmal Zeit, um diese Erfahrung zu verarbeiten. Hinzu kommt die ständige Beanspruchung durch das Baby.

Wer sich ständig nach den Bedürfnissen eines Neugeborenen richten muß, ist häufig müde und erschöpft. Beteiligt sich der Vater an der Betreuung seines Kindes, wird es ihm wahrscheinlich ähnlich gehen. Diejenigen Männer aber, die das Baby als Konkurrenz sehen und wenig in ihrer Vaterrolle aufgehen, können es nicht akzeptieren, daß ihre Partnerin ihnen nicht die gewohnte Aufmerksamkeit widmet.

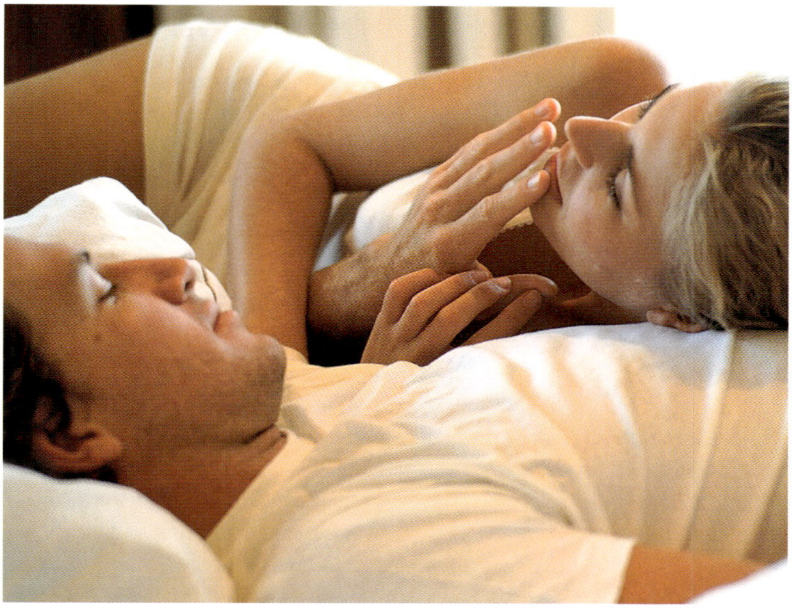

Ein wichtiges Thema nach der Geburt ist der sexuelle Neubeginn.

Männer sollten wissen, daß viele Frauen zwar Lust auf Zärtlichkeit haben, nicht jedoch auf Geschlechtsverkehr. Lassen Sie sich Zeit und setzen Sie sich nicht unter Druck. Sie brauchen nicht zu befürchten, daß dieser »lustlose Zustand« ewig anhält. Wenn Sie sich an Ihre neue Rolle als Mutter gewöhnt haben und Ihr Baby Ihnen die Zeit dazu läßt, werden Sie sicher auch wieder Spaß am Sex bekommen.

Lassen Sie sich nicht unter Druck setzen!

Verhütung

- Das Stillen allein ist leider keine sichere Verhütungsmethode. Schon geringe Unterbrechungen, wie zum Beispiel eine Stillpause von vier oder fünf Stunden, können den Verhütungseffekt in Frage stellen.
- Viele Frauenärzte raten jetzt bereits zu einer Spirale. Sie sollten sich allerdings überlegen, ob Sie damit nicht lieber bis nach der Rückbildung warten wollen.
- Pillen werden ebenfalls empfohlen. Still- und Laktationsberaterinnen sind damit sehr zurückhaltend, denn die Hormone gehen zum Teil in die Muttermilch über. Wenn Sie jetzt schon eine Pille nehmen wollen, sollten Sie auf jeden Fall zu einer Mikro- oder Minipille greifen.
- Ein Diaphragma wäre zu diesem Zeitpunkt noch gefährlich. Der Gebärmutterhals und der Muttermund verändern sich noch. Lassen Sie sich erst nach ungefähr einem Dreivierteljahr ein neues Diaphragma anpassen.

- Auch die natürlichen Verhütungsmethoden wie Schleimstruktur und Temperaturmessung sind im ersten Jahr nicht sicher genug. Es dauert eine Weile, bis Ihr Körper von Schwangerschaft, Geburt und Nachgeburtszeit wieder auf seine normalen Funktionen im nichtschwangeren Zustand umstellt.
- Am einfachsten ist jetzt ein Kondom. Sie können das Thema Verhütung an Ihren Partner delegieren und haben noch eine Weile Zeit, um sich in Ruhe zu überlegen, wie Sie langfristig verhüten wollen oder auch nicht.

Ausblick

Ein Leben mit Kindern ist voller Überraschungen. Jede Unternehmung mit einem Säugling oder Kleinkind stellt ein kleines Abenteuer dar, von dem niemand weiß, wie es ausgeht. Kinder stellen die Welt der Erwachsenen auf den Kopf. Sie strotzen vor Energie und Lebensfreude. Sie sind neugierig und interessieren sich für alles, was um sie herum passiert. Lassen Sie sich anstecken und Sie werden erleben, welche Bereicherung dieses kleine Wesen trotz aller Strapazen für Ihr Leben darstellt.

Wenn Ihnen alles über den Kopf zu wachsen droht, trösten Sie sich: Anderen jungen Müttern geht es ebenso. Kinder zu haben ist schön, aber auch anstrengend. Doch jede Phase, so nervenaufreibend sie auch sein mag, geht irgendwann vorüber: die schlaflosen Nächte, das Zahnen, die Windel- und die Trotzphase. Versuchen Sie, Ruhe zu bewahren und sich selbst nicht unter Druck zu setzen. Die perfekte Mutter gibt es nicht und das ist auch gut so. Entscheidend ist vielmehr, daß Sie Ihr Kind lieben, zärtlich zu ihm sind und viel Zeit mit ihm verbringen.

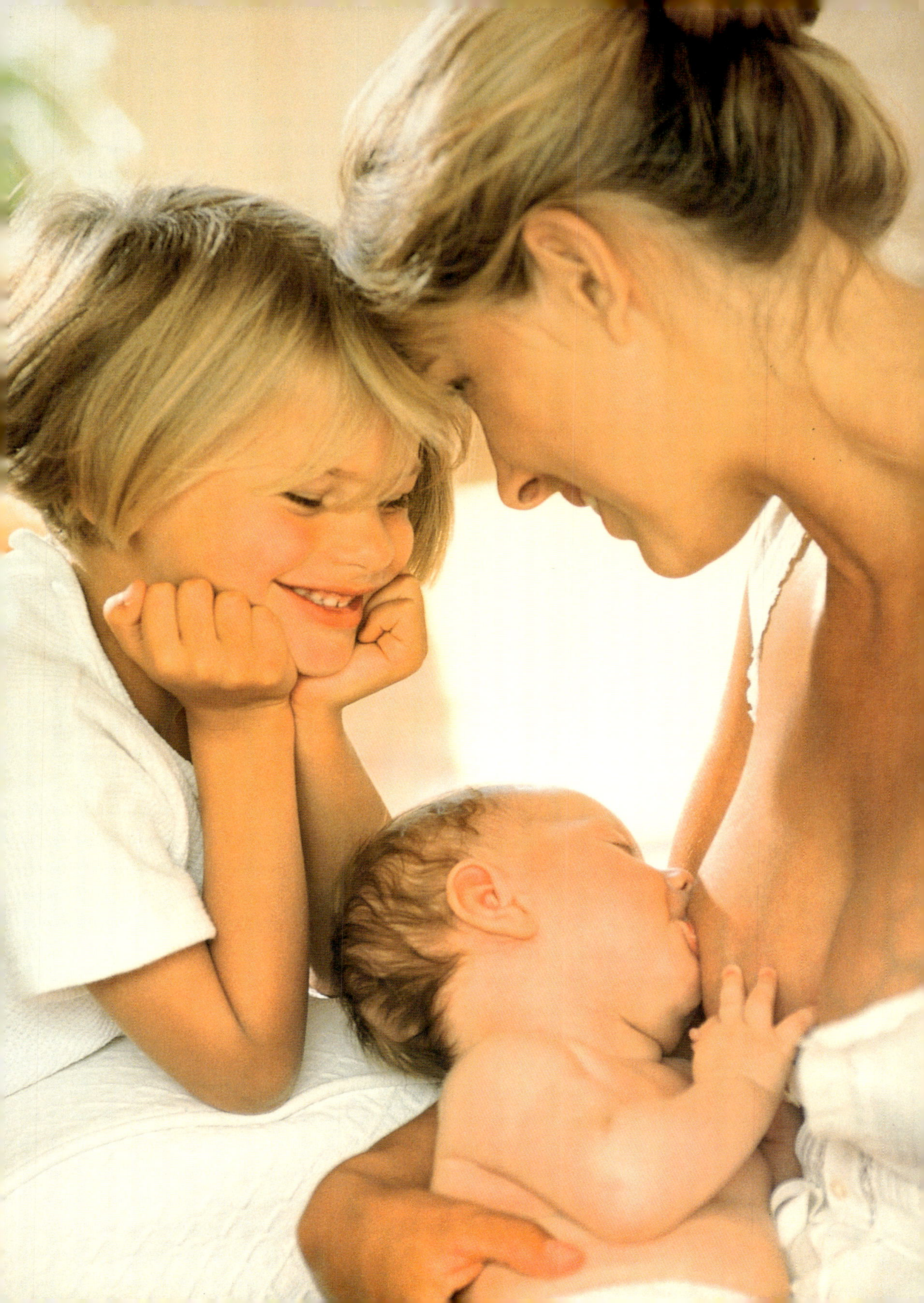

Service-Teil

Auf den folgenden Seiten finden Sie Informationen und Ratschläge, die den Inhalt des vorliegenden Buches sinnvoll ergänzen sollen: Eine Zusammenstellung häufiger Fragen rund um die Bereiche Schwangerschaft, Geburt und Wochenbett, ein alphabetisches Glossar mit den wichtigsten medizinischen Fachbegriffen, Erläuterungen zum Mutterpaß, einen ausführlichen Adressenteil für Deutschland, Österreich und die Schweiz sowie eine kommentierte Literaturliste mit ausgewählten Titeln zu den behandelten Themen.

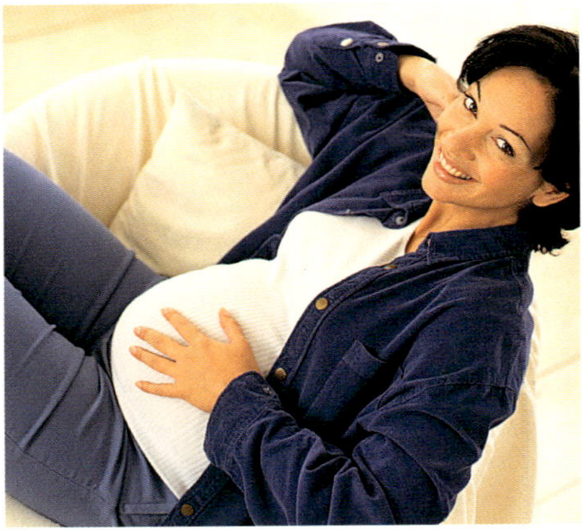

Wichtige Fragen kurz beantwortet

Welche Leistungen umfaßt das Mutterschutzgesetz?

▶ Stehen Sie während der Schwangerschaft in einem Arbeitsverhältnis, muß Ihr Arbeitsplatz frei von schädlichen Einwirkungen sein. Dazu zählen: bestimmte Strahlen, Staub, Gase oder Dämpfe, Hitze, Kälte, Nässe, Erschütterung und Lärm.

Als werdende Mutter dürfen Sie keine schweren Lasten über fünf Kilogramm regelmäßig und nicht mehr als zehn Kilogramm gelegentlich (ohne mechanische Hilfsmittel) heben oder tragen.
Akkord- und Fließbandarbeit mit vorgeschriebenem Arbeitstempo sind ebenfalls verboten. Das gleiche gilt für sämtliche Beschäftigungen, die mit einer er-

höhten Unfallgefahr verbunden sind. Nacht- und Feiertagsarbeit sowie Überstunden sind bis auf wenige Ausnahmen untersagt. Für Klinikpersonal und Beschäftigte im Gaststättengewerbe gibt es laut § 8 eine Sonderregelung.
Arbeit auf Beförderungsmitteln wie Bus, Bahn, Flugzeug oder Auto ist vom dritten Schwangerschaftsmonat an verboten. Der Arbeitgeber muß Ihnen von diesem Zeitpunkt an einen anderen Arbeitsplatz bereitstellen, der nicht geringer entlohnt werden darf.
Während Ihrer Arbeitszeit haben Sie das Recht, regelmäßig Ruhepausen einzulegen.
Es gibt kein generelles Beschäftigungsverbot für Bildschirmarbeit. Im Einzelfall sollte das überprüft werden.
Weitere Beschäftigungsverbote sind im § 4 des Mutterschutzgesetzes festgelegt. Auskünfte erteilt das Gewerbeaufsichtsamt oder die Gewerkschaften.
Kann der Arbeitgeber keinen adäquaten Arbeitsplatz zur Verfügung stellen, wird der Arzt ein Beschäftigungsverbot aussprechen und der Arbeitgeber muß das Gehalt weiterzahlen. Wird eine Schwangere dagegen krankgeschrieben, übernimmt die Krankenkasse die Lohnfortzahlung. Beispiel: Kann nach Ablauf des fünften Schwangerschaftsmonats für ausschließlich stehende Tätigkeiten, die vier Stunden überschreiten, kein »Ersatz«-Arbeitsplatz zur Verfügung gestellt werden, müßte ein Beschäftigungsverbot ausgesprochen werden. Ausführliche Informationen erhalten Sie über das Bundesministerium für Familie, Senioren, Frauen und Jugend. Über deren Broschürenstelle (Postfach 20 15 51, 53145 Bonn) können Sie ein kommentiertes Mutterschutzgesetz anfordern. In Österreich erteilt das Bundesinnenministerium für Umwelt, Jugend und Familie nähere Auskünfte, in der Schweiz die Krankenkassen, Sozial- und Jugendämter sowie Mütterberatungsstellen.

Wo gibt es Hilfe und Unterstützung für Schwangere?

▶ Bei niedrigem Einkommen können Sie über verschiedene Einrichtungen, die als Beratungsstellen nach § 218 StGB anerkannt sind, wie Caritas, Diakonisches Werk, Arbeiterwohlfahrt, Pro Familia und Deutscher Familienverband, einen Antrag an die Bundes-Stiftung »Mutter und Kind - Schutz des ungeborenen Lebens« stellen. Das sollten Sie möglichst frühzeitig machen.
Die finanzielle Hilfe ist unter anderem abhängig von Ihrem Einkommen und der Anzahl Ihrer Kinder. Die einmalige Zahlung beträgt höchstens 2 000 Mark, im Durchschnitt 1 000 Mark, ohne Rückzahlung. Sie darf auch nicht auf die Sozialhilfe angerechnet werden. Sie bekommen allerdings nur dann etwas, wenn die Mittel für das laufende Jahr nicht vergeben sind. Eine zusätzliche Möglichkeit gibt es für Familien ab drei Kindern und für Alleinerziehende: Über die Landesstiftungen »Familie in Not« können Sie ebenfalls Geld erhalten. Entsprechende Anträge müssen bei den Verbänden der freien Wohlfahrtspflege oder bei Sozial-, Jugend- und Gesundheitsämtern eingereicht werden. Die Höhe richtet sich auch hier nach der Be-

dürftigkeit und den zur Verfügung stehenden Mitteln. Aus diesem »Topf« werden manchmal besondere Kosten, wie zum Beispiel ein Umzug, bezuschußt.
Zudem gibt es aus der Sozialhilfe zusätzliche Leistungen für Schwangere – zur Anschaffung bestimmter Kleidungsstücke oder der Babyausstattung. Der Caritasverband für die Diözese Münster hat eine Informationsschrift zu den »Sozialhilferechtlichen Ansprüchen von werdenden Müttern, Wöchnerinnen und deren Kindern« herausgegeben.
Die Krankenkasse ist für die Mutterschaftshilfe zuständig. Sie trägt die Kosten der medizinischen Vorsorge mit den entsprechenden Untersuchungen, die Hebammenleistungen zum Beispiel bei einer Hausgeburt, die geburtshilflichen Kosten und die Wochenbettbetreuung im Krankenhaus, eventuell Familienpflege und das Mutterschaftsgeld. Allerdings übernehmen die gesetzlichen Krankenkassen maximal 25 Mark pro Tag, die Differenz zu Ihrem Arbeitslohn muß der Arbeitergeber bezahlen. Privat-Versicherte bekommen als einmalige Leistung 400 Mark. Frauen, die in keinem Arbeitsverhältnis stehen, bekommen einmalig 150 Mark. Kleinbetriebe (von 20 bis 30 Mitarbeiterinnnen) erhalten die Kosten des Mutterschutzes über eine Ausgleichskasse voll erstattet.
Präventive Angebote, wie zum Beispiel Geburtsvorbereitungskurse, werden nicht mehr generell von den Kassen bezahlt, da die Bundesregierung mit dem Beitragsentlastungsgesetz im September 1996 die Gesundheitsförderung als Leistung gestrichen hat.

Wer hat Anspruch auf Erziehungsgeld?

In den ersten sechs Monaten nach der Geburt haben alle Eltern Anspruch auf Erziehungsgeld, deren jährliches Familieneinkommen unter 100 000 DM liegt (bei Alleinerziehenden unter 75 000 DM). Voraussetzung ist allerdings, daß ein Elternteil nicht mehr als 19 Stunden pro Woche erwerbstätig ist. In den meisten Familien ist das nach wie vor die Mutter. Das muß aber nicht so sein. Väter können ebenfalls Erziehungsgeld beantragen, wenn Sie die entsprechenden Kriterien erfüllen.
Vom siebten Lebensmonat an wird das volle Erziehungsgeld in Höhe von 600 DM nur noch bis zu einem Jahreseinkommen von 29 400 DM gezahlt (bei Alleinerziehenden sind es 23 700 DM). Wer als Ehepaar mehr als 46 200 DM pro Jahr zur Verfügung hat (als Alleinerziehender 40 500 DM) geht leer aus.
Das Erziehungsgeld muß für jedes Lebensjahr neu beantragt werden: für das erste Jahr unmittelbar nach der Geburt, für das zweite frühestens ab dem neunten Lebensmonat des Kindes. Zuständig ist die Erziehungsgeldstelle, die je nach Bundesland dem Jugendamt, dem Versorgungsamt, der Landeskreditbank, dem Einwohnermeldeamt oder dem Bezirksamt zugeordnet ist. Antragsformulare erhalten Sie bei den zuständigen Stellen oder bei Ihrer Gemeinde- beziehungsweise Stadtverwaltung. Bei Mehrlingen wird das Erziehungsgeld pro Kind gezahlt.

Wir sind nicht verheiratet – welche Rechte und Pflichten hat mein Partner?

Zunächst muß Ihr Partner sein Kind offiziell anerkennen. Das kann entweder vor oder nach der Geburt geschehen. Sind Sie als Mutter einverstanden, können Sie anschließend das gemeinsame Sorgerecht beantragen. Zudem hat er die Möglichkeit, sein Kind zu adoptieren, wenn Sie nichts dagegen haben. Ohne Einverständnis der Mutter sind die Rechte eines »unehelichen« Vaters stark eingeschränkt. Anders sieht es dagegen mit den Pflichten aus: Sobald Ihr Partner seine Vaterschaft anerkennt ist er unterhaltspflichtig.

Ich bin über 35, was muß ich beachten?

▶ Sie sind mit 35 nicht automatisch eine sogenannte Risikoschwangere. Immer mehr Frauen bekommen erst in diesem Alter ihr erstes Kind. Wenn Sie gesund leben und keine besonderen Vorerkrankungen haben, werden Sie sicherlich eine ganz normale Schwangerschaft erleben können. Es ist bekannt, daß Frauen, die erst in späteren Jahren ihres Lebens schwanger werden, besonders sorgfältig mit sich und ihrer Schwangerschaft umgehen – zum Beispiel die Vorsorgeuntersuchungen regelmäßig wahrnehmen. Statistisch gesehen sind keine größeren Risiken vorhanden. Vielleicht ist ihr Körper nicht mehr ganz so anpassungsfähig wie in jüngeren Jahren. Achten Sie daher besonders auf Ihre körperlichen Signale und gönnen Sie sich regelmäßige Ruhe- und Abschaltzeiten. Gerade Frauen, die schon lange berufstätig sind, fällt es oft schwer zu akzeptieren, daß ihr Körper während der Schwangerschaft andere Bedürfnisse entwickelt und mehr Ruhepausen braucht als vorher.

In diesem Alter wird Ihr Arzt Sie auf die Möglichkeit der Pränatalen Diagnostik hinweisen – die statistische Wahrscheinlichkeit, ein Kind mit Chromosomenabweichung zu gebären, ist mit 35 in etwa vergleichbar dem Fehlgeburtsrisiko nach Amniozentese oder Chorionzottenbiopsie: Beides liegt bei ein bis zwei Prozent.

Einmal Kaiserschnitt – immer Kaiserschnitt?

▶ Ausschlaggebend für einen weiteren Kaiserschnitt ist der Grund, warum er beim erstenmal durchgeführt wurde. Lange Geburten, regelwidrige Kindslagen beziehungsweise die falsche Einstellung des kindlichen Kopfes in den Geburtskanal sind ebenso wie schlechte Herztöne beim ersten Kind kein Grund, einen Kaiserschnitt zu wiederholen. Sprechen Sie darüber mit Ihrem Frauenarzt und mit den Ärzten und Hebammen in der Klinik, in die Sie gehen möchten. Haben Sie das Gefühl, daß ein Kaiserschnitt empfohlen wird, obwohl er aus Ihrer Sicht nicht unbedingt notwendig wäre, dann holen Sie eine zweite Meinung ein. Krankenhäuser entscheiden oft unterschiedlich.

Service-Teil

Zu welchen Vorsorgeuntersuchungen muß ich zum Arzt?

▶ Bei normalem Schwangerschaftsverlauf können Sie die Vorsorgeuntersuchungen auch von einer Hebamme durchgeführen lassen. Einzige Ausnahme: der Ultraschall. Selbst wenn die Schwangerschaft nicht komplikationsfrei verläuft, können Arzt oder Ärztin Teile der Vorsorge an die Hebamme abgeben, wenn Sie es wünschen.

Was passiert bei einer äußeren Wendung?

▶ Bei der äußeren Wendung wird das Ungeborene in die Schädellage gedreht. Das geschieht meist in der Klinik unter Kaiserschnitt-Bereitschaft, falls es während des Drehversuchs zu Komplikationen kommt. Gedreht wird in der Regel zwei bis drei Wochen vor dem errechneten Geburtstermin. Bei der Wendung versuchen Arzt oder Ärztin das Kind über die mütterliche Bauchdecke mit einem gezielten Griff an Kopf und Po zu einer Rolle vorwärts oder rückwärts zu bewegen.
Da die Gründe für eine Beckenendlage sehr unterschiedlich sein können, gelingt die Drehung nur in rund 50 Prozent der Fälle. Lassen Sie sich in einer Klinik beraten, die über langjährige Erfahrung mit der Wendung verfügt.

Kann ich bei vorzeitigen Wehen einen Geburtsvorbereitungskurs besuchen?

▶ Das sollten Sie sogar. Suchen Sie sich nicht gerade einen aus, in dem viel Gymnastik gemacht wird. Gerade für Frauen mit vorzeitigen Wehen oder anderen Beschwerden ist der Austausch mit anderen Schwangeren besonders hilfreich. Hinzu kommt, daß die Atem-, Entspannungs- und Körperwahrnehmungsübungen bei vorzeitigen Wehen eine große Hilfe sein können.

Welche Geburtsvorbereitungskurse werden von den Krankenkassen bezahlt?

▶ Die Krankenkassen erstatten regional sehr unterschiedlich. Ein Hebammenkurs wird immer abgerechnet, wenn die Hebamme niedergelassen ist. Möchten Sie aber einen Kurs bei einer Geburtsvorbereiterin besuchen, müssen Sie die Kosten eventuell selber tragen. In jedem Fall sollten Sie versuchen, Ihre Ansprüche bei der jeweiligen Krankenkasse schriftlich geltend zu machen.

Wie sicher ist eine außerklinische Geburt?

▶ Darüber sind Befürworter und Gegner sehr unterschiedlicher Meinung. Wenn Sie eine außerklinische Geburt planen, sollten Sie mit Ihrem Arzt oder Ihrer Hebamme klären, ob geburtsrelevante Risiken vorliegen, die eine Geburt in der Klinik ratsam erscheinen lassen. Sind keine Komplikationen zu erwarten, können Sie ohne Bedenken zu Hause oder in einem Geburtshaus gebären, sofern Sie sich dort besser aufgehoben fühlen. Nach neuesten Statistiken ist die Komplikationsrate bei außerklinischen Geburten gering.

Kann ich nach einem Blasensprung in die Badewanne?

▶ Das können Sie. Allerdings gibt es Kliniken, die das nicht zulassen. Am besten Sie erkundigen sich vorher.

Kommt das Kind auch ohne Pressen?

▶ Es gibt Frauen, die aufgrund bestimmter Augen- oder Herzerkrankungen gar nicht pressen dürfen. Der Körper schiebt das Kind mit Hilfe der Gebärmuttermuskulatur auch nach draußen, wenn Sie nicht aktiv mitpressen. Der Preßdrang ist allerdings fast immer so intensiv, daß die meisten gebärenden Frauen nicht anders können, als mitzuschieben. Es ist jedoch nicht sinnvoll, gewaltsam zu pressen. Verlassen Sie sich auf Ihr Körpergefühl und die Empfehlungen der Hebamme.

Angst vor den Geburtsschmerzen – was kann ich tun?

▶ Fast alle Frauen haben vor der Geburt und den damit verbundenen Schmerzen und eventuellen Komplikationen Angst. Das gehört einfach dazu. Sprechen Sie im Geburtsvorbereitungskurs über Ihre Ängste und Sie werden erleben, daß es den anderen Frauen ähnlich geht. Damit die Ängste nicht überhand nehmen und Sie Vertrauen in die Fähigkeiten Ihres Körpers bekommen, ist eine umfassende Geburtsvorbereitung wichtig, die vor allem Ihr Selbstvertrauen stärkt und Ihnen die Gewißheit vermittelt, daß Sie es schaffen werden. Ihr Atem, das Loslassen, Ihre Gebärhaltung sowie der Zuspruch Ihres Partners und der Hebamme werden Ihnen dabei helfen. Sagen Sie sich immer wieder, daß es sich bei den Geburtsschmerzen um positive Schmerzen handelt, die Sie Ihrem Kind näher bringen. Sie sind nicht verletzt oder krank, aber Ihr Körper vollbringt gewaltige Leistungen – und dazu ist er gut ausgestattet.

Welche Routinemaßnahmen erfolgen nach der Geburt?

▶ Das läßt sich kaum verallgemeinern und wird je nach Geburtsort und Betreuungspersonal unterschiedlich gehandhabt. Wo immer es geht, sollten alle Routinemaßnahmen erst nach dem ersten intensiven Mutter (Vater) – Kind – Kontakt durchgeführt werden.

Notwendige Routinemaßnahmen sind:

- das Abnabeln (möglichst erst nach dem Auspulsieren der Nabelschnur)
- das Versorgen des Nabels
- die Untersuchung der Plazenta und der Eihäute auf Vollständigkeit
- die Untersuchung der Mutter auf eventuelle Geburtsverletzungen, wie Dammriß
- das Anlegen des Kindes, sobald es ein Bedürfnis zum Saugen zeigt
- die erste Vorsorgeuntersuchung (U1)

Weitere Routinemaßnahmen, die nicht unbedingt notwendig sind:

- Absaugen von Nase und Rachen
- Spritzen eines Hormonmittels, das die Geburt der Plazenta beschleunigen soll. Notwendig bei sehr großen Kindern und Mehrlingen, um stärkere Blutungen zu vermeiden.
- Augentropfen (Silbernitrat oder Antibiotikum) und Vitamin K als vorbeugende Maßnahmen

Welche Formalitäten kommen nach der Geburt auf mich zu?

▶ Spätestens eine Woche nach der Geburt muß Ihr Kind bei dem Standesamt, in dessen Zuständigkeitsbereich es geboren wurde (es zählt nicht der Wohnort), angemeldet werden. Diesen Behördengang kann der Vater übernehmen. Dazu benötigt er: seinen eigenen Personalausweis, eine Geburtsbescheinigung der Klinik oder der Geburtshebamme, Ihre Heiratsurkunde (falls Sie verheiratet sind) und das Familienstammbuch (falls vorhanden). Sind Sie nicht verheiratet, braucht der Vater eine Vollmacht von Ihnen, Ihre Geburtsurkunde und Ihren Personalausweis.
Das Standesamt stellt die Geburtsurkunde Ihres Kindes aus und leitet die Anmeldung meist auch an das zuständige Anwohnermeldeamt weiter. Fragen Sie vorsichtshalber nach!

▶ Durch die Geburt eines Kindes verändern sich die Abzüge vom Bruttogehalt. Dazu ist allerdings ein entsprechender Eintrag in der Lohnsteuerkarte des Hauptverdieners nötig, den das zuständige Einwohnermeldeamt gegen Vorlage der Geburtsurkunde vornimmt.

▶ Nach der Geburt muß das Kind bei einer Krankenkasse versichert werden. Wenn Sie nicht berufstätig und bei ihrem Mann mitversichert sind, ist Ihr Kind automatisch in der gleichen Krankenkasse familienversichert. Sind Sie dagegen beide berufstätig, können Sie selbst entscheiden, bei wem Ihr Kind mitversichert werden soll.

▶ Vergessen Sie nicht, für Ihr Kind Kindergeld zu beantragen. Zuständig ist die Kindergeldkasse Ihres Arbeitsamtes.

Reicht die Vormilch oder muß ich zufüttern?

▶ Grundsätzlich reicht die Vormilch. Bei sehr kleinen oder sehr großen Kindern und in speziellen Situationen kann eine zusätzliche Flüssigkeitszufuhr (meist Tee mit Zucker) sinnvoll oder gar notwendig sein. Normalerweise ist Zufüttern nicht erforderlich, ganz im Gegenteil: Das Kind saugt dadurch weniger an der Brust und es wird weniger Milch produziert. Das ist keine gute Voraussetzung für das Ingangkommen der Milchproduktion.

Von wann an kann ich mit meinem Kind nach draußen?

▶ Das hängt vom Wetter und Ihrem persönlichen Wohlbefinden ab. Grundsätzlich kann bereits ein Neugeborenes an die frische Luft, es sollte allerdings nicht zu feucht und neblig sein. Das gleiche gilt für übermäßige Kälte und extreme Hitze.
Wenn Ihr Baby im Sommer geboren wird, müssen Sie es vor direkter Sonneneinstrahlung schützen. Lassen Sie es im Kinderwagen nie in der prallen Sonne stehen; schieben Sie es in den Schatten oder spannen Sie einen Sonnenschirm auf. Außerhalb des Kinderwagens sollte Ihr Kind immer einen Sonnenhut tragen.
Winterkinder können selbst bei Temperaturen unter 0° C an die frische Luft, dann aber nicht zu lange (eine halbe bis eine Stunde reichen für den Anfang.) Achten Sie darauf, daß Ihr Baby warm genug angezogen ist!

Wie warm muß ich mein Kind anziehen?

▶ Ziehen Sie Ihr Kind nicht zu warm an, vor allem nicht in der geheizten Wohnung oder draußen bei warmem Wetter. Anfangs verlieren Kinder über die Haut, vor allem über die unbedeckte Kopfhaut, rasch an Körperwärme. Doch mit einigen Wochen können sie ihre Temperatur besser regulieren. Ob sich Ihr Kind warm oder kühl anfühlt, können Sie am ehesten in seinem Nacken kontrollieren. Kalte Händchen oder Füßchen sind kein Anhaltspunkt – sie fühlen sich bei den meisten Neugeborenen kühl an. Bei sehr kaltem Wetter ist der »Zwiebellook« empfehlenswert: mehrere Lagen von Woll- oder Baumwollsachen übereinander.

Von wann an kann ich wieder baden?

▶ Wenn der Wochenfluß versiegt ist, also nach drei bis sechs Wochen. Vorher sollte die Brust aus hygienischen Gründen auf gar keinen Fall mit dem Badewasser in Berührung kommen.
Sie dürfen trotz Stillens zum Schwimmen gehen. Wenn Sie möchten, können Sie Ihre Brustwarzen vorsichtshalber mit etwas Vaseline oder Babyfettcreme abdecken – unbedingt notwendig ist es allerdings nicht.

Muß ich einen Still-BH tragen?

▶ Sie müssen nicht. Allerdings ist zumindest in den ersten Wochen und Monaten des Stillens ein BH durchaus sinnvoll. Das muß kein spezieller Still-BH sein, es kann auch ein ganz normaler Baumwoll-BH oder ein Bustier sein, den

Sie zum Stillen einfach hoch- und wieder herunterschieben.

Kann man Muttermilch einfrieren?

Wenn Sie sich von Zeit zu Zeit einen freien Abend genehmigen wollen, können Sie vorher Milch abpumpen und einfrieren. In der Tiefkühltruhe hält sich die Milch bis zu acht Wochen. Recht viel länger sollte sie allerdings nicht aufgehoben werden!
Unmittelbar nach dem Abpumpen füllen Sie die Milch in gut verschließbare Babyfläschchen aus Glas, die Sie zuvor gut gereinigt und sterilisiert haben. Anschließend versehen Sie die Fläschchen mit einem Etikett und vermerken das aktuelle Datum darauf. Pumpen Sie über den Tag verteilt jeweils kleinere Mengen ab.
Vor dem Gebrauch sollte die gefrorene Milch im Kühlschrank aufgetaut werden. Wenn es einmal schnell gehen muß, können Sie das Fläschchen selbstverständlich auch im Wasserbad erwärmen. Vergessen Sie nicht, die Temperatur zu überprüfen, bevor Sie Ihrem Kind die Flasche geben.
Kurzfristig können Sie abgepumpte Milch auch im Kühlschrank aufheben, allerdings maximal 24 Stunden.

Wann soll ich mit der Rückbildung beginnen?

▶ Im allgemeinen heißt es: Nach sechs Wochen. Doch hängt das stark von Ihrem Befinden und der Art des Kurses ab, den Sie wählen. Die Beckenboden-Übungen kennen Sie ja bereits aus der Geburtsvorbereitung. Übertreiben Sie es am Anfang nicht, beginnen Sie ganz langsam und steigern Sie sich, wenn Ihr Beckenboden stabiler ist.
Falls Sie in der ersten Zeit keine Lust haben, können Sie den Rückbildungskurs später nachholen – auch noch nach einem Jahr. Besser spät als gar nicht. Ratsamer ist es allerdings, möglichst schon in den ersten Monaten nach der Geburt mit einem kombinierten Kurs, bestehend aus gezielten Übungen, Gesprächsmöglichkeit und Informationen zu beginnen, die als Eltern-, Mutter-Kind- oder Rückbildungs-Neufindungskurse gekennzeichnet sind.

Brauchen Babys einen Schnuller?

An der »Schnullerfrage« scheiden sich die Geister. Die einen halten Schnuller für unhygienisch, ja sogar für schädlich, die anderen schwören auf die beruhigende Wirkung des »Gummistöpsels«. Entscheiden Sie selbst, ob Sie Ihrem Kind einen Schnuller anbieten möchten oder nicht. Eines sollten Sie allerdings bedenken: Wenn sich Ihr Kind erst einmal an den Schnuller gewöhnt hat, wer-

den Sie ihn vermutlich so schnell nicht wieder los.
Achten Sie beim Kauf auf unbelastetes Material (immer wieder geraten die Schnuller-Hersteller ins Kreuzfeuer der Kritik, weil in ihren Saugern schädliche Stoffe nachgewiesen wurden. Erkundigen Sie sich bei »Öko-Test«, der »Stiftung Warentest« oder der Verbraucherberatung nach den entsprechenden Testergebnissen.
Ob das Schnullern die Zähne schädigt, hängt in erster Linie davon ab, wie oft und wie lange Ihr Kind nuckelt. Wenn ein Kleinkind länger als drei oder vier Jahre am »Schnuller hängt«, können bleibende Gebißschäden nicht ausgeschlossen werden. Wird der Schnuller dagegen nur ein bis zwei Jahre verwendet, drohen keine bleibenden Schäden.
Babys, die keinen Schnuller bekommen oder ihn nicht annehmen – auch das gibt es – suchen sich in aller Regel einen Schnuller-Ersatz, meist ihren eigenen Daumen. Daumenlutschen, das weiß man heute, ist für das kindliche Gebiß mitunter schädlicher als gemäßigtes Schnullern, weil die Kinder oft erst im Schulalter damit aufhören.
Waschen Sie den Schnuller nach Möglichkeit mit heißem Wasser ab, wenn er auf den Boden gefallen ist. In den ersten Lebensmonaten sollte Ihr Baby nur ausgekochte Schnuller bekommen. Für unterwegs empfiehlt es sich, einige saubere Ersatzsauger einzupacken.

Die wichtigsten medizinischen Begriffe

Adipositas: Übergewicht.

Alkoholembryopathie: Durch Alkoholkonsum der Mutter während der Schwangerschaft hervorgerufene pränatale Erkrankung des Ungeborenen (Wachstumsverzögerungen und Fehlbildungen).

Anamnese: Befragung der Schwangeren über frühere Erkrankungen, den Verlauf bisheriger Schwangerschaften und Geburten.

Apgar-Wert: Internationaler Index, nach der amerikanischen Ärztin Virginia Apgar benannt, beschreibt den Zustand des Neugeborenen eine, fünf und zehn Minuten nach der Geburt. Beurteilt werden: Atmung, Herztätigkeit, Muskeltonus, Reflexverhalten und Hautfarbe, und mit Punkten von 0–2 versehen. Eine Minute nach der Geburt sollte ein gesundes Neugeborenes einen Apgar-Wert von 7–10 haben.

Beckenendlage (BEL): Kindslage, bei der nicht der Kopf, sondern das Becken des Ungeborenen den bei der Geburt vorangehenden Körperteil bildet. Die Beckenendlage kommt bei rund drei Prozent aller Geburten vor und stellt unter Umständen ein erhöhtes Geburtsrisiko dar. Durch den nachfolgenden Eintritt des Kopfes in das kleine Becken wird die Nabelschnur zusammengedrückt. Wenn die Geburt dann im ungünstigen Fall nicht schnell genug erfolgt, besteht die Gefahr, daß das Kind in Sauerstoffnot gerät. Hirnschädigungen können die Folge sein. In der Regel wird der Frau geraten, bei einer Beckenendlage zur Geburt in ein Krankenhaus zu gehen, da meistens ein Kaiserschnitt durchgeführt wird.

Cardiotokographie (**CTG**): Ableitung der kindlichen Herztöne zusammen mit den Wehen. Abgelesen wird die Anzahl der Herztöne pro Minute, der Rhythmus sowie die Häufigkeit und Dauer der Wehen. Bei einem Eingangs-CTG wird die Gebärende lediglich zu Beginn der Geburt über einen Zeitraum von 20–30 Minuten an den Herzton-Wehenschreiber angeschlossen, bei einem Intervall-CTG alle ein bis zwei Stunden für 30 Minuten und bei einem Dauer-CTG bleibt sie für die gesamte Dauer der Geburt an das Gerät angeschlossen.

Diabetes Mellitus: Zuckerkrankheit.

Down-Syndrom (**Trisomie 21**): Chromosomenanomalie, bei der das Chromosom 21 dreifach vorhanden ist. Die Folge sind Fehlbildungen von Gewebe und Organen sowie eine geistige Behinderung. Bei gezielter, frühzeitig begonnener und individuell angepaßter Förderung sind Kinder mit Down-Syndrom lernfähig und sozial gut integrierbar. 80 Prozent von ihnen erreichen das 30. Lebensjahr.

Eutonie: Eine Form der sanften Körperarbeit, bei der die eigene Wahrnehmung in den Mittelpunkt gestellt wird.

Glukose: Zucker – Hauptenergielieferant des Körpers.

Haptonomie: Spezielle Therapie durch Berührung. Damit kann die Lage und Haltung des Ungeborenen von außen beeinflußt werden. Einsetzbar zur Wendebehandlung.

Hydramnion (**Polyhydramnion**): Vermehrte Fruchtwassermenge (Gegenteil: Oligohydramnion)

Hypertonie: Bluthochdruck (mit Werten über 140/90).

Indikation: Notwendigkeit für eine bestimmte Maßnahme.

Kopfschwartenelektrode (auch Schraub- oder Clip-Elektrode): Um die Herztöne des Kindes intern abzuleiten, wird dem Ungeborenen nach Sprengung der Fruchtblase eine kleine Elektrode in die Kopfhaut geschraubt.

Moxibustion: Wendebehandlung, bei der die Außenseite des kleinen Zehs der Schwangeren mit Hilfe einer Art Räucherstäbchen aus Beifuß erwärmt und damit ein bestimmter Akupunkturpunkt stimuliert wird.

Oxytocin: Wehenauslösendes Hormon (auch künstlich hergestellt als Wehenmittel).

Ödem: Wasseransammlung im Gewebe.

Periduralanästhesie (**PDA**): Nervenbetäubung, die den gesamten Unterbauch betrifft. Der Einstich erfolgt meist zwischen dem dritten und vierten Wirbelkörper der Lendenwirbelsäule. Durch die Nadel wird ein dünner Katheder eingeführt und bis zur Gewebshülle, die die vom Rückenmark ausgehenden Nerven umschließt, vorgeschoben (Periduralraum). Der Katheder wird an der Rückenhaut mit Pflastern befestigt. Über das Ende des Schlauchs können Schmerz- und Betäubungsmittel nachgespritzt werden.

Plazenta: Mutterkuchen (Nachgeburt), der dem Ungeborenen Sauerstoff und Nährstoffe liefert.

Plazentainsuffizienz: Anhaltende Durchblutungsminderung der Plazenta, die zu Wachstumsrückstand und Untergewichtigkeit des Kindes führen kann.

Plazenta praevia: Vorliegende Plazenta, das heißt die Plazenta liegt ganz oder teilweise vor dem Muttermund.

Präeklampsie: EPH-Gestose (»Schwangerschaftsvergiftung«) mit folgenden Symptomen: Ödeme (E), Eiweiß im Urin (P) und Bluthochdruck (H). Schwerwiegende Schwangerschaftserkrankung, die zur Unterernährung des Ungeborenen führen kann, sowie zu Plazentainsuffizienz, vorzeitiger Wehentätigkeit und Frühgeburtlichkeit. Die schwerste Form ist die Eklampsie, ein generalisierter (den ganzen Körper betreffender) Krampfanfall der Mutter, der wenn irgend möglich verhindert werden muß.

Pränatale Diagnostik: Dient der Aufdeckung pränataler Erkrankungen des Kindes, also Krankheiten des Ungeborenen, deren Ursachen zeitlich vor dem Geburtstermin liegen und zu einer Störung des Wachstums und der Entwicklung des Kindes noch im Mutterleib führen.

Pudendusblock: Scheide und Dammbereich werden durch gezielte Blockierung eines Nervs (Pudendusnerv) betäubt. Der Einstich erfolgt rechts und links vom Scheidengewölbe aus, wenn der Muttermund vollständig eröffnet ist. Der Pudendusblock wird nur für die Austreibungsphase gesetzt.

Risikoschwangerschaft: Schwangerschaft, die eine über das normale Maß hinausgehende Gefährdung für Mutter und Kind darstellt (siehe Risikokatalog des Mutterpasses).

Sectio: Operative Geburt durch Kaiserschnitt.

Telemetrie: Methode der Herzton-Wehen-Überwachung mittels drahtloser Übertragung auf ein Empfangsgerät. Vorteil: Die Gebärende kann sich frei bewegen.

Titer: Einheit zur Bestimmung des Impfschutzes oder Antikörperstatus.

Service-Teil

Abkürzungen im Mutterpaß und was sie bedeuten:

LR: Letzte Regel
SSW: Schwangerschaftswoche
FS: Fruchtsack
SSL: Scheitel-Steiß-Länge
BPD: Biparetaler Durchmesser (Kopfdurchmesser von Schläfe zu Schläfe)
FOD: Fronto-occipitaler Durchmesser (von der Stirn zum Hinterhaupt)
KU: Kopfumfang
ATD: abdominaler transversaler (querer Bauch-)Durchmesser
APD: Abdomen-anterior-posterior (quer von vorn nach hinten Bauch-) Durchmesser
AU: Abdomenumfang (Bauchumfang) oder Arbeitsunfähigkeitsbescheinigung
FL: Femur (Oberschenkelknochen-)Länge
HL: Humerus (Oberarmknochen-) Länge
SP: Spontangeburt (vaginal)
S: Sectio (Kaiserschnitt)
vag. OP: Saugglocke oder Zange
SL: Schädellage
BEL: Beckenendlage
Qu: Querlage

Adressen, die weiterhelfen

Deutschland

ABC-Club e.V.
Internationale Zwillings- und Mehrlingsinitiative
Strohweg 55
64297 Darmstadt
Tel.: 06151/55430

Aktionsgruppe Babynahrung e.V.
Untere Maschstr. 21
37073 Göttingen
Tel.: 0551/53 10 34
http://www.comlink.apc.org/actionfood

Arbeitsgemeinschaft Freier Stillgruppen
Sandstr. 25
97199 Ochsenfurt
Tel.: 09331/3394

Arbeitsgemeinschaft Gestose-Frauen e.V.
Geldener Str. 45
47661 Issum
Tel.: 02835/26 28
http://www.arcos.de/gestose/

Arbeitsgemeinschaft Spinabifiden und Hydrocephalus e.V.
Münsterstr. 13
44145 Dortmund
Tel.: 0231/8610500

Arbeiterwohlfahrt – Bundesverband e.V.
Oppelner Str. 130
53119 Bonn
Tel.: 0228/66 850

Arbeitskreis Down-Syndrom e.V.
Hegelstr. 19
33694 Bielefeld
Tel.: 0521/442998

Arbeitskreis Kunstfehler in der Geburtshilfe e.V.
Zentrale Beratungs- und Dokumentationsstelle
Rosental 23-25
44135 Dortmund
Tel.: 0231/52 58 72

Beratungsstelle für natürliche Geburt und Elternsein e.V.
(Pränatale Diagnostik)
Häberlstr. 17
80337 München
Tel.: 089/532076

Bund Deutscher Hebammen e.V.
Postfach 1724
76006 Karlsruhe
Tel.: 0721/981 890

Bund freiberuflicher Hebammen Deutschlands e.V.
Am Alten Nordkanal 9
41748 Viersen
Tel.: 02162/35 21 49

Bundesinteressengemeinschaft Geburtshilfegeschädigter e.V.
Nordsehler Str. 30
31655 Stadthagen
Tel.: 05721/723 72

Netzwerk gegen Selektion durch Pränataldiagnostik c/o Bundesverband für Körper- und Mehrfachbehinderte e. V.
Brehmstr. 5-7
40239 Düsseldorf
Tel.: 0211/64004-11
e-mail: BV-KM@t-online.de

Das frühgeborene Kind e.V.
Von-der-Tann-Str. 7
69126 Heidelberg
Tel.: 06221/315065

Der Paritätische Wohlfahrtsverband – Gesamtverband e.V.
Heinrich-Hoffmann-Str. 3
60528 Frankfurt/M.
Tel.: 069/670 60

Deutsche Arbeitsgemeinschaft Selbsthilfegruppen e.V.
Friedrichstr. 28
35392 Gießen
Tel.: 0641/74503

Deutsche Gesellschaft für Ernährung e.V.
Im Vogelsgesang 40
60488 Frankfurt/M.
Tel.: 069/9768030
http://www.dge.de

Deutscher Caritasverband e.V.
Karlstr. 40
79104 Freiburg
Tel.: 0761/2000

Diakonisches Werk e.V.
Stafflenbergstr. 76
70184 Stuttgart
Tel.: 0711/21590

Service-Teil

GEPS – Gesellschaft zur Erforschung des Plötzlichen Säuglingstods Deutschland e.V. Bundesverband
Rheinstr. 26
30519 Hannover
Tel.: 0511/8386202

Gesellschaft für Geburtsvorbereitung – Familienbildung und Frauengesundheit – Bundesverband e.V.
Dellestr. 5
40627 Düsseldorf
Tel.: 0211/252607

Initiative Regenbogen Glücklose Schwangerschaft e.V.
Burgstr. 6
73614 Schorndorf
Tel.: 07181/212 75

La Leche Liga Deutschland e.V.
Postfach 650096
81214 München

Mütterzentren – Bundesverband e.V.
Müggenkampstr. 30a
20257 Hamburg
Tel.: 040/40 17 06 06

Netzwerk zur Förderung der Idee der Geburtshäuser
c/o Elke Löffler
Tizianstr. 23b
53844 Troisdorf
Tel.: 02241/395767
http://www.geburtshaus.de

Pro Familia – Deutsche Gesellschaft für Familienplanung, Sexualpädagogik und Sexualberatung e.V. – Bundesverband
Stresemannallee 3
60596 Frankfurt/M.
Tel.: 069/639002

Verband alleinerziehender Mütter und Väter
Bundesverband
Von-Groote-Platz 20
53173 Bonn
Tel.: 0228/35 29 95
http://www.paritaet.org/vamv

Österreich

Asthma – Neurodermitis – Allergieverband
Obere Augartenstr. 26-28
1020 Wien
Tel.: 01/ 3304286

Bundesministerium für Umwelt, Jugend und Familien
Franz-Josefs-Kai 51
1010 Wien
Tel.: 01/51522-0

Familienhilfe der Caritas
Lassallstr. 2/4
1020 Wien
Tel.: 01/ 72850630

Institut für Bach-Blütentherapie
Forschung und Lehre
Börsegasse 10/1
1010 Wien
Tel.: 01/ 53386400

La Leche Liga Österreich
Postfach
6500 Landeck

Österreichische Gesellschaft für homöopathische Medizin
Mariahilfer Str. 110
1070 Wien
Tel.: 01/ 5267575

Österreichische Plattform für Alleinerziehende
Carneriegasse 34
8010 Graz
Tel.: 0316/675344

Schweiz

Dr. Edward Bach Centre
Swiss Office
Mainaustr. 15
8034 Zürich 8
Tel.: 01/3823311

Bundesamt für Sozialversicherung
Effingerstr. 33
3003 Bern
Tel.: 031/3229011

Dachverband Schweizerischer Mütterzentren
Muristr. 27
3006 Bern
Tel.: 031/3515141

GIFA (Aktionsgruppe Babynahrung)
P.O.Box 157
1211 Genéve 1
Tel.: 022/7989164

Informationsstelle für Schwangerschaft und Geburt
Magnusstr. 28
8004 Zürich

La Leche Liga Schweiz
Postfach 197
8053 Zürich

Pro Familia Schweiz
Laupenstr. 45
Postfach 7572
3001 Bern
Tel.: 031/3819030

Schweizer Hebammenverband
Flurstr. 26
3000 Bern
Tel.: 031/3326340

Schweizer Verband alleinerziehender Mütter und Väter
Kutelgasse 8,
Postfach 4213
8022 Zürich

Schweizerischer Fachverband für Geburtsvorbereitung
Birsigstr. 45
4054 Basel

Service-Teil

Bücher, die weiterhelfen

Gesundheit allgemein

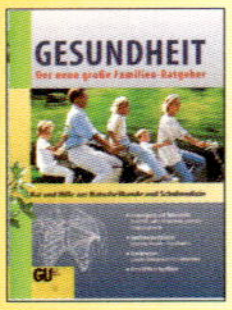

Gesundheit – Der neue große Familien-Ratgeber Gräfe und Unzer Verlag, München
Rat und Hilfe aus Naturheilkunde und Schulmedizin. Krankheiten erkennen mit der großen Beschwerdentabelle; Krankheiten verstehen mit dem umfangreichen Informationsteil über alle Körperorgane und ihre Funktionen; Hilfe zur Selbsthilfe mit zahlreichen bewährten Hausmitteln, sanften Heilmethoden und Krankenpflegeprogrammen; sich wohlfühlen mit gezielten Ernährungsprogrammen, Körper- und Entspannungsübungen.

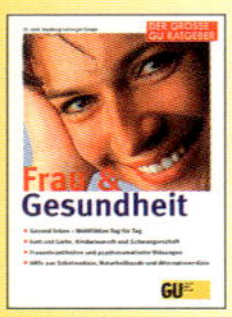

Frau & Gesundheit
Dr. med. Ingeborg Lackinger Karger. Gräfe und Unzer Verlag, München
Der große GU Ratgeber zu allen Aspekten des »Frauseins«. Mit praktischen Tips zu den Themen Schwangerschaft, Geburt und Wochenbett.

Naturheilkunde

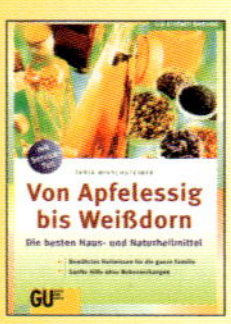

Von Apfelessig bis Weißdorn Gräfe und Unzer Verlag, München
Die besten Haus- und Naturheilmittel. Heilmittel aus der Küche, Heilpflanzen, Heilen mit Wasser und Wickeln. Mit ausführlichem Service-Teil.

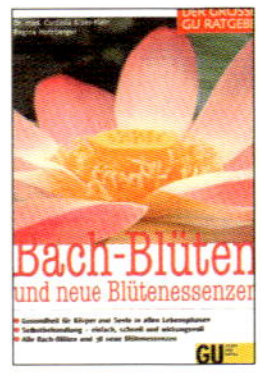

Bach-Blüten und neue Blütenessenzen für Frauen Dr. med. Cordelia Alber-Klein / Regina Hornberger. Gräfe und Unzer Verlag, München
Die wichtigsten Blüten für Schwangerschaft, Geburt und Mutterschaft.

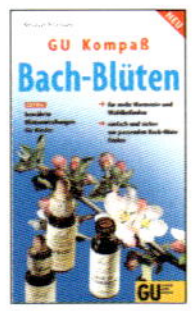

GU Kompaß Bach-Blüten
Sigrid Schmidt. Gräfe und Unzer Verlag, München
Ein handlicher Ratgeber mit genauer Kurzbeschreibung aller 38 Bach-Blüten und speziellen Hinweisen für Kinder.

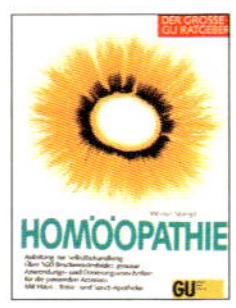

Homöopathie
Werner Stumpf. Gräfe und Unzer Verlag, München
Anleitung zur Selbstbehandlung. Über 500 Beschwerdebilder mit genauen Anwendungs- und Dosierungsvorschriften. Hilfe bei Schwangerschaftsbeschwerden, Stillschwierigkeiten und den häufigsten Beschwerden von Säuglingen und Kleinkindern.

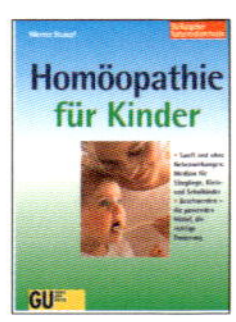

Homöopathie für Kinder
Werner Stumpf. Gräfe und Unzer Verlag, München
Hilfe aus der Natur für Säuglinge, Klein- und Schulkinder. Mit genauer Beschreibung der häufigsten Beschwerden und der entsprechenden Mittel.

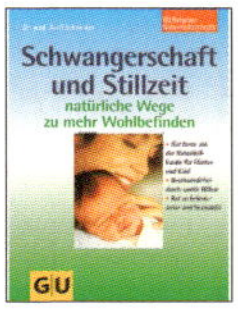

Schwangerschaft und Stillzeit – natürliche Wege zu mehr Wohlbefinden
Dr. med. Avril Schneider. Gräfe und Unzer Verlag, München
Das Beste aus der Naturheilkunde für Mutter und Kind. Beschwerdefrei durch sanfte Hilfen. Rat zu Lebensweise und Sexualität.

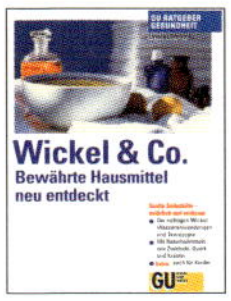

Wickel & Co
Ursula Uhlemayr. Gräfe und Unzer Verlag, München
Bewährte Hausmittel neu entdeckt. Ideal für Schwangere und Kinder.

Wohltuende Wickel
Maya Thüler. Maya Thüler Verlag, Worb
Wickel und Kompressen in der Kranken- und Gesundheitspflege. Mit ausführlichen Beschreibungen zu Theorie und Praxis der einzelnen Wickel.

Ernährung

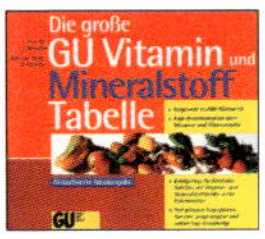

Die große GU Vitamin- und Mineralstoff-Tabelle
Prof. Dr. I. Elmadfa / Dipl. oec. troph. D. Fritzsche / Prof. Dr. H.-D. Cremer. Gräfe und Unzer Verlag, München
Die zuverlässige Informationsquelle für alle, die sich gesund ernähren wollen. Mit Hinweisen zu Schwangerschaft, Säuglings- und Kleinkindzeit.

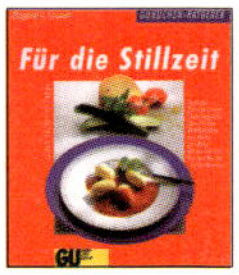

GU-Küchenratgeber: Für die Stillzeit
Dagmar v. Cramm. Gräfe und Unzer Verlag, München
Praktische Tips für die Ernährung in der Stillzeit. Erste Hilfe bei Stillproblemen.

Eltern werden – Eltern sein

Die Hebammensprechstunde
Ingeborg Stadelmann. Ingeborg Stadelmann Eigenverlag, Ermengerst
Naturheilkundliche Begleitung durch Schwangerschaft, Geburt, Wochenbett und Stillzeit. Mit Behandlungsempfehlungen aus den Bereichen Homöopathie, Aromatherapie und Pflanzenheilkunde.

Ein Kind entsteht
Lennart Nilsson. Mosaik Verlag, München
Bilddokumentation über die Entwicklung des Lebens im Mutterleib.

Wo bringe ich unser Kind zur Welt?
Ines Albrecht-Engel. Rowohlt Taschenbuch Verlag, Hamburg
Entscheidungshilfe bei der Wahl des richtigen Geburtsortes. Mit umfangreichem Adressenteil.

Ganzheitliche Geburt. Geburtshäuser als Alternative
Dorit Zimmermann. C.H. Beck Verlag, München
Was sind Geburtshäuser, wer kann dort gebären und wie sicher sind sie? Mit einer Übersicht sämtlicher Geburtshäuser im deutschsprachigen Raum.

Service-Teil

Geburtsvorbereitung
Ines Albrecht-Engel (Hrsg.) Rowohlt Taschenbuch Verlag, Hamburg
Handbuch für werdende Mütter und Väter. Empfohlen von der Gesellschaft für Geburtsvorbereitung.

Yoga für eine sanfte Geburt
Ilona Focali. Urania Verlag, Berlin
Von der Autorin, Yoga-Lehrerin mit zwanzigjähriger Erfahrung, selbst entwickeltes Programm mit gezielten Yogaübungen für Schwangerschaft, Geburtsvorbereitung und Stillzeit.

Kaiserschnitt – Narben an Seele und Bauch
Th.M. de Jong / G. Kemmler. S. Fischer Verlag, Frankfurt a.M.
Auseinandersetzung mit den psychischen Belastungen eines Kaiserschnittes.

Geburt und Stillen
Michel Odent. C.H. Beck Verlag, München
Über die Natur elementarer Erfahrungen für Mutter und Kind. Ratgeber für werdende Eltern, Geburtshelfer und Psychologen.

Das Stillbuch
Hannah Lothrop. Kösel Verlag, München
Überarbeiteter Klassiker. Ein wertvoller Ratgeber rund ums Stillen.

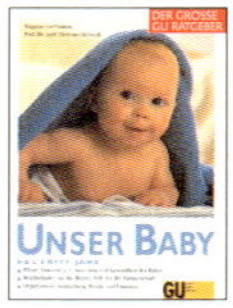

Unser Baby
Dagmar v. Cramm / Prof. Dr. med. Eberhardt Schmidt. Gräfe und Unzer Verlag, München
Ein wertvoller Begleiter im ersten Lebensjahr Ihres Kindes.

Frühgeborene
Jürgen Steidinger / Klaus J. Uthicke. Rowohlt Verlag, Hamburg
Rat und Informationen für Eltern von Frühchen. Vorgänge, Abläufe und Begriffe werden erklärt, auf die Bedeutung des Haut- und Körperkontakts zwischen Eltern und Kind hingewiesen.

Hoffnung für eine Handvoll Leben
Heidi Rinnhofer (Hg). Rowohlt Taschenbuch Verlag , Hamburg
Eltern von Frühchen berichten von ihren Erfahrungen. Das Buch stellt die sanfte Frühgeborenenmedizin der Wiener Ärztin Dr. Marina Marcovich eindrucksvoll dar und tritt ein für mehr Menschlichkeit im Umgang mit Frühgeborenen.

Guter Rat für Zwillings-Eltern
Doro Kammerer. Mosaik Verlag, München
Entwicklung und Erziehung von der Schwangerschaft bis zum Schulalter. Praktische Tips und Anregungen, damit die Zwillingsschwangerschaft problemlos verläuft und der Alltag mit Zwillingen nicht zum Doppelstreß wird.

Tränen nach der Geburt
Elisabeth Geisel. Kösel Verlag, München
Das Buch zeigt auf, warum so viele Frauen nach der Geburt an depressiven Stimmungen leiden und hilft, diese zu bewältigen.

Gute Hoffnung – Jähes Ende
Hannah Lothrop. Kösel Verlag, München
Hilfreiche und mitfühlende Begleitung nach einer Fehl- oder Totgeburt.

Wenn Männer Väter werden
Hermann Bullinger. Rowohlt Taschenbuch Verlag, Hamburg
Schwangerschaft, Geburt und die Zeit danach aus der Sicht eines Vaters.

Wenn Paare Eltern werden
Hermann Bullinger. Rowohlt Taschenbuch Verlag, Hamburg
Die Beziehung zwischen Mann und Frau nach der Geburt eines Kindes.

Die Lust neu entdecken
Petra Otto. Rowohlt Taschenbuch Verlag, Hamburg
Sex in der Schwangerschaft und nach der Geburt – ein Thema, das häufig tabuisiert wird. Die Autorin, Geburtsvorbereiterin und Sexualberaterin, erklärt die Ursachen der Lustlosigkeit und zeigt Wege auf, die Lust neu zu entdecken.

Kinderkrankheiten

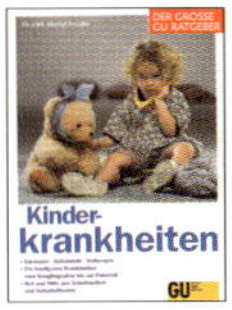

Kinderkrankheiten
Dr. med. Helmut Keudel. Gräfe und Unzer Verlag, München
Die häufigsten Krankheiten vom Säuglingsalter bis zur Pubertät erkennen und richtig behandeln. Rat und Hilfe aus Schulmedizin und Naturheilkunde.

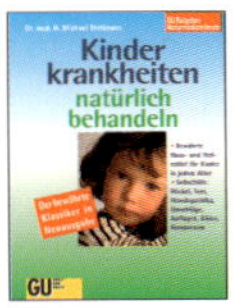

Kinderkrankheiten natürlich behandeln
Dr. med. H. Michael Stellmann. Gräfe und Unzer Verlag, München
Bewährte Haus- und Heilmittel für Kinder jeden Alters. Hilfe zur Selbsthilfe. Der bewährte Klassiker in der Neuausgabe.

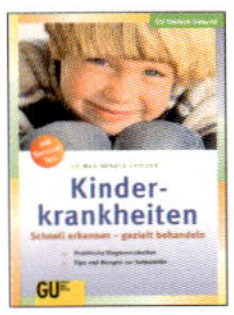

Kinderkrankheiten
Dr. med. Ursula Keicher. Gräfe und Unzer Verlag, München
Alles Wissenswerte zu den häufigsten Erkrankungen von Babys und Kindern bis zu 12 Jahren. Mit übersichtlichen Diagnosetabellen und ausführlichem Service-Teil.

Beschwerden- und Sachregister

Impressum

Wichtiger Hinweis

Dieses Buch bietet aktuelle und fachlich kompetente Begleitung durch die Zeit von Schwangerschaft, Geburt und Wochenbett. Jede Leserin und jeder Leser muß sich bei vorbeugenden Maßnahmen und Selbstbehandlungen genau an die in diesem Buch gegebenen Anleitungen halten. Es ist jeweils vermerkt, wann ärztliche Hilfe nötig ist – Sie sind aufgerufen, die aufgezeigten Grenzen der Selbstbehandlung zu beachten.
Wenn Sie sich bei der Behandlung nicht sicher sind, wenn unvorhersehbare oder unklare Begleitumstände auftreten, oder wenn Symptome von den im Buch beschriebenen abweichen, fragen Sie unbedingt einen Arzt! Bitte bedenken Sie: Naturheilmittel oder alternative Behandlungsmethoden ersetzen grundsätzlich nicht eine schulmedizinische Behandlung. Sie sind verpflichtet, in eigener Verantwortung zu entscheiden, ob und inwieweit Sie die in diesem Buch dargestellten Methoden, Pflege- und Vorbeugemaßnahmen anwenden möchten. Handeln Sie vorsichtig und verantwortungsbewußt und halten Sie sich an die Hinweise im Buch.

Zu den Autoren
Ines Albrecht-Engel M.A. ist Ethnologin und Geburtsvorbereiterin. Seit 1985 ist sie Vorsitzende der Gesellschaft für Geburtsvorbereitung – Familienbildung und Frauengesundheit – Bundesverband e.V.
Dr. med. Manfred Albrecht ist Facharzt für Frauenheilkunde und Geburtshilfe. Er ist seit 1993 Chefarzt der geburtshilflich-gynäkologischen Abteilung am Evangelischen Vereinskrankenhaus in Hann. Münden. Beide haben bereits mehrere Bücher zu Themen um Schwangerschaft und Geburt verfaßt. Sie leben in Hann. Münden und haben drei Töchter.

Fotos
Sandra Seckinger

Weitere Fotos
Albrecht-Engel: Seite 74, 123
Baby-Walz: Seite 141
Bavaria: Stock Imagery, Seite 38; TCL, Seite 102; VCL Seite 3, 4, 10, 58, 139
Bilderberg: N. Baumgartl, Seite 83, 109
IFA-Bilderteam: Seite 5, 69; UPA, Seite 90
C. Kirchmaier: Seite 53, 161
M. Leis: Seite 39
Mauritius: AGE, Seite 67, 99, 107, 124, 130; Glamour Intern., Seite 156; H. Guether, Seite 7, 149; Phototake, Seite 35, 41; Power Stock, Seite 12; Ripp, Seite 14; Rosenfeld, Seite 9, 30; SST, Seite 33, 122
M. Nischke: Seite 50, 55, 88
S. Reinichs: Seite 6, 98, 140, 150, 154
Th. von Salomon: Seite 73
C. Schneider: Seite 133
C. Stieger: Seite 52
Studio Schmitz: Seite 27, 92, 94, 132, 152, 159
Tony Stone: C. Craymer, Seite 46; J. Darell, Seite 8; O. Franken, Seite 136, 145; D. Hanover, Seite 82; N. Harding, Seite 23; C. Harvey, Seite 42; Imaging, Seite 60; L. Monneret, Seite 2, 72, 165; A. Pollock, Seite 163; P.&K. Smith, Seite 106; D. Stewart, Seite 20
G. Wunsch: Seite 26
ZEFA: Wartenberg, Seite 61

Zeichnungen
B. Hrouzek

Wir danken
Herrn Prof. Dr. med. Wolfgang Eiermann, Chefarzt der Frauenklinik vom Roten Kreuz, München und Frau Stephanie Struthmann, Hebamme in München, für die fachliche Begutachtung des Manuskriptes. Außerdem den Autoren für die freundliche Überlassung von Bildmaterial.

Redaktion
Ebba Wittenberg
Lektorat
Dorit Zimmermann
Bildredaktion
Christine Majcen-Kohl
Herstellung
Susanne Mühldorfer
Layout
Carsten Tschirner
Umschlaggestaltung
Independent Medien-Design, München
Satz
Easy Pic Library, München
Lithos
Fotolito Longo, Bozen
Druck und Bindung
Druckerei Auer, Donauwörth

ISBN 3-7742-3036-6

Auflage: 5. 4. 3. 2. 1.
Jahr: 03 02 01 2000 99

Umwelthinweis
Dieses Buch wurde auf chlorfrei gebleichtem Papier gedruckt. Um Rohstoffe zu sparen, haben wir auf Folienverpackung verzichtet.